La grossesse

et l'accouchement

Publié pour la première fois aux États-Unis sous le titre *Pregnancy & Childbirth*

Cette édition est publiée en accord avec Alpha Books, une division de Penguin Group (USA) Inc.
Traduit de l'anglais (États-Unis) par Véronique Merland.
Avec la collaboration de Mathilde Huyghues Despointes.

La grossesse
et l'accouchement

Docteur Michele Isaacs Gliksman
Theresa Foy DiGeronimo

MARABOUT

Sommaire « express »

Sommaire

Introduction

Vous attendez un enfant : félicitations !

Des centaines de questions se posent à vous. Des choses auxquelles vous n'aviez jamais pensé deviennent le centre de vos préoccupations, et tout ce qui vous semblait évident auparavant fait l'objet d'interrogations sans fin : « que manger ? Quels vêtements porter ? Est-il dangereux de se tenir debout devant un four à micro-ondes ? Puis-je prendre l'avion ? Y a-t-il un risque à me teindre les cheveux ? À prendre une aspirine ? »

Lorsque vous êtes enceinte, il faut tenir compte du fait que tout ce que vous faites affecte un autre être humain : lorsque vous faites du sport, l'afflux de sang et d'oxygène augmente aussi dans le petit fœtus ; lorsque vous prenez un café le matin, le petit bébé prend aussi sa dose de caféine ; lorsque vous traversez une période de stress au travail, votre fatigue et votre anxiété sont également ressenties par votre minuscule petit hôte. C'est ce qui fait de la grossesse une expérience à la fois merveilleuse et pleine d'inquiétudes. Comme ce serait formidable si chaque femme enceinte connaissait une personne expérimentée et bien informée pour la prendre par la main et la guider au jour le jour sur le parcours de la grossesse, puis de l'accouchement et de la naissance de son enfant ! C'est la raison pour laquelle j'ai écrit ce livre : je veux être cette personne-là pour vous.

Je suis obstétricienne et je consacre chaque jour de ma vie à guider les femmes tout au long du parcours de la grossesse, qui peut parfois s'avérer un véritable labyrinthe. J'adore mon métier et je fais tout mon possible pour permettre à mes patientes de comprendre ce qui se passe dans leur corps, la façon dont se développe leur bébé, et ce qui les attend à chaque mois de leur grossesse. Mais je sais aussi qu'après chaque consultation, beaucoup de mes patientes rentrent chez elles avec des centaines de questions qu'elles ont oublié de poser ou n'ont pas pu poser parce qu'elles connaissent mal le fonctionnement d'une grossesse. Dans ce livre, je vous dis tout ce que vous devez savoir. Votre médecin et votre sage-femme resteront bien sûr en première ligne pour vous informer, mais il est toujours appréciable d'avoir sous la main une autre source plus accessible pour clarifier, expliquer, ou compléter ce que vous apprenez à chaque consultation. Vous trouverez dans ce livre les réponses à toutes les questions qui vous passeront par la tête à toute heure du jour et de la nuit, mais aussi le réconfort dont vous aurez besoin lorsque vous serez en proie au doute ou que vous vous sentirez perdue. Toutes les informations et les conseils pour participer activement au développement et à la naissance de votre bébé sont réunis ici, dans ce livre.

En matière de fabrication de petits êtres humains, toute nouvelle femme enceinte estime faire partie de la catégorie des nulles absolues. Avant de l'avoir vécu, il est impossible de comprendre ce que signifie *être enceinte*. C'est un statut pour lequel on ne vous demandera ni formation particulière, ni diplômes, et pour lequel vous ne serez soumise à aucun examen d'entrée. Un jour, une petite barre devient bleue sur votre test de grossesse et vous y voilà : vous êtes une future maman. Alors ne vous sentez pas « idiote » sous prétexte que vous ne savez pas combien de temps dure une grossesse ou que vous avez du mal à croire qu'un bébé entièrement formé puisse sortir de votre corps par un passage si étroit. Toutes les autres femmes enceintes, avant vous, se sont posé les mêmes questions. Ce livre est là pour vous servir de formation : en l'ouvrant pour la première fois, il se peut que vous ayez un niveau absolument nul mais lorsque vous l'aurez terminé, vous aurez accédé au titre d'expert.

Comment est organisé ce livre

Les informations qu'il contient sont réparties en 5 parties :

1re partie : Au commencement Dans cette première partie, vous trouverez les informations pratiques qui vous seront utiles le plus immédiatement au début de votre grossesse. Elle vous aide à choisir votre médecin et vous indique les démarches administratives à effectuer. Elle vous permet d'identifier les premiers symptômes physiques de la grossesse et de savoir quelles futures mamans auront besoin d'une attention particulière dès le tout début de leur grossesse. Elle répertorie aussi les examens prénatals qui vous attendent.

2e partie : Le compte à rebours Le calendrier des 9 mois de votre grossesse, semaine après semaine, y est détaillé. Il vous permet de suivre chaque étape de l'évolution de votre corps et du développement de votre bébé.

3e partie : Alimentation et médicaments : ce qui est bon, ce qui est mauvais L'alimentation, les médicaments, l'alcool, la caféine, la nicotine, les drogues illicites, et l'environnement dans lequel nous vivons affectent tous le fœtus en développement. Dans cette partie, vous saurez ce qu'il faut privilégier et ce qu'il faut éviter.

4e partie : Au jour le jour Lors d'une grossesse, même les choses les plus simples peuvent devenir compliquées. Cette partie est destinée à vous expliquer les effets que les activités du quotidien comme faire du sport, travailler, faire l'amour, voyager, et même prendre un bain peuvent avoir sur le bébé que vous portez.

5e partie : Le grand jour Les phases de travail et de la délivrance, ainsi que la remise en forme après un accouchement sont les grands thèmes de cette partie : l'objectif ultime de votre grossesse !

Plus d'infos et conseils : à chacun sa bulle

Vous trouverez, au gré des pages de ce livre, des petits encadrés contenant des informations, des conseils, ou tout simplement des précisions que j'ai jugé utile d'ajouter. Il y en a quatre sortes :

« Dis, maman... » Dans ces encadrés, je m'adresse aux mamans et futures mamans pour leur donner des conseils et astuces de toutes sortes.

Info grossesse Vous y trouverez des informations supplémentaires sur la conception, la grossesse, et l'accouchement.

Coté papa... Les futurs papas se sentent malheureusement souvent laissés de côté pendant la grossesse de leur compagne. Ces encadrés sont là pour les aider à comprendre ce qui se passe en vous et dans votre corps afin qu'eux vivent aussi « leur » grossesse sereinement !

Voca-bébé Vous trouverez dans ces encadrés la définition des termes qui pourront vous sembler obscurs. Ces termes sont également réunis dans le glossaire qui se trouve dans l'annexe A.

Remerciements

L'écriture de ce livre, destiné à aider des centaines de femmes, a été une expérience incroyable ! Je voudrais remercier ici les quelques personnes grâce à qui cette aventure a été possible. Je tiens tout d'abord à remercier ma mère, Glenda Isaacs. Ayant mis au monde et élevé quatre enfants, elle mérite de tenir le haut de l'affiche. Je voudrais ensuite remercier Jeff, mon mari, qui m'apporte en permanence l'amour et l'encouragement dont j'ai besoin. Sans lui, je ne serais pas celle que je suis aujourd'hui. Je voudrais également remercier deux gynécologues obstétriciens : mon père, le Dr Eli Isaacs, et mon oncle, le Dr Martin Goldstein. Outre le soutien émotionnel qu'ils m'ont apporté, ils continuent d'être pour moi des modèles de professionnalisme et d'humanité. Je leur serai toujours reconnaissante.

Partie 1
Au commencement

Le jour où vous apprenez que vous êtes enceinte, votre vie prend un tour tellement nouveau que vous commencez à vous demander si elle (et donc vous) redeviendra un jour la même. La réponse est non : lorsque vous avec conçu et porté un enfant, vous devenez quelqu'un de nouveau et votre vie en est définitivement transformée.

Tout en effectuant les démarches nécessaires, comme la déclaration de grossesse ou le choix d'un médecin ou d'une sage-femme, vous vous rendrez compte, petit à petit, que celle que vous appelez « moi » est en train de changer de jour en jour. Vous êtes fatiguée et d'humeur bougonne. Vous avez les seins enflés et la taille moins marquée. Vous passez aussi peut-être plus de temps dans la salle de bains. Et vous commencez à réaliser que bien d'autres changements encore vous attendent...

La première partie de ce livre est destinée à vous mettre au fait de tout ce qui vous attend, que ce soit avec votre compagnon, avec votre médecin, ou tout simplement dans vote corps.

Chapitre 1

Se préparer à une grossesse

Dans ce chapitre

- → L'envie de fonder une famille
- → Préparer son corps à une grossesse
- → Les principes de la reproduction humaine
- → Tout est une question de timing
- → Les causes de stérilité

Le jour où vous n'avez plus vos règles et où une barre bleue apparaît sur votre test de grossesse, votre petit embryon de 2 semaines est déjà doté de prémices de cœur et de cerveau. C'est pour cela qu'il est préférable d'être dans la meilleure forme physique possible avant de tomber enceinte, afin que cet embryon ait dès le départ tout ce dont il a besoin pour devenir un beau bébé en bonne santé. Ce chapitre contient quelques conseils simples destinés à vous aider à vous préparer à être enceinte – si vous ne l'êtes pas déjà !

À vos marques... L'envie de fonder une famille

Lorsque vous et votre compagnon décidez de créer une nouvelle branche de votre arbre généalogique, vous pouvez prendre rendez-vous avec votre gynécologue pour une consultation dite « pré conceptionnelle ». Celle-ci a de nombreux avantages. Lors de cette consultation, votre médecin vous interrogera sur votre histoire familiale, vos antécédents médicaux, et votre mode de vie, afin de vous aider à programmer une grossesse dans les meilleures conditions de santé possibles.

Votre histoire familiale

Vos parents, grands-parents, frères et sœurs (et même vos cousins !) détiennent tous des éléments, d'un point de vue médical, qui permettent d'en savoir plus sur la santé de votre enfant à venir. Si vous êtes porteuse d'une maladie génétique présente dans votre famille, ou dans votre groupe ethnique (comme la mucoviscidose ou la maladie de Tay-Sachs, par exemple), il y a des choses que vous pouvez faire pour réduire le risque de transmission de ce gène à votre bébé. Les éléments de votre histoire familiale aideront également votre médecin à savoir si vous avez besoin de consulter un conseiller génétique afin de parler de vos éventuels risques héréditaires, ou un médecin spécialisé dans les grossesses à risques, ou même s'il faut prévoir que vous soyez soumise à des examens particuliers durant votre grossesse afin de surveiller la santé du fœtus. Toutes ces mesures de précaution existent pour vous permettre de débuter une grossesse avec le moins de risques médicaux possible.

Même si votre histoire familiale est très importante pour évaluer vos risques face à certaines maladies, il est également possible que vous soyez porteuse d'un gène qui ne s'est jamais manifesté dans votre famille avant votre grossesse. C'est pour cette raison que certaines races et certains groupes ethniques sont systématiquement soumis à des tests de dépistage d'anomalies génétiques. La maladie de Tay-Sachs et celle de Canavan, par exemple, sont plus répandues chez les Juifs (ashkénazes) d'Europe orientale, la drépanocytose chez les Afro-Américains, la thalassémie chez les populations d'origines asiatique et méditerranéenne, et la mucoviscidose chez les Caucasiens. Veillez à aborder le sujet de votre origine ethnique lors de cette consultation pré conceptionnelle.

Vos antécédents médicaux

Un fœtus en développement puise dans votre corps de quoi se construire un nid douillet et sain. Si vous êtes en bonne santé générale, votre médecin vous donnera le feu vert pour tomber enceinte. Mais si vous avez des soucis de santé, il vaut mieux baliser le terrain avant de tomber enceinte. Si, par exemple, vous avez du diabète, il est préférable que votre glycémie soit stabilisée. Ou bien, si vous avez une pression artérielle élevée, votre médecin vous conseillera de la faire surveiller. Si vous avez d'autres problèmes médicaux chroniques (comme une déficience immunitaire, de l'épilepsie, ou de l'asthme), votre médecin s'assurera que vous soyez en bonne santé avant la conception, mais aussi que votre traitement médical soit attentivement contrôlé pendant la période où vous essayez de concevoir un enfant.

Votre mode de vie

Le moment est venu de regarder les choses en face sur vos éventuelles habitudes nuisibles à votre santé – ou à celle de votre enfant à venir. Votre médecin ne vous sermonnera pas parce que vous buvez du café ou de l'alcool, parce que vous fumez, ou parce qu'il vous arrive de consommer des produits euphorisants, mais il vous invitera à lui dire en toute honnêteté quelle est votre consommation exacte de ces produits. Les substances suivantes provoquent un effet nocif prouvé sur la santé d'un fœtus en développement :

- **La caféine** est un stimulant du système nerveux central qui passe rapidement dans les vaisseaux sanguins du fœtus et augmente le risque de fausse couche lorsqu'elle est consommée en excès (plus de 8 à 10 prises par jour).
- **L'alcool** augmente les risques de fausse couche, d'enfant mort-né, ou de faible poids de naissance.
- **Le tabac et la nicotine** sont des causes de retard de croissance fœtale, de faible poids de naissance, et augmentent les risques de fausse couche, de naissance prématurée, ou d'enfant mort-né.
- **Les drogues euphorisantes** (dont la marijuana, la cocaïne / le crack, l'héroïne, la méthadone, le LSD et le PCP) peuvent nuire gravement à un fœtus.

Les chapitres 17 et 19 abordent plus en détail les effets que votre consommation peut avoir sur la santé de votre bébé. Faites le bon choix : débarrassez votre corps des ces toxines avant de tomber enceinte et abandonnez ces mauvaises habitudes. Votre médecin peut vous conseiller et vous adresser à des spécialistes ou à des groupes de soutien si vous avez besoin d'aide.

Prête ? Préparer son corps à une grossesse

Tout comme le reste de votre organisme, le système reproductif doit être en bonne forme pour fonctionner correctement. Avant de vous lancer dans une grossesse, prenez le temps de vous chouchouter pour être au top.

L'arrêt de la contraception

Lorsque vous décidez d'agrandir votre famille, le moment est bien sûr venu d'arrêter tout moyen de contraception. Selon le moyen que vous utilisez, vous pourrez concevoir un enfant plus ou moins rapidement :

- Si vous prenez la pilule, il se peut que vous commenciez à ovuler immédiatement, mais il est aussi possible que vous n'ayez pas d'ovulation pendant plusieurs mois (voire jusqu'à 1 an si vous utilisez Depo-Provera). Donc, ne paniquez pas si vous ne tombez pas enceinte tout de suite. Laissez à votre corps le temps de reprendre son rythme, de revenir à des cycles mensuels qui lui sont propres.

- Si vous utilisez un stérilet ou DIU (dispositif intra-utérin), il faut vous le faire retirer par votre médecin. Dès que ce sera le cas, votre corps sera prêt à concevoir un enfant.
- Si vous utilisez une méthode de contraception locale (préservatifs, diaphragme, ou spermicide), vous êtes présumée fertile dès que vous cessez de les utiliser. Il n'y a donc aucune raison médicale d'attendre avant de commencer. Mettez-les au placard et vous pouvez vous lancer !

« Dis, maman... »

Si vous tombez enceinte alors que vous prenez encore la pilule, n'ayez pas d'inquiétude pour la santé de votre bébé. Les bébés qui ont été conçus sous pilule n'ont pas moins de chances de naître en bonne santé que les autres.

Soigner son alimentation

Il n'existe pas d'alimentation particulière connue pour booster la fertilité. Mais, parce que ce que vous mangez conditionne l'ensemble de votre organisme, il est préférable d'adopter une alimentation saine et équilibrée afin d'être en bonne santé physique pour concevoir et porter un enfant. Le moment est idéal pour augmenter les proportions d'aliments sains et nutritifs composés de céréales complètes, de fruits et de légumes. Vous pouvez également choisir d'adopter certains aliments bio afin de réduire votre consommation de pesticides et de toxines. Les recommandations nutritionnelles spécialement adaptées aux femmes enceintes que vous trouverez au chapitre 16 sont également valables pour les femmes désireuses de l'être et peuvent leur permettre d'atteindre le meilleur de leur forme. Alors posez-moi donc ce beignet et suivez-les dès aujourd'hui !

Le moment est également venu de vous rapprocher de votre poids idéal. Un poids excessif comme insuffisant peut compliquer une grossesse. Les femmes en surpoids ont plus de risques de voir apparaître des problèmes de diabète ou de pression artérielle élevée pendant leur grossesse, elles ont également plus de probabilités de devoir mettre leur enfant au monde par césarienne. Les femmes de poids insuffisant risquent de mettre au monde un enfant de poids lui-même insuffisant à la naissance. Lorsque vous apprenez que vous êtes enceinte, il est malheureusement trop tard pour se mettre au régime, que ce soit pour perdre ou pour prendre des kilos. Votre bébé a besoin d'une alimentation équilibrée et nutritive : ni trop, ni trop peu. Alors voyez avec votre médecin ce que vous pouvez faire pour atteindre votre poids idéal avant de tomber enceinte.

Bouger pour rester en forme

Faire du sport peut permettre d'augmenter la fertilité, mais peut aussi la faire diminuer : tout est une question de dosage. Bouger contribue à être en forme – ce qui est nécessaire à la conception : cela favorise une bonne circulation sanguine dans l'ensemble de l'organisme, y compris le système reproductif. Cela permet aussi de réduire le stress susceptible de bloquer la conception, et cela favorise un meilleur sommeil – ce qui permet au corps de prendre le temps dont il a besoin pour récupérer et se régénérer. Cela aide enfin à éliminer les calories en trop et facilite donc une perte de poids progressive et stable. Tous ces bienfaits peuvent vous aider à être dans une santé optimale.

À l'inverse, une activité sportive excessive risque de diminuer vos chances de tomber enceinte. Cela peut perturber le flux hormonal et les cycles menstruels, empêcher l'ovulation et donc nuire à la fertilité. C'est pour cette raison que les femmes qui courent plus de 30 kilomètres par semaine ont des règles anormalement espacées, voire n'en ont plus du tout. Si votre activité sportive vous empêche d'avoir un cycle menstruel normal, vous allez devoir la diminuer pour permettre à votre corps de se réguler avant de pouvoir concevoir un enfant. Parlez-en à votre médecin pour savoir comment retrouver un bon équilibre hormonal.

Le sport peut également avoir des effets sur la fertilité masculine. La production de sperme peut diminuer si la température des testicules atteint des niveaux trop élevés. Pendant la période où vous essayez de faire un enfant, il est donc recommandé à votre compagnon d'éviter les sports comme le cyclisme ou le jogging, dans lesquels les testicules peuvent être serrés dans les sous-vêtements et soumis à des frottements et à un échauffement excessifs.

Côté papa

On entend parfois dire qu'il vaut mieux porter des caleçons que des slips pour booster sa fertilité. Ce n'est peut-être pas idiot ! Si les testicules sont à l'extérieur du corps, c'est pour une bonne raison : la production de sperme est meilleure si la température des testicules est légèrement inférieure à 37,2 °C. Vous avez donc tout intérêt à porter des sous-vêtements amples, à éviter les bains et saunas trop chauds, et à ne pas trop croiser les jambes lorsque vous êtes assis.

Éviter les toxines environnementales

De manière générale, il est préférable d'éviter les produits chimiques et toxines lorsque vous essayez de concevoir un enfant. C'est d'ailleurs valable pour vous comme pour votre compagnon. De nombreuses toxines affectent la fertilité féminine comme masculine. Je vous invite donc à lire le chapitre 19 attentivement. Il a été prouvé que les toxines susceptibles de nuire à un fœtus en développement peuvent également empêcher une bonne conception. Comme l'explique plus en détail ce chapitre, il vaut mieux éviter les pesticides, certains produits de nettoyage, certains types de travaux d'intérieur, de vous exposer à un air pollué et aux radiations, mais aussi certains produits utilisés dans les arts plastiques.

Partez ! Les principes de la reproduction humaine

Tout le monde sait comment ça marche : il suffit d'un rapport sexuel sans contraception et on tombe enceinte. Ça, c'est le principe de base, mais tout n'est pas si simple et il y a beaucoup d'autres choses à savoir si vous envisagez de faire un enfant.

Faire l'amour et permettre au sperme de rentrer dans votre corps est la partie facile et agréable des opérations. Mais c'est après que commence le véritable travail ! Lorsque votre compagnon éjacule (« jouit »), il envoie des millions de spermatozoïdes dans votre vagin. Ceux-ci ont 24 à 72 heures pour trouver un œuf à féconder, en remontant du vagin dans le col de l'utérus pour arriver enfin aux trompes de Fallope. Une fois par mois, les femmes ovulent et produisent un œuf (ou ovule) prêt à être fécondé. L'ovule provient d'un de ses ovaires et va se loger dans la trompe de Fallope la plus proche. Il y restera pendant 12 à 24 heures, dans l'attente d'être fécondé par un spermatozoïde. Si le sperme n'arrive pas, l'ovule se déplace vers l'utérus sans être fécondé et est évacué avec le flux menstruel.

Mais si le sperme et l'ovule se rejoignent et qu'ils sont tous les deux sains, il se peut que le sperme pénètre l'ovule pour le féconder. L'ovule fécondé descend ensuite vers l'utérus où il se fixe à la paroi utérine, et la grossesse commence. Pendant les 9 mois suivants, il restera à l'abri dans cette poche, où il deviendra un enfant prêt à naître.

Tous les éléments du système reproductif féminin doivent fonctionner correctement pour que ces événements puissent s'enchaîner jusqu'au bout. Les voici répertoriés avec leurs noms, qu'il est utile de connaître lorsqu'on envisage une grossesse :

- Le **vagin** est un canal musculaire de 10 centimètres de longueur environ qui sert de sortie au sang menstruel et d'entrée au sperme.
- Le **col de l'utérus** mesure environ 5 centimètres de long et se trouve en haut du vagin. Il constitue l'entrée de l'utérus. Le col de l'utérus produit un mucus qui empêche les bactéries et autres organismes présents dans le vagin de pénétrer dans l'utérus.

Cependant, juste avant l'ovulation (lorsque l'ovaire produit l'ovule), le mucus du col de l'utérus change pour permettre au sperme de circuler librement dans l'utérus et de rejoindre les trompes de Fallope.

- Les **ovaires** sont deux structures de la taille d'une amande, dans lesquelles est stockée la réserve d'ovules dont une femme dispose pour la durée de sa vie, présents dès sa naissance. Il ne se produit pas de nouveaux ovules au cours de sa vie. Chaque mois, 10 à 20 ovules parviennent à maturité dans l'ovaire, mais 1 seul est émis (parfois, 2 ovules sont émis et, s'ils sont tous les deux fécondés, ils deviendront des jumeaux dizygotes !). Cet ovule doit ensuite rejoindre les trompes de Fallope.
- Les **trompes de Fallope** font le lien entre l'utérus et les ovaires. À l'extrémité de chaque trompe, près de l'ovaire, elles présentent des languettes appelées « franges ». Lorsqu'un ovule arrivé à maturité est prêt à être émis, ces franges doivent aller chercher l'ovule et le capter à la surface de l'ovaire. (L'ovule ne se contente pas de tomber dans la trompe.) Une fois l'ovule pris dans les franges, il est transporté dans la trompe de Fallope. C'est là que le sperme et l'ovule se rejoignent et que la fécondation a lieu.
- L'**utérus** est de même taille et de même forme qu'une poire. Sa paroi est un muscle épais tapissé sur son côté interne d'une fine membrane muqueuse. L'utérus peut contenir un volume de liquide correspondant à quelques millilitres, mais lorsque l'ovule fécondé s'y installe et se fixe sur la paroi utérine, il se révèle très extensible et peut grossir de manière à contenir le fœtus jusqu'au terme.

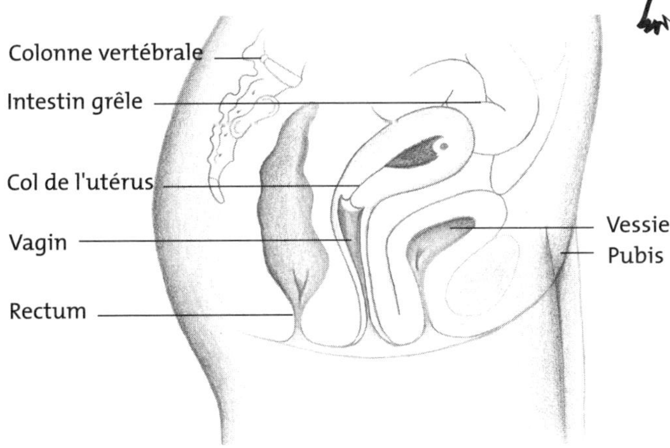

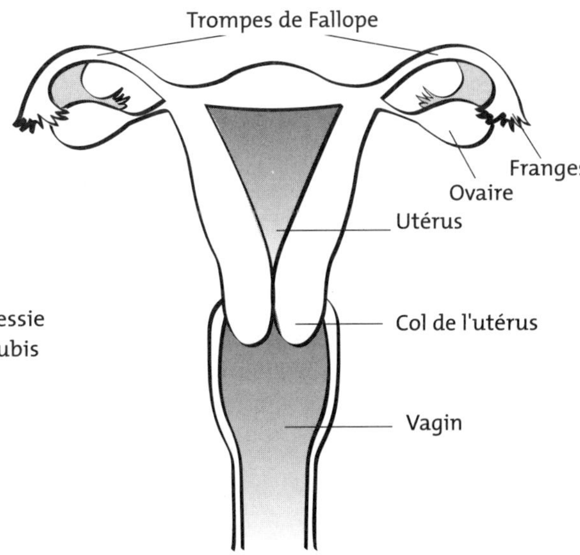

Info grossesse

Les ovaires produisent environ 400 ovules au cours de la vie d'une femme. Les œufs de meilleure qualité sont généralement ceux qui sont émis les premiers. Ainsi, à mesure qu'elle vieillit, une femme continue de pouvoir tomber enceinte, mais elle est beaucoup moins fertile que dans sa jeunesse.

Tout est une question de timing

L'intervalle de temps pendant lequel, chaque mois, le sperme peut venir féconder l'ovule est relativement court. Une fois que l'ovule émis par l'ovaire a commencé à descendre dans la trompe de Fallope vers l'utérus, il a une durée de vie de 24 heures environ. S'il n'est pas fécondé par un spermatozoïde dans les temps impartis, l'occasion de tomber enceinte est perdue jusqu'au mois suivant, où tout recommence à zéro. C'est pour cette raison qu'il est important de connaître, chaque mois, le moment de votre ovulation.

Bien entendu, certaines femmes tombent enceintes du premier coup sans même avoir eu à penser à leurs « jours de fécondité ». Mais d'autres ont plus de mal à provoquer la rencontre entre ovule et spermatozoïde. Si vous n'arrivez pas à concevoir au moment exact où vous le souhaitez, ne vous découragez pas. Il faut souvent plusieurs mois, et même jusqu'à 1 an, pour qu'un couple parfaitement fertile conçoive un enfant. Mais pour donner un coup de pouce au destin, voici quelques conseils qui peuvent vous aider à tomber enceinte au plus tôt...

L'ovule ayant une durée de vie de 24 heures, vous pouvez penser qu'il faut avoir un rapport sexuel uniquement ce jour-là pour pouvoir concevoir un enfant, mais la nature voit un peu plus large. Le sperme peut vivre dans le système reproductif d'une femme pendant 72 heures environ – ce qui veut dire que, si vous avez un rapport sexuel au 11e jour de votre cycle et que vous n'ovulez qu'au 14e, il reste des chances pour que ce sperme vienne féconder cet ovule.

Vous pouvez noter la date de vos règles chaque mois pour calculer le moment auquel votre corps produit une ovulation, c'est-à-dire celui auquel l'ovaire émet un ovule prêt à être fécondé. Noter la date de vos règles est le moyen le plus sûr de repérer clairement vos jours de fécondité. Équipez-vous d'un thermomètre et d'un calendrier ou d'une grille comme celle qui suit, à moins que vous ne choisissiez d'acheter un thermomètre basal en pharmacie, avec lequel il vous sera peut-être fourni une grille de température basale. Quoi qu'il en soit, posez le thermomètre et le calendrier à côté de votre lit, à portée de main. À partir du 1er jour de vos règles, prenez votre température chaque matin avant de vous lever et notez le résultat sur le calendrier. Notez également vos jours de menstruation et les jours où vous avez eu un rapport sexuel avec votre compagnon. Continuez l'opération pendant 1 mois entier. Environ 14 jours après le 1er jour de vos règles, vous devriez commencer à ovuler (ce délai varie d'une femme à l'autre, et l'ovulation peut se produire avant ou après cette date). Peu de temps après, la température de votre corps au repos augmente 0,5 à 1 °C entier et reste haute jusqu'à la fin du cycle.

Pendant le 1er mois, il ne vous sera pas possible de repérer vos jours de fécondité parce que la hausse de température intervient après l'ovulation, lorsque la conception est très improbable, voire impossible. Mais le mois suivant, vous pouvez vous référer à votre courbe pour savoir quel jour votre température avait monté. Pour avoir toutes vos chances de tomber enceinte, le rapport sexuel doit avoir lieu 1 ou 2 jours avant cette montée. (Vous remarquerez peut-être une légère baisse de température de votre corps pendant ces jours de fécondité).

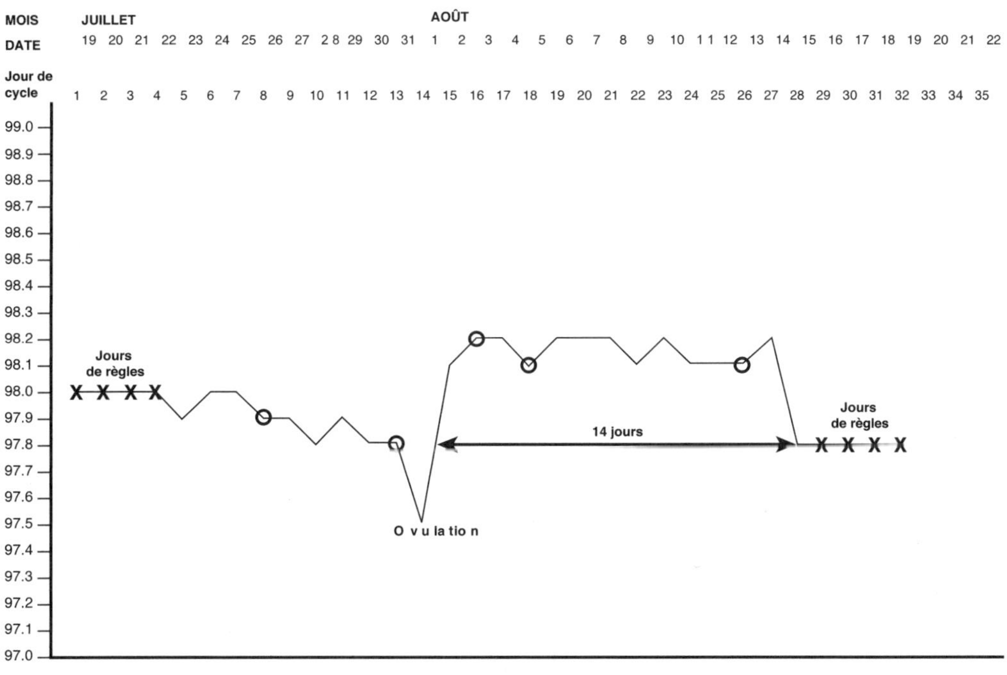

Exemple de grille de température basale. En y notant votre température chaque jour pendant 1 mois, vous remarquerez qu'elle augmente vers le milieu du cycle. Cette montée indique l'ovulation. Les jours les plus féconds se situent 1 jour ou 2 avant cette montée.

Si vous ne remarquez aucune hausse de température significative au cours de votre cycle mensuel, il se peut que vous n'ayez pas eu d'ovulation (même si vous avez des règles). Votre médecin peut vous aider : il existe des traitements permettant d'augmenter les chances d'ovulation normale.

Une grille de température basale n'est pas infaillible : elle est influencée par de nombreux facteurs comme la prise de médicaments, d'alcool, le degré d'activité physique, ou la maladie. Essayez d'indiquer également ces éléments sur votre grille : au bout de 3 mois, vous devriez pouvoir identifier des schémas répétitifs généraux.

Pour avoir un maximum de chances de conception, il faut que le rapport sexuel ait lieu juste avant la hausse anticipée de température de votre corps. Lorsque le jour de l'ovulation arrive et que votre température a monté, il est trop tard pour que le sperme vienne féconder l'ovule. Ceci s'explique par le fait qu'après l'ovulation, le mucus s'épaissit pour bloquer le sperme et le col de l'utérus se durcit ce qui empêche le sperme d'y entrer.

Prévoyez un rapport sexuel 1 jour sur 2 pendant 2 à 4 jours au cours de cette période de fécondité. Il est conseillé d'avoir un rapport sexuel 1 jour sur 2 plutôt que tous les jours parce que les éjaculations trop fréquentes peuvent faire diminuer la teneur du sperme en spermatozoïdes. Une seule éjaculation d'homme fertile contient plus de 20 millions de spermatozoïdes – ce qui est largement suffisant pour provoquer une fécondation au cours des 48 heures suivantes, en attendant l'arrivée de nouveaux spermatozoïdes.

Après le rapport sexuel, détendez-vous et restez allongée. Il faut environ 20 minutes au sperme pour remonter le col de l'utérus et atteindre les trompes de Fallope. En restant allongée pendant ce moment, vous réduirez les risques d'écoulement de sperme par le vagin.

« Dis, maman... »

Un kit d'ovulation, vendu en pharmacie, est une option plus facile (mais plus chère) pour vérifier votre température.

Attention aux lubrifiants et aux douches vaginales !

Si vous utilisez des lubrifiants pour plus de confort pendant les rapports, arrêtez ! Des études ont montré que les lubrifiants vaginaux commerciaux peuvent gêner la circulation du sperme de 60 à 100 %. Mais la vaseline, la glycérine et même la salive peuvent également agir comme des spermicides et tuer les spermatozoïdes. Alors, si vous souhaitez tomber enceinte, arrêtez les lubrifiants (et évitez le cunnilingus avant la pénétration).

Si vraiment vous avez besoin d'un lubrifiant, essayez les blancs d'œufs : ils n'ont aucun effet négatif connu sur le sperme et font assez bien l'affaire !

Les douches vaginales peuvent également avoir un impact sur le fonctionnement reproductif, c'est donc une pratique à éviter. Cela peut réduire votre fécondité en déséquilibrant l'environnement naturel de votre vagin : par exemple, en en modifiant le pH – ce qui peut endommager, voire tuer les spermatozoïdes. Cela peut également nuire à la qualité de la glaire cervicale. Il a par ailleurs été prouvé que les douches vaginales augmentent les risques de grossesse extra-utérine (voir chapitre 24). Un vagin se nettoie seul naturellement : mieux vaut éviter d'intervenir.

La stérilité

Même si le principe de la rencontre entre ovule et spermatozoïde est naturel et facile pour la majorité des couples, certains doivent faire face à des problèmes de *stérilité*. En France, environ 500 000 couples (ce qui représente environ 10 % de la population en âge de procréer) sont confrontés à la stérilité.

> **Voca-bébé**
>
> La **stérilité** est l'incapacité à concevoir un enfant après 1 an d'essais sans contraception ou l'incapacité à mener une grossesse à son terme pour donner naissance à un enfant.

Les raisons de ces chiffres désolants sont nombreuses et mal connues. Certains pensent que l'époque de liberté sexuelle traversée dans les années 1960 a permis la circulation de maladies sexuellement transmissibles, qui aujourd'hui, des années plus tard, posent des problèmes de fécondité masculine comme féminine. D'autres montrent du doigt les toxines environnementales apparues avec certains pesticides et certaines matières plastiques qui causeraient une diminution des spermatozoïdes, des endométrioses, et des fibromyomes. Les avortements laissent des cicatrices sur les trompes de Fallope – ce qui empêche le sperme de rejoindre l'ovule. Enfin, le nombre croissant de femmes qui repoussent leur projet d'enfant après 30 ou 40 ans, âge auquel leurs ovules sont de moins grande qualité, réduit naturellement la fertilité de la population.

Les raisons médicales de stérilité féminine

Dans de nombreux cas, les causes de stérilité féminine sont liées à des facteurs médicaux qu'il est possible de traiter. Les deux raisons principales de stérilité chez la femme sont : (1) des facteurs tubaires (comme un endommagement des trompes de Fallope) et (2) des troubles de l'ovulation (comme l'irrégularité ou l'absence de cycle menstruel). D'autres femmes, plus rares, souffrent d'endométriose (maladie caractérisée par le fait que la muqueuse utérine interne vient s'implanter en dehors de l'utérus), qui peut aboutir à la stérilité si elle n'est pas traitée.

Certaines femmes, qui arrivent à tomber enceintes mais font ensuite systématiquement une fausse couche, souffrent aussi probablement d'un problème médical qu'il est possible de corriger. Tout comme les autres types de stérilité, les fausses couches à répétition peuvent s'expliquer par des désordres hormonaux, des problèmes d'ovulation, ou des problèmes structurels qui font que l'utérus ne peut mener à bien une grossesse. Enfin, dans quelques rares cas, la cause peut être une anomalie chromosomique. Cependant, malheureusement, dans la majorité des cas, les causes des fausses couches à répétition restent inconnues.

Les raisons de stérilité masculine

La stérilité masculine est due à des anomalies du sperme. La teneur en spermatozoïdes peut être faible (problème de viabilité) ; ils peuvent être de forme anormale (problème de morphologie) ; ou bien encore le sperme peut se déplacer trop lentement (problème de mobilité).

Même si les causes de ces problèmes sont nombreuses et variées, les plus fréquentes sont les suivantes :

- La varicocèle ou dilatation pathologique des veines des testicules, qui provoque un excès du volume sanguin présent dans les testicules. Le sang retenu autour des testicules fait monter la température – ce qui peut endommager le sperme et aboutir à une faible teneur en spermatozoïdes ou à des malformations de ceux-ci. Cela peut également influer sur le niveau de testostérone.
- Les infections des organes reproducteurs peuvent être à l'origine d'une diminution de la production de sperme. Parfois, il ne s'agit que d'une réduction temporaire qui peut être traitée par antibiotiques avant d'avoir causé des dégâts physiques d'autres fois, ces dégâts sont irréversibles. Certaines infections sont causées par diverses maladies vénériennes – en particulier la gonococcie, qui peut abîmer les fins canaux dans lesquels est transporté le sperme. La tuberculose ou les oreillons peuvent également envahir les organes reproducteurs et les endommager. Les maladies virales comme la mononucléose et l'hépatite, ou toute autre maladie induisant une fièvre élevée prolongée peuvent nuire temporairement mais de façon radicale à la production de sperme.
- Les problèmes anatomiques peuvent aussi gêner ou empêcher le fonctionnement du sperme. Parmi ces problèmes, on trouve les irrégularités du système reproductif mas-

culin qui soit empêchent les testicules de fabriquer du sperme, soit bloquent le sperme et empêchent l'éjaculation.

- Les facteurs hormonaux peuvent causer un déséquilibre des hormones « sexuelles » pouvant aboutir à divers problèmes de stérilité chez l'homme.
- Parmi les autres facteurs, on trouve les effets secondaires des traitements du cancer des testicules, les désordres hypothalamiques ou pituitaires, les anomalies des cellules productrices de sperme, l'incapacité à inverser efficacement une vasectomie, et l'âge (oui, la concentration et la qualité du sperme d'un homme peuvent diminuer à mesure qu'il vieillit !).

Les facteurs inconnus de stérilité

Même si les estimations varient, la stérilité reste inexpliquée dans environ 20 % des cas. Lorsque cela arrive, il n'y a pas de réponse médicale au problème. Certains couples choisissent d'augmenter leurs chances de concevoir un enfant en essayant diverses techniques de reproduction assistée, comme les traitements médicamenteux contre la stérilité, l'insémination artificielle, ou une technique de fécondation in vitro. D'autres décident de continuer à essayer de concevoir naturellement et de chercher les causes de leur stérilité dans des facteurs sur lesquels ils ont un contrôle personnel, comme leur mode de vie, l'exposition aux toxines environnementales, les positions lors du rapport sexuel, ou le stress qu'ils subissent au quotidien.

Les spécialistes de la stérilité

Avant de vous précipiter sur les tests de fécondité, prenez le temps de bien réfléchir aux choix que vous faites. Le premier de ces choix est celui du médecin qui vous guidera dans vos démarches. Commencez par votre gynécologue. Ensemble, vous ferez état de votre fécondité et déciderez s'il est nécessaire de consulter également un spécialiste.

Si vous décidez effectivement d'en consulter un, choisissez cette personne avec soin. Avant de prendre votre premier rendez-vous, renseignez-vous pour savoir s'il a suivi la spécialisation en médecine de la reproduction, qui fait l'objet de 2 ans d'études universitaires supplémentaires et est accessible aux médecins déjà spécialisés (généralement en gynécologie).

N'oubliez pas que les hommes doivent consulter un médecin adapté, eux aussi. Il y a peu de chances pour qu'un médecin généraliste puisse établir un diagnostic satisfaisant : et même si c'était le cas, il est très probable qu'il vous redirigerait vers un spécialiste une fois les résultats connus.

Comment trouver un spécialiste de la stérilité

Il existe plusieurs manières de trouver un médecin spécialiste de la stérilité assermenté :

- Demandez à votre gynécologue s'il est lui-même spécialisé dans les problèmes de stérilité
- Consultez le site de l'ordre des médecins, sur lequel vous pourrez trouver la liste des médecins français par spécialisation : **www.conseil-national.medecin.fr.**
- Vous pouvez contacter le Collège national des gynécologues et obstétriciens français (**www.cngof.org**) ou la Société de médecine de la reproduction (**www.s-m-r.org**) (voir coordonnées complètes à l'annexe B)
- Vous pouvez vous adresser au Centre d'assistance médicale à la procréation le plus proche de chez vous, en effectuant une recherche sur **www.procreationmedicale.fr**
- Vous pouvez contacter l'association Maia (**www.maia-asso.org**), qui s'adresse aux couples confrontés à la stérilité pour les guider dans toutes leurs démarches.

La plupart du temps, les hommes sont adressés à un urologue ; cependant tous les urologues ne sont pas aptes à traiter les problèmes de fertilité. Il est préférable de consulter un andrologue. L'andrologie est une branche de l'urologie spécialisée dans les problèmes de fertilité. Les andrologues sont les médecins les mieux qualifiés pour traiter tous les aspects de la stérilité masculine. Ils ont suivi une formation spécialisée de 2 ans et ont obtenu un diplôme d'andrologue assermenté.

Mais lorsqu'on souhaite améliorer sa fertilité, la première chose à faire reste cependant la même pour tous les couples : s'assurer d'être dans la meilleure forme physique possible. Avant de vous précipiter chez un spécialiste de la stérilité, prenez le temps de suivre les conseils donnés dans ce chapitre afin de préparer votre corps à une grossesse, qu'elle soit naturelle ou assistée.

Au mieux de votre forme

Maintenant que vous êtes décidés à avoir un bébé, c'est le moment idéal pour prendre soin de vous-même afin que votre organisme soit dans des conditions optimales pour aborder une grossesse. Dormez bien, mangez sainement, faites de l'exercice avec régularité et modération, prenez rendez-vous pour une consultation pré conceptionnelle... et c'est parti !

Ce qu'il faut retenir

- Avant de tomber enceinte, il est judicieux de prendre rendez-vous avec votre gynécologue pour une consultation pré conceptionnelle. Celle-ci permettra à votre médecin de vous interroger sur votre histoire familiale et médicale, ainsi que sur votre mode de vie afin de vous aider à avoir la meilleure grossesse possible.
- Le système reproductif doit être complètement opérationnel pour pouvoir fonctionner correctement ! Alors, avant de vous lancer dans une grossesse, voyez avec votre médecin comment vous pouvez arrêter le moyen de contraception que vous utilisez. Efforcez-vous ensuite de manger sainement, de bouger régulièrement, et d'éviter les toxines environnementales.
- Tous les éléments du système reproductif féminin (vagin, col de l'utérus, trompes de Fallope, ovaires, et utérus) doivent être en bon état de marche pour que la femme puisse produire un ovule qui pourra être fécondé par le sperme.
- L'intervalle de temps pendant lequel, chaque mois, le sperme peut venir féconder l'ovule est assez court. Vous pouvez utiliser un thermomètre basal et un calendrier pour repérer vos jours de plus grande fécondité.
- Certains couples sont stériles et peuvent avoir besoin d'assistance médicale pour concevoir un enfant.

Chapitre 2

L'annonce de la nouvelle

Dans ce chapitre

- → La confirmation de la grossesse
- → Les démarches administratives
- → Bien choisir son médecin
- → L'annonce à votre famille et à vos amis

Vous y voilà : une petite barre bleue est apparue sur votre test de grossesse. Vous n'avez pas eu vos règles. Tout semble donc indiquer que vous êtes enceinte. Vous êtes sur le point de rejoindre le cercle très fermé des futures mamans. Vous allez y passer 9 mois pendant lesquels, à l'émerveillement devant la magie de la conception, viendront s'ajouter un surprenant assortiment de changements physiques et émotionnels qui feront de vous quelqu'un que vous ne reconnaîtrez pas. Une véritable aventure, faite de hauts et de bas bien connus, qui vous entraînera tel un tour de montagnes russes. Alors, attachez votre ceinture et préparez-vous à d'immenses joies, quelques larmes, et beaucoup de changements !

Lorsqu'il n'y a plus de doute

Combien de fois allez-vous donc encore aller vérifier que la petite barre est bien bleue ? Vous n'êtes pas encore convaincue ? S'il vous faut plus de preuves, prêtez un peu d'attention aux changements de votre corps (qui sont détaillés au chapitre 3). Avant même que votre bébé n'ait atteint la taille d'un petit pois, votre corps sait qu'il a un petit invité et les changements sont quasiment immédiats :

- Le sort a été levé ! Eh oui, ça fait plus d'1 mois que vous n'avez pas utilisé de tampons ni de serviettes. C'est le signe le plus évident, bien connu de nos grand-mères, que vous n'êtes plus seule, où que vous alliez.
- Vous êtes serrée dans vos T-shirts. Ce n'est pas votre imagination qui vous joue des tours : quelques jours après la conception déjà, vos seins commencent sans doute à gonfler et votre tour de poitrine prend quelques centimètres.
- Vous vous sentez un peu barbouillée. Cet état nauséeux, qui peut aller jusqu'au haut-le-cœur par moments, est un signe très répandu que Bébé est là.
- Les odeurs changent. Elles vous paraissent plus fortes, plus âcres.
- Vous êtes fatiguée. *Épuisée* est même un mot qui convient mieux pour décrire l'état de certaines femmes pendant ces tous premiers jours. Si c'est votre cas, il vous a probablement fallu 3 jours entiers pour arriver à cette page du livre ! À la moindre activité prolongée, vos paupières se ferment toutes seules.
- Vous avez des pertes. Au lieu du flux menstruel de vos règles auquel vous êtes habituée, vos perdez quelques gouttes de sang, généralement de couleur brune et sans caillots. Ces pertes n'ont rien d'inquiétant. Il se peut qu'elles reviennent de temps à autre au cours des mois suivants. Cependant, n'hésitez pas à consulter votre médecin si vous avez un doute.
- Certaines femmes sont sujettes à des vertiges et à des maux de tête en tout début de grossesse. La plupart du temps, ces symptômes sont légers mais peuvent être persistants.
- Vous êtes à fleur de peau. Mais vous n'en avez pas conscience. Autour de vous, on vous dit : « Quelque chose ne va pas ? Tu n'as pas l'air dans ton assiette ces temps-ci. » Vous vous sentez parfois persécutée et injustement attaquée. C'est l'effet de vos hormones reproductives, qui sont en ébullition depuis que vous êtes enceinte. Si vous vous prenez à rêver de ligoter votre compagnon et de le laisser pour mort juste parce qu'il vous a dit qu'il irait peut-être jouer au foot samedi, dites-vous que vous n'êtes peut-être pas « dans votre assiette » aujourd'hui et que vous risquez de ne pas l'être souvent au cours des 9 prochains mois.

L'annonce au futur papa

Si votre mari était juste à côté de vous lorsque vous avez lu votre test de grossesse positif, vous n'avez pas de nouvelle à annoncer. Vous avez pu sauter de joie ou verser une larme, l'un serré contre l'autre, pour la partager.

Mais si vous êtes la seule à savoir, comment allez-vous le dire au papa ? S'il est au travail, vous pouvez lui téléphoner sans plus attendre. C'est la méthode la plus express, mais il se peut que le résultat ne soit pas à la hauteur de vos attentes s'il est plongé dans la paperasse, ou s'il est entouré de ses collègues et qu'il vous répond : « C'est bien, ma chérie. On en reparle plus tard. » Clic. Cela ne vous permettra pas non plus de voir l'expression de son visage en apprenant qu'un de ses spermatozoïdes a réussi à parcourir le long chemin ardu vers un de vos ovules.

Mes patientes me racontent parfois de fabuleuses histoires sur la façon dont elles ont annoncé la nouvelle à leur mari : lors d'un dîner aux chandelles, d'une balade au clair de lune, ou même en faisant l'amour. L'une d'entre elles, un jour, m'a demandé d'écrire « Félicitation, papa ! » sur mon papier à en-tête pour pouvoir l'entourer de papier cadeau et l'offrir à son mari. Une autre m'a raconté avoir acheté un T-shirt sur lequel était écrit « Future maman » et l'avoir porté toute une soirée en attendant que son mari le remarque. Et moi, pour l'une de mes grossesses, je me souviens avoir posé le test de grossesse positif juste à côté de son assiette en mettant le couvert pour le dîner.

Il y a des hommes qui font et disent exactement ce qu'on attend d'eux lorsqu'on leur dit que leur futur vient de prendre un tournant irrévocable. Ils embrassent leur femme, la serrent dans leurs bras, pleurent de joie, et demandent tout de suite ce qu'ils peuvent faire pour qu'elle se sente le mieux possible. C'est sans doute comme ça que nous imaginons toutes leur réaction. Mais en réalité, beaucoup d'hommes ne savent pas comment réagir à cette nouvelle. Pris de court, ils répondent : « Tu es sûre ? » ou « Comment tu le sais ? ». Ils ont l'air inquiet ou absent plutôt qu'heureux. Ils batouillent quelque chose de vague (comme « Ah bon ? »), puis quittent la pièce. Ce type de réaction, ajoutée à la fragilité émotionnelle des femmes à ces moments, a poussé certaines à ouvrir directement l'annuaire pour chercher un bon avocat en vue de divorcer. Si votre mari a ce type de réaction, mon conseil serait plutôt de ne pas prendre cette tiédeur trop à cœur. Une fois qu'ils ont intégré l'idée, j'ai vu des centaines de ces hommes devenir des maris merveilleusement attentifs et des pères géniaux.

Un travail d'équipe

Que vous disiez : « Nous allons avoir un bébé », ou « Je suis enceinte », ou « Tu sais quoi ? Tu vas être papa ! », une fois que les choses sont dites, la vie à deux change du jour au lendemain. Il y a tant de choses à dire, à penser, à organiser, et à rêver. C'est un moment à vivre à deux, à votre manière, mais je me permets tout de même ici de vous donner un conseil : lorsque votre relation entre dans cette phase, soyez très attentive à ne pas laisser votre conjoint de côté. Même s'il s'agit de votre corps et de votre grossesse, votre compagnon a un rôle très important à y jouer.

Il n'est pas toujours évident de savoir exactement de quelle manière les hommes souhaitent s'impliquer dans la grossesse de leur compagne. Certains ne veulent pas en perdre une miette, d'autres espèrent que vous allez vous occuper de tout et le prévenir quand le moment sera venu. Demandez-lui s'il souhaite venir avec vous aux consultations médicales. Il se peut qu'il saute sur l'occasion de rencontrer votre médecin et d'être avec vous aux premières loges pour en savoir plus d'un point de vue médical. Il se peut aussi qu'il dise non. Peut-être a-t-il beaucoup de travail ce jour-là ou peut-être voudrait-il que vous preniez en charge tout le « côté médical des choses » ? Peut-être même que le côté médical des choses lui fait peur. Ne vous dites pas qu'il n'a simplement aucune curiosité pour ce qui se passe. Si l'idée n'a pas l'air de l'enchanter, proposez-lui de ne vous accompagner que pour les rendez-vous les plus importants, lorsque vous pourrez entendre les battements de cœur du bébé ou pour les échographies, par exemple.

Si votre mari ne vous accompagne pas à vos consultations, essayez de le mettre au courant de l'évolution des choses. Même s'il n'a pas l'air d'écouter, dites-lui tout. Et proposez-lui tout de même à chaque fois de venir avec vous. Ne soyez pas blessée s'il vous répond invariablement par un refus, mais laissez-lui cette porte ouverte.

Info grossesse

Une vieille croyance dit que, si une femme enceinte enjambe une corde à laquelle est attaché un cheval, sa grossesse sera prolongée jusqu'au 12e mois !

Laissez-lui accès à vos livres sur la grossesse et l'accouchement. La plupart (comme celui-ci) sont écrits à l'attention des femmes, mais les informations qu'ils contiennent vous concernent tous deux, vous et votre compagnon. (Il existe également quelques bons ouvrages s'adressant aux hommes qui veulent mieux vivre « leur » grossesse !) Laissez ces livres à sa portée : par exemple, près de l'endroit où il s'assoit pour lire le journal ou regarder la télévision. Si vous savez qu'il lui arrive d'y jeter un coup d'œil, soulignez les passages que vous aimeriez particulièrement qu'il lise. Son regard sera naturellement attiré par ces lignes. Et partagez à voix haute le fruit de vos lectures. Si vous lui lancez : « Tu te rends compte ? Il paraît que les femmes enceintes ont besoin que leur mari les embrasse au moins trois fois par jour ! », vous êtes certaine d'attirer son attention.

Prenez garde à ne pas faire trop de mystères, à ne pas faire de votre grossesse « une affaire de femme ». Si votre mari vous entend sans cesse parler de votre grossesse avec votre mère ou vos amies, mais que vous ne lui en parlez presque pas, vous lui envoyez inconsciemment le message qu'il n'a pas grand-chose à voir avec tout ça.

Dès l'instant où vous apprenez que vous êtes enceinte, vous commencez à organiser des tas de choses. Vous allez devoir choisir des meubles pour votre bébé, des vêtements pour votre bébé, des prénoms pour votre bébé, tout pour votre bébé ! N'excluez pas votre mari de cette préoccupation constante. Même lorsqu'il dit : « Oh, moi, je te laisse t'occuper de ces choses-là », il pense : « Si on ne me demande pas mon avis, je me sens exclu. »

Cette période est un moment merveilleux pour apprendre à mieux vous connaître l'un l'autre (eh oui, mieux encore que cette intimité qui vous a directement menés à la situation où vous êtes !). Votre corps change : le moment est idéal pour prendre quelques douches ensemble ou pour vous inscrire à un massage en couple. Cela lui donnera l'occasion de se sentir plus libre de toucher et explorer des zones de votre corps dont il peut s'imaginer qu'elles lui sont désormais interdites d'accès. Plus il sera à l'aise avec les transformations que vous subissez, plus vous pourrez profiter ensemble de ces quelques mois palpitants.

Les hommes sont des créatures imprévisibles. Même s'ils ne subissent aucun changement hormonal, eux aussi peuvent tout à coup devenir émotifs et irritables pendant la grossesse certains ressentent même des douleurs et des nausées, et nombreux sont ceux qui prennent quelques kilos en même temps que leur femme ! Qu'il le reconnaisse ou non, votre mari s'intéresse de près à votre grossesse. Une grossesse est un travail d'équipe.

La déclaration de grossesse

Une fois l'annonce faite au futur papa, la personne qui sera la prochaine à être mise au courant sera sans doute votre médecin. Prenez rendez-vous sans plus attendre.

L'idéal est de faire votre première consultation avant la fin du 3e mois de grossesse, auprès de votre médecin ou de votre gynécologue. Au cours de cette première consultation, il vous prescrira une prise de sang de début de grossesse à faire en laboratoire. Une fois les résultats de ce bilan sanguin obtenus, le médecin vous remettra une déclaration de grossesse en plusieurs exemplaires, à renvoyer à la Sécurité sociale et aux Allocations familiales. Vous recevrez alors en retour un guide de suivi médical de la mère, qui contient notamment des informations pour le suivi médical de votre grossesse et une planche d'étiquettes à coller sur vos feuilles de maladie pour bénéficier de votre prise en charge à 100 %.

Info grossesse

Au cours des 9 mois de grossesse, vous allez avoir 7 consultations obligatoires, au rythme d'1 par mois, et une 8e consultation après l'accouchement, qui vous permettront, outre le suivi médical de votre grossesse, de bénéficier des avantages sociaux en maternité.

Votre dossier d'Allocations familiales sera ouvert ou mis à jour pour vous ouvrir les droits à des prestations par la suite. Il vous remettra également un certificat médical pour votre employeur, si vous faites un travail pénible. Sachez toutefois que vous n'êtes pas tenue de l'informer de votre grossesse à ce stade. La déclaration de grossesse à l'employeur ne fait d'ailleurs l'objet d'aucun délai légal obligatoire.

Où allez-vous accoucher ?

Souciez-vous du choix de votre maternité le plus tôt possible et prenez rapidement contact par téléphone. Certaines exigent une inscription avant la fin du 1er mois de grossesse. Parlez-en avec votre médecin : il vous conseillera s'il n'est pas lui-même accoucheur. Vous pourrez demander à visiter les lieux et rencontrer les équipes de la maternité pour vous aider dans votre décision.

Les bonnes questions à se poser

Quelle est la distance entre la maison et la maternité ?
Cette question est l'une des premières qu'il faut se poser pour choisir sa maternité. Faites appel à votre bon sens. L'endroit où vous accoucherez doit être géographiquement accessible : c'est une chose essentielle en matière de sécurité.

Le niveau 1, 2 ou 3 de la maternité a-t-il de l'importance ?
Cette indication n'a aucun rapport avec la qualité de la maternité, mais avec son niveau d'équipement pour la prise en charge des bébés.

Le niveau 1 est destiné aux grossesses ne présentant pas de risques prévisibles. Si un problème se présentait, le bébé et/ou la maman seraient transférés dans une maternité de niveau 2 ou 3 structures travaillant en réseau de périnatalité. Un conseil toutefois : avant de vous inscrire, demandez dans quel établissement serait transféré le bébé en cas de problème imprévu et si la maman pourra ou non l'accompagner.

Les maternités de niveaux 2 et 3 accueillent des grossesses considérées à risques. Le niveau 2 est doté d'un service de néonatologie ce qui concerne 6 à 8 % des grossesses – et le niveau 3 d'une réanimation néonatale (intégrée le plus souvent dans un CHU), nécessaire seulement dans 1 à 2 % des grossesses.

Cependant, dans 98 % des cas, les grossesses se passent bien et le niveau 1 offre donc un niveau de sécurité suffisant pour la majorité d'entre elles.

D'ailleurs il n'est pas rare que des mamans ayant accouché dans des maternités de niveau 3 pour une grossesse normale se disent au final déçues du peu d'attention qui leur a été manifestée d'un point de vue humain, le personnel médical étant occupé à gérer des cas plus graves. Mieux vaut alors un niveau 1, où vous serez davantage bichonnée...

Y a-t-il sur place un gynécologue-obstétricien, un pédiatre et un anesthésiste présents 24 heures sur 24, 7 jours sur 7 ?

La permanence des soins est un gage de sécurité. Pour que ces trois professionnels de santé – gynécologue-obstétricien, anesthésiste et pédiatre – soient présents en permanence, il faut choisir un établissement pratiquant au moins 1 500 naissances par an, c'est la loi qui le leur impose.

Par mesure de précaution, pour connaître la charge de travail de l'anesthésiste, demandez s'il est rattaché seulement à la maternité ou s'il travaille aussi pour d'autres services de l'établissement. Détail important pour ne pas attendre des heures sa péridurale...

Y a-t-il une taille d'établissement à privilégier ?

Les établissements pratiquant de 1 500 à 2 000 accouchements par an sont à choisir en priorité. Plusieurs raisons à cela : l'accueil des mamans y est plus agréable et les résultats y sont meilleurs en cas de grossesse normale.

Dans les établissements où sont pratiqués plus de 2 500 accouchements par an, les parents ressentent la maternité comme « une usine à bébés » et critiquent souvent le manque d'accompagnement, alors que, dans les maternités pratiquant autour de 1 500 accouchements par an, les équipes sont plus disponibles.

Public ou privé ?

Une des différences fondamentales entre le public et le privé est le taux de prise en charge. Dans un établissement public, tous les frais médicaux sont pris en charge à 100 % par la Caisse primaire d'assurance-maladie, à condition que vous n'optiez pas pour une consultation privée et exception faite du surcoût lié à la chambre individuelle, à la ligne téléphonique, et à la télévision. Il faut savoir que les dépassements d'honoraires sont fréquents dans les établissements privés.

Renseignez-vous auprès de votre mutuelle pour savoir si elle les prend en charge. Un conseil : dans les maternités privées, n'hésitez pas à demander les honoraires des médecins, les frais d'hôtellerie et les divers suppléments : certaines cliniques font aussi payer les draps pour le bébé, ses couches, les serviettes hygiéniques... Le plus simple est de demander un devis pour éviter les mauvaises surprises.

Si vous souhaitez absolument être suivie et accouchée par la même personne, la solution de la clinique privée où votre gynécologue-obstétricien accouche s'impose. En accouchant dans un hôpital public, vous risquez d'être examinée par deux ou trois sages-femmes différentes et, si tout se déroule normalement, ce sont elles, et elles seules, qui vous accoucheront sans l'intervention d'un médecin.

Est-ce que je peux visiter la maternité ?
Oui, cela est même tout à fait conseillé. La visite est d'ailleurs le plus souvent proposée. Elle permet de mesurer le confort de la maternité, l'accueil, de poser toutes les questions nécessaires, mais aussi – et c'est capital – de se familiariser avec les lieux.

Pour en savoir plus sur les maternités qui existent près de chez vous, vous pouvez effectuer une recherche sur www.topdesmaternites.com

Commencer à répandre la nouvelle

Un jour viendra où tout le monde autour de vous (y compris les inconnus que vous croiserez dans la rue !) saura que vous attendez un enfant. Mais la question qui se pose aujourd'hui est de savoir à qui l'annoncer en premier et à quel moment.

Certains futurs parents choisissent de ne rien dire à personne pendant quelque temps. Il y a plusieurs raisons à cela : tout d'abord, ils ont envie de partager la complicité du secret. Ensuite, au tout début, une fausse couche est toujours possible. Certains couples attendent que les trois premiers mois soient passés et que le bébé soit « bien accroché » avant de commencer à répandre la nouvelle. Enfin, certains décident de se taire pour des raisons professionnelles (voir chapitre 21 sur la réglementation de la grossesse au travail).

Mais lorsque le moment est venu de partager votre secret, les futurs grands-parents arrivent bien souvent en tête de liste. C'est un jour qui restera dans vos mémoires. Pourquoi ne pas en faire un événement spécial et organiser un moment festif ? Emmenez-les dîner, envoyez-leur des fleurs décorées avec un petit chausson en layette, ou bien décorez leur porte avec des ballons bleus et roses et laissez-leur le soin de comprendre !

Si vous avez déjà un enfant, faites-lui imprimer un T-shirt qui annonce : « Je vais être une grande sœur » (ou « un grand frère ») et envoyez-le rendre visite à ses grands-parents. Pour ma part, j'ai une fois offert à mes parents une photo de mon échographie en leur expliquant que c'était la première photo de leur petit-fils ou de leur petite-fille (voir chapitre 6 pour plus d'informations sur l'échographie). L'annonce de l'arrivée d'un membre de la nouvelle génération dans une famille est un événement suffisamment rare pour qu'on y mette un peu d'imagination.

Ensuite viennent généralement les amis et collègues. Cela peut aussi être un grand moment : vous allez être le centre d'une attention qui ne se reproduira peut-être pas de si tôt ! Tout à coup, Les gens sont aux petits soins pour vous. Ils surveillent ce que vous mangez, insistent pour porter ce qui leur semble trop lourd pour vous, et vous font vous asseoir dès que possible. Et ils deviennent très indulgents lorsque vous vous assoupissez au milieu d'une conversation (ou d'une réunion de travail !).

Mais si l'annonce de la nouvelle est le plus souvent un moment de joie et d'émotion, une fois que tout le monde est au courant, attendez-vous à entendre les petites anecdotes de grossesse et d'accouchement de chacun. Tout le monde tiendra à vous raconter ses souvenirs de bobos en tous genres et ses histoires rocambolesques en matière d'obstétrique. On vous donnera plus de conseils que vous ne pourriez en utiliser en dix vies.

Si quelqu'une se met à alimenter la conversation avec les détails gores de ses petites misères prénatales, interrompez-la immédiatement en lui disant : « Merci de partager ton expérience, mais en ce moment précis je suis tellement heureuse que je ne suis pas prête à penser aux problèmes qui peuvent arriver. »

On vous posera aussi toutes sortes de questions indiscrètes. Soyez-y préparée. Si quelqu'un a le culot de vous demander : « C'était voulu ? », n'hésitez pas à répondre oui, et à lui tourner le dos. À moins qu'il ne s'agisse d'une de vos proches amies à qui vous vous êtes toujours confiée, cela ne regarde personne.

Lorsque les gens commenceront à débattre du pour et du contre entre accouchement naturel et accouchement avec péridurale, à la maison ou à la clinique, et entre médecin et sage-femme, n'écoutez que si vous êtes vraiment intéressée. Vous avez bien le temps de vous faire vos propres avis. Documentez-vous sur ces sujets et ne parlez qu'aux gens en qui vous avez confiance.

Vous voilà maintenant prête ! Vous allez entrer dans une phase de votre vie qui ne ressemble à aucune autre...

Ce qu'il faut retenir

→ Lorsque votre test de grossesse est positif et que votre corps vous envoie des signaux qui vous avertissent que vous êtes enceinte, faites équipe avec votre conjoint pour prendre les grandes décisions.

→ Prenez rendez-vous avec votre médecin qui vous fera remplir une déclaration de grossesse, qui doit être faite avant la fin du 3e mois. Elle comprend un volet destiné à la Sécurité sociale et un autre destiné aux Allocations familiales (CAF).

→ Commencez à faire le tour d'horizon des maternités qui existent près de chez vous et cherchez celle qui répondra le mieux à vos attentes. Attention ! certaines maternités demandent que l'inscription soit faite dans le 1er mois de grossesse.

→ Avec votre conjoint, décidez du moment où vous commencerez à répandre la nouvelle. Quand allez-vous confier votre secret ? À qui allez-vous le dire en premier ? De grands moments en perspective, qui méritent qu'on y mette un peu d'imagination.

Chapitre

3

À la rencontre d'une autre vous-même

Dans ce chapitre

- → Augmentation du tour de taille et du tour de poitrine
- → La lutte contre la fatigue
- → Nausées matinales, envies fréquentes d'uriner, et nez pris
- → Les sautes d'humeur

S'il vous est déjà arrivé de vous demander ce que cela ferait d'essayer quelque temps de vivre dans un autre corps que le vôtre ou avec une autre personnalité, vous allez enfin le savoir. Au cours des 9 mois de grossesse, votre corps va réagir et évoluer d'une manière que vous n'auriez jamais cru possible (ni normale). Vos mensurations vont grimper de façon flagrante aux yeux de tous. Non seulement vous n'aurez plus la taille marquée, mais vos hanches, vos bras et même peut-être vos chevilles vont se mettre à enfler. D'autres changements plus discrets pourront aussi intervenir : vos cheveux peuvent prendre du volume ou au contraire s'affiner, boucler ou devenir plats, et il se peut que vous ayez la peau plus sèche ou plus grasse. Il est probable que vos rythmes de sommeil changent. Même votre personnalité ne sera plus la même ! Quoi qu'il en soit, une chose est sûre : chaque jour sera une nouvelle aventure.

Un tour de poitrine en augmentation

L'un des premiers signes de la grossesse est une poitrine qui prend du volume. Vos seins commencent déjà à se préparer à l'arrivée de votre bébé. Dès les premiers instants après la conception, les hormones de la grossesse viennent les stimuler. Les vaisseaux sanguins commencent par se dilater et grossir pour nourrir le tissu mammaire. Puis les conduits lactifères s'amorcent et s'élargissent.

Vos seins vont continuer à grossir tout au long de la grossesse mais, après la naissance et une fois l'allaitement terminé, ils reviendront à leur taille d'origine.

Info grossesse

Si vos seins prennent plusieurs tailles pendant la grossesse, ils ne prennent en revanche pas un gramme de graisse !

En plus de cette augmentation de volume, de nombreuses femmes ressentent également des tiraillements dans la poitrine. Ce désagrément est similaire (même si généralement plus intense) à celui que vous pouvez ressentir juste avant vos règles. Et il se peut que vos tétons ne restent pas non plus indifférents à ce qui se passe. Ils peuvent durcir et devenir plus sensibles. Ces sensations d'inconfort de la poitrine devraient s'estomper une fois le premier mois de grossesse passé.

« Dis, maman... »

Faites une faveur à vos seins : portez un soutien-gorge. S'ils ne sont pas soutenus, la surcharge de poids va distendre le tissu conjonctif. Afin de prévenir les dégâts irréparables (comme la perte d'élasticité) après l'accouchement, certaines femmes portent un soutien-gorge 24h/24 au cours de leur grossesse.

Vous remarquerez aussi peut-être que l'aréole (la partie plus foncée autour du téton) prend une teinte plus sombre. Et si vous regardez bien, vous pourrez voir apparaître vos veines en transparence sous la peau de vos seins. Dans la seconde moitié de la grossesse, nombreuses sont les femmes qui ont des écoulements mammaires. Si c'est votre cas, sachez que cela n'a rien d'inquiétant. Le liquide qui s'écoule s'appelle « le colostrum », ce fluide épais de couleur jaune est la forme première du lait. Cela peut arriver à toutes les futures mamans, mais plus particulièrement à celles qui ont déjà eu un enfant.

Une taille qui s'élargit

Vos seins ne sont pas la seule partie de votre corps à prendre des centimètres dès le tout début. Lorsque arrive le moment où votre test de grossesse s'avère positif, il se peut que vous ayez déjà plus de mal à fermer vos pantalons (surtout si vous attendez plus d'un bébé ou s'il s'agit de votre première grossesse). Mais ce n'est pas parce que votre bébé prend déjà de la place : c'est simplement que votre organisme commence à se préparer pour permettre à votre utérus de grossir, et votre ventre est bien sûr en première ligne. Bien avant que cela ne commence à « se voir », vous ne pourrez plus fermer le dernier bouton de votre pantalon.

Après votre taille, vous remarquerez peut-être que c'est votre corps entier qui semble s'alourdir. Afin de mieux protéger le fœtus, votre corps s'entourera d'une couche de graisse supplémentaire sur le bas-ventre, les hanches, les cuisses et les fesses. L'utérus est ainsi bien isolé, et cela permet aussi de stocker des réserves d'énergie pour la fin de la grossesse, lorsque vous commencerez à manger moins (si, si, vous verrez !).

La fatigue

Si vous demandez à une femme enceinte (en particulier dans le premier et dernier *trimestre*) ce qui lui ferait plaisir entre tout à cet instant précis, il y a de grandes chances pour qu'elle réponde : « Faire une sieste. » La fatigue de fin et de début de grossesse peut être écrasante ; par moments il est difficile de garder les yeux ouverts.

Côté papa

L'augmentation du volume des seins de votre compagne est à la fois une bonne et une mauvaise nouvelle : ils sont peut-être plus beaux que jamais, mais il se peut qu'elle ne vous laisse pas les toucher. Pendant les premières semaines, les seins et les tétons peuvent devenir ultra-sensibles et une manipulation « virile » pourrait même être douloureuse. Alors assurez-vous qu'elle apprécie vos caresses avant de céder à la tentation !

Cette fatigue est complètement naturelle et elle est bon signe : elle montre que votre corps travaille d'arrache-pied. Au début, les résultats de ce travail ne sont pas visibles, mais à l'intérieur de vous c'est un chantier de cellules qui s'affairent nuit et jour à la construction des systèmes qui permettront à votre bébé de grandir dans votre ventre. Votre corps est aussi activement occupé à s'adapter aux besoins physiques et émotionnels de la grossesse. Il a tant de choses à faire en si peu de temps ! Par ailleurs, alors même que vous êtes si fatiguée, les fluctuations de vos flux hormonaux pourront venir perturber vos rythmes de sommeil et il se peut que vous n'arriviez pas à dormir d'un sommeil profond et continu. Le moment venu de vous glisser enfin sous la couette à la fin de la journée, vous vous apercevrez peut-être que vous vous réveillez plusieurs fois dans la nuit !

Cette fatigue et ce sommeil perturbé sont des messages que votre corps vous envoie pour vous dire : « Au repos ! » Quelle formidable excuse pour faire un petit somme en début d'après-midi, la grasse matinée, ou pour se coucher tôt ! Mais il se peut que votre emploi du temps ne soit pas très compatible avec cela : dormir pendant une réunion de travail ne fait pas encore partie de la culture d'entreprise et dormir pendant que vos autres enfants font une java d'enfer n'est pas non plus l'idéal. Mais quand on veut (et qu'on a les paupières lourdes, lourdes, lourdes), on peut.

Voca-bébé

Votre grossesse peut être divisée en trois **trimestres**. Le premier trimestre correspond aux mois n°s 1, 2 et 3, le deuxième aux mois n°s 4, 5, et 6, et le dernier aux mois n°s 7, 8 et 9.

Faites comprendre à votre entourage que vous avez besoin d'aide. Votre mère peut-elle par hasard s'occuper des enfants pendant que vous vous octroyez quelques instants dans les bras de Morphée ? Votre mari peut-il se charger des courses le week-end afin de vous laisser vous allonger un peu ? Y a-t-il un petit coin à l'écart au bureau où vous pourriez vous assoupir pendant votre pause-déjeuner ? Ne dites pas simplement : « Je ne peux pas. » Votre corps vous réclame le repos qui lui est nécessaire pour pouvoir fabriquer un enfant. Il faut bien de temps en temps l'écouter un peu, lui aussi.

Côté papa

Non, votre femme ne prend pas sa grossesse pour une bonne excuse si elle vous dit qu'elle n'a pas la force de passer l'aspirateur aujourd'hui. Il est très probable qu'elle manque effectivement d'énergie pour tenir debout et *a fortiori* pour tirer un objet lourd dans toute la maison. Voici une belle occasion de jouer au héros. Prenez-lui l'aspirateur des mains, donnez-lui un oreiller, et envoyez-la au lit. Elle vous en sera très reconnaissante et peut-être (je dis bien « peut-être ») arrivera-t-elle à retrouver assez d'énergie pour être d'humeur sexy ce soir.

La fatigue risque de ne pas vous quitter d'une semelle pendant plusieurs mois : faites-en une amie. Luttez avec elle et non pas contre elle. Si vous êtes épuisée en cette seconde précise, fermez ce livre, allongez-vous sous la couette, et laissez-vous sombrer.

Les vrais et les faux boosters d'énergie

- **Le café :** si vous n'avez pas arrêté le café en début de grossesse, peut-être est-ce parce que vous pensez que la caféine est la source d'énergie absolue. Mais en réalité, elle ne fait que contribuer au problème. La caféine peut vous donner un sursaut momentané d'énergie, mais la baisse qui suit vous laisse bien plus fatiguée encore que vous ne l'étiez au départ. Reportez-vous au chapitre 17 pour connaître toutes les raisons d'éviter la caféine.
- **Le sucre :** il fonctionne un peu comme la caféine. Si manger un Snickers peut vous doper quelques instants, la baisse glycémique qui suit demande deux fois plus d'efforts à votre organisme pour rester éveillé. Essayez d'éviter les produits sucrés.
- **La caféine « cachée » :** n'oubliez pas les sources de caféine « cachée » susceptibles également de faire faire le yo-yo à votre organisme. Les colas, le chocolat et le cacao peuvent contribuer à aggraver votre état d'épuisement.
- **Les glucides :** ils peuvent apaiser votre corps et le préparer à une bonne nuit de sommeil. Essayez de prendre un en-cas à base de glucides (biscottes, céréales, pain ou pâtes) avant d'aller vous coucher.
- **L'aspartame :** avant le coucher, évitez les aliments contenant de l'aspartame (dont les sodas version *light* !). Ce stimulant maintient les cellules cérébrales en éveil, ce qui rend l'endormissement encore plus difficile.
- **Le tabac et l'alcool :** non seulement ils sont nocifs pour votre bébé en développement (voir chapitre 17), mais ils contribuent à votre fatigue. À bannir. !
- **La camomille :** optez pour le naturel. Essayez de prendre une infusion de camomille avant d'aller au lit. La camomille est une plante connue pour ses vertus calmantes et apaisantes.

Les exterminateurs de fatigue

- **L'exercice physique :** outre tous ses bienfaits sur votre santé générale (détaillés au chapitre 20), faire de l'exercice est un véritable booster d'énergie et contribue à un sommeil réparateur. Si vous ne dormez pas bien la nuit et que vous êtes épuisée le jour, faire du sport ou bouger est peut-être la dernière chose dont vous avez envie. C'est cependant ce que vous avez de mieux à faire pour dormir mieux ce soir et vous sentir plus en forme demain. (Cela dit, prenez garde à ne pas faire du sport juste avant d'aller vous coucher.)
- **La sieste réparatrice :** une petite sieste de 15 à 20 minutes chaque jour peut vous aider à retrouver de l'énergie. Cela suffit à se sentir plus alerte, à améliorer la mémoire, et permet généralement de réduire les signes de fatigue.
- **Les exercices de relaxation :** tout ce qui permet de réduire le stress redonne généralement aussi de l'énergie et assure un meilleur sommeil. Toutes les activités comme la méditation, le yoga, ou les exercices de respiration contrôlée peuvent vous aider à vous sentir mieux éveillée.
- **Vérifiez auprès de votre médecin que vous ne souffrez pas d'anémie.** Votre corps a besoin d'une plus grande dose de fer pendant la grossesse ; et si vous en manquez, vous vous sentirez fatiguée.
- **Comptez les calories.** Votre métabolisme a augmenté du fait de la grossesse, et il se peut que votre apport en calories soit insuffisant. Si c'est le cas, cela participe à votre fatigue.

Les nausées

Les nausées de la grossesse sont une chose d'autant plus désagréable que toutes les femmes ne sont pas égales devant elles. Certaines n'en ont pas du tout (même pas 1 minute), d'autres doivent passer plusieurs mois avec le cœur soulevé comme si elles étaient tout en haut de la grande roue. Chez certaines, le malaise est si présent qu'elles ont la sensation qu'elles sont en permanence sur le point de vomir, mais rien ne se passe. Pour d'autres, les vomissements deviennent de l'ordre du quotidien pendant les trois premiers mois. Certaines femmes sont sujettes aux nausées matinales presque immédiatement après la conception, d'autres se portent comme un charme jusqu'à la 8e semaine de grossesse, où elles se mettent à passer leur temps penchée au-dessus de la cuvette. C'est là tout le mystère de la grossesse : on ne sait jamais à quoi s'attendre avant d'y arriver.

Info grossesse

Si vos « nausées matinales » ont lieu à un tout autre moment que le matin, ne soyez pas inquiète. Le terme *nausées matinales* est trompeur : même si ces nausées sont plus intenses le matin car l'estomac est vide, toute femme qui les a connues peut vous dire qu'elles surviennent aussi à midi et au milieu de la nuit.

Personne ne sait exactement pourquoi la moitié des femmes enceintes environ souffrent de nausées. Il est possible que cela s'explique par la hausse des niveaux d'hormones. C'est au cours des trois premiers mois qu'ils sont le plus élevés – période à laquelle les nausées sont généralement les plus fortes. Il existe aussi une théorie qui dit que les nausées sont le moyen utilisé par votre corps pour vous éloigner des mauvais aliments. Votre odorat est si développé au cours des mois de grossesse que la moindre suspicion de manque de fraîcheur d'une viande ou d'un fromage peut faire se retourner votre estomac. Quoi qu'il en soit, essayez de vous consoler en vous disant que les nausées sont le signe d'une grossesse saine.

Il y a certaines choses simples que vous pouvez faire pour minimiser ces nausées. Tout d'abord, essayez d'identifier les odeurs qui les provoquent. Si vous courez vomir dans le lavabo chaque fois que vous ouvrez une boîte pour le chien, demandez à votre compagnon de se charger de cette tâche. Quelles sont les autres odeurs qui vous révulsent : le café ? la friture ? les légumes cuits ? Alors tenez-vous-en à l'écart. S'il vous faut rester en dehors de la cuisine pendant quelque temps (mais non, ce n'est pas un drame), passez le tablier à votre compagnon ou commandez des plats préparés.

Le meilleur moyen d'apaiser un estomac nauséeux reste de ne pas le laisser vide. Il arrive que des femmes essaient de vaincre leurs nausées en évitant de manger. Mais un estomac vide est bien plus sujet aux nausées car les sucs gastriques n'ont rien à digérer et parce que la glycémie chute entre deux repas trop espacés. Essayez de fractionner les repas et de les répartir sur la journée. Veillez à prendre des en-cas sains et savoureux comme des fruits secs ou des biscuits à base de céréales complètes. Grignotez même quand vous n'avez pas faim.

Ne vous forcez pas à manger quelque chose qui ne vous fait pas envie. Si vous vomissez tous les jours, il se peut, bien sûr, que vous vous inquiétiez de savoir si votre bébé ne manque pas de tous les nutriments dont il a besoin. Mais à quoi cela sert-il d'avaler un grand bol de brocolis à la vapeur si vous êtes certaine de lui dire adieu en tirant la chasse des toilettes quelques minutes plus tard ? Certes, il se peut que vous ne grossissiez pas beaucoup pendant les premiers mois, mais la plupart des femmes ne prennent de toute façon que 1 ou 2 kilos sur cette période. Ce ne sont pas ces tous petits kilos qui peuvent avoir un impact sur la croissance de votre bébé à ce stade. En fin de grossesse, la plupart des femmes sujettes aux nausées matinales auront pris autant de poids que celles qui n'auront pas connu ce problème. Contentez-vous pour l'instant de manger ce que vous parvenez à garder dans votre estomac.

Les « trucs » suivants ont aidé beaucoup de femmes qui ont été sujettes aux nausées matinales à traverser cette période sans trop d'encombres :

- Pour éviter les nausées dues au fait que l'estomac est vide pendant la nuit, mangez quelque chose (par exemple, un sandwich) avant d'aller vous coucher.
- Grignotez des choses simples comme des biscottes, des galettes de riz soufflé, des céréales sans lait, et des bretzels, à toute heure de la journée.
- Ne vous laissez pas vous déshydrater. Buvez beaucoup. En plus de l'eau et des jus de fruits, ne négligez pas les sorbets, les desserts à base de gélatine, le bouillon, et les fruits riches en eau.
- Le matin, au réveil, asseyez-vous aux trois quarts et mangez un biscuit ou quelques raisins secs. Ne buvez rien. Attendez ensuite 15 minutes environ avant de vous lever. Cette petite quantité de nourriture digérée calmera probablement votre estomac.
- Certaines femmes arrivent à faire passer leurs nausées en respirant ou en suçant une rondelle de citron fraîchement coupée.
- Mangez des glucides complexes, qui sont plus faciles à digérer. Vous les trouverez dans les fruits frais et les céréales complètes (pain complet, pâtes).
- Si vos nausées sont beaucoup plus fortes à une heure de la journée en particulier, devancez-les en mangeant quelque chose au moins 30 minutes avant.
- Essayez de porter un bracelet anti-nausées, qui fonctionne par acupression, conçu pour atténuer le mal des transports et le mal de mer. (Vous en trouverez dans la plupart des pharmacies.)

« Dis, maman... »

Veillez à bien vous brosser les dents après avoir vomi. Non seulement, bien sûr, cela vous rafraîchira la bouche, mais aussi cela vous permettra de vous débarrasser des bactéries contenues dans le vomi qui peuvent abîmer sérieusement vos dents et vos gencives.

« Dis, maman... »

Ne prenez pas de traitements médicamenteux contre les nausées ou le mal des transports sans demander l'avis de votre médecin. De la même manière, si vous souhaitez continuer à prendre des vitamines ou des compléments alimentaires une fois enceinte, parlez-lui-en.

- Massez votre point d'acupression appelé « point de Neiguan ». Ce massage s'effectue avec le pouce sur le point de Neiguan situé sur l'intérieur de l'avant-bras, environ 10 centimètres au-dessus du poignet. Répétez l'opération quatre fois par jour, pendant 5 à 10 minutes chaque fois.
- Beaucoup de femmes trouvent en l'acupuncture un moyen efficace de soulager leurs nausées.

Côté papa

N'écoutez pas ceux qui vous disent que les nausées de votre femme ne sont que dans sa tête. Même si le stress peut donner mal au ventre, les nausées de la grossesse n'ont rien à voir : il s'agit d'un problème physique bien réel.

Si ces petits remèdes ne fonctionnent pas, demandez de l'aide à votre médecin. Il vous conseillera peut-être d'essayer un traitement anti-acide ou des compléments de vitamine B6. Et si vous passez toujours trop de temps penchée au-dessus de la cuvette des toilettes, il vous prescrira peut-être un traitement médical approprié.

Dans la grande majorité des cas, les nausées de la grossesse ne sont qu'un désagrément passager et ne représentent pas de danger. Cependant, dans certains cas, lorsque les symptômes sont très marqués, elles peuvent révéler une maladie appelée « hyperémèse gravidique ». (Voir chapitre 25 pour plus de détails.)

Envies fréquentes d'uriner

Info grossesse

Les fuites urinaires qui peuvent survenir lors de la grossesse lorsque vous toussez, riez, ou sautez s'appellent « incontinence urinaire d'effort ». Ne vous affolez pas si celles-ci continuent après la grossesse. Après la naissance du bébé, il peut falloir jusqu'à 9 mois à votre corps pour que vous puissiez à nouveau contrôler normalement votre vessie. Un peu de patience...

Vous avez remarqué comme vous avez tendance à faire de plus en plus d'allers-retours aux toilettes ces temps-ci ? Il s'agit là aussi d'un signe classique de la grossesse, qui apparaît environ 6 semaines après la conception. Cela est tout simplement dû au fait que votre tout petit bébé commence à grandir dans votre utérus, qui, en début de grossesse, est situé juste au-dessus de votre vessie et s'appuie donc dessus. Cette pression sur la vessie disparaît généralement lorsque l'utérus remonte vers la cavité abdominale, autour du 4e mois. Elle peut d'ailleurs réapparaître lorsque le bébé « retombe » vers le bassin au 9e mois. Le problème est accentué par le fait que les reins redoublent d'activité afin d'éliminer les déchets de votre organisme bien plus vite que d'habitude.

Si vous connaissez ce problème, vous le trouvez sans doute particulièrement gênant lorsque vous faites du sport, où quelques gouttes d'urine peuvent s'échapper à chaque impulsion. Il y a deux choses que vous pouvez faire : (1) portez toujours une serviette hygiénique et (2) ajoutez un nouvel exercice à votre programme (l'exercice de Kegel). À faire aussi souvent que possible, cet exercice est le précieux secret de toute femme enceinte. Il permet de renforcer les muscles situés autour du vagin et de l'anus. (Voir chapitre 20 pour plus de détails.)

Voca-bébé

Une **cystite** désigne une infection urinaire. Des bactéries présentes sur la paroi de la vessie sont à l'origine de douleurs à la miction, de présence de sang dans les urines, et parfois de fièvre. Elle peut également causer des douleurs lombaires et un travail prématuré.

Parfois, certaines futures mamans qui avaient jusque-là un sommeil paisible se plaignent que leur vessie les réveille plusieurs fois par nuit. Si c'est votre cas, vous pouvez limiter le problème en réduisant votre consommation de liquide à partir de 19heures. Et pour vous consoler, dites-vous que ces réveils nocturnes sont un bon entraînement pour la suite, lorsque vous vous lèverez pour répondre aux appels de votre bébé.

Si vous remarquez une sensation de brûlure ou de picotement lorsque vous urinez, cela veut sans doute dire que vous avez contracté une *cystite*. Si celle-ci n'est pas traitée, elle peut devenir très douloureuse, plus difficile à soigner, et causer une infection rénale. Prévenez tout de suite votre médecin : il vous prescrira probablement des antibiotiques et vous conseillera de boire de grandes quantités. Certains jus de fruits comme ceux de canneberge, d'orange, de citron, ou de pamplemousse sont très recommandés en cas de cystites.

Pour prévenir leur apparition, portez des sous-vêtements en coton plutôt qu'en matière synthétique. Et si vous portez des collants, choisissez ceux qui ont une pièce en coton à l'entrejambe.

Le nez pris

Nombreuses sont les femmes enceintes qui se plaignent de traîner un rhume en permanence pendant leur grossesse. En réalité, il ne s'agit pas d'un rhume (un rhume est une infection causée par des microbes, qui ne dure que quelques jours), mais d'une congestion nasale causée par le haut niveau d'hormones reproductrices qui augmente l'afflux sanguin dans les membranes muqueuses du nez, les faisant ainsi enfler.

Ces congestions s'accompagnent parfois de saignements de nez. Tout cela est parfaitement normal et il n'y a pas de quoi s'inquiéter. C'est gênant, mais pas dangereux. Si vous rencontrez ce problème, attendez-vous à ce qu'il dure tout le temps de votre grossesse.

Si vous essayez de soigner ces congestions, évitez les médicaments sans ordonnance et les sprays nasaux (sauf prescription de votre médecin). Les gouttes nasales salines (qui ne sont qu'un simple mélange d'eau purifiée et de sel) sont plutôt efficaces, et vous pouvez également utiliser un humidificateur d'air en cas de sécheresse ambiante (ce qui est souvent le cas dans les maisons équipées de systèmes de chauffage qui produisent un souffle continu d'air chaud).

Si vos saignements de nez sont trop gênants, demandez à votre médecin s'il vous autorise à prendre un complément de 250 grammes de vitamine C pour aider à renforcer vos capillaires et à réduire les risques de saignements.

Les sautes d'humeur

On dit de la grossesse qu'elle peut entraîner dans des états de joie, d'euphorie, et de béatitude les plus intenses qui soient. Mais il est aussi bien connu qu'elle peut transformer la femme la plus douce et la plus affable en un véritable dragon. Ne vous étonnez donc pas si vous avez l'occasion de dire : « Je ne me reconnais pas. » Il se peut que vous vous sentiez d'humeur irritable sans raison. Il se peut aussi que vous regardiez placidement une publicité à la télévision et qu'à la minute suivante vous soyez en train de verser toutes vos larmes sur votre oreiller. Si vous aviez l'habitude de servir à votre compagnon des arguments complètement irrationnels et infondés, cela se saurait. Mais là, c'est différent : vous êtes une femme enceinte et vous avez droit à quelques sautes d'humeur. Si seulement vous arriviez à faire comprendre cela à votre entourage, il n'y aurait pas de problème !

Côté papa

Écoutez la voix de la sagesse : ne prenez pas les sautes d'humeur de votre compagne trop au sérieux. Gardez à l'esprit qu'elles sont dues aux hormones en ébullition qui exacerbent toutes ses émotions au maximum.

Lorsque vous avez envie de pleurer ou de crier pour un oui ou pour un non, rappelez-vous que ce ne sont que vos hormones qui vous jouent des tours et que vous ne seriez pas du tout aussi émotive si vous n'étiez pas enceinte. Rester consciente que vos émotions sont imprévisibles par les temps qui courent peut vous éviter de prendre des décisions trop radicales dans votre travail, votre maison, ou votre couple. Mais si vous le faites, il est très probable qu'avec un peu de recul vous vous direz un jour : « Mais que m'est-il passé par la tête ? »

Ce qu'il faut retenir

- → Vos seins sont plus durs et plus gonflés, mais cela n'est que temporaire. Ils reviendront à leur taille initiale après la grossesse et l'allaitement.
- → Même en dormant bien la nuit, vous allez vous sentir fatiguée pendant le premier et le dernier trimestre de la grossesse.
- → L'envie fréquente d'uriner et les congestions nasales sont des petits désagréments classiques chez les futures mamans.
- → Ne vous étonnez pas si vos émotions font les montagnes russes. Vous passerez du rire aux larmes en quelques instants : sachez que c'est normal.

Chapitre 4

Des futures mamans un peu particulières

Dans ce chapitre

- → Définition d'une grossesse à risques
- → Les périls de la grossesse chez les femmes de plus de 35 ans et de moins de 20 ans
- → Deux fois plus de bonheur ! (Jumeaux et grossesses multiples)
- → Le recours aux techniques de reproduction assistée, à la maternité de substitution, et à l'adoption
- → Les complications médicales dues à l'asthme, à l'exposition au distilbène, au diabète, à l'épilepsie, aux maladies cardiaques, à la tension artérielle, ou aux maladies sexuellement transmissibles

Chaque femme enceinte est unique. Mais certaines, du fait de leur âge ou de leurs problèmes de santé, ont besoin d'une attention toute particulière. Si vous faites partie d'une des catégories de futures mamans décrites dans ce chapitre, vous ferez l'objet d'un suivi médical plus soutenu que les autres.

Les femmes qui ont une grossesse à risques ont généralement besoin de soins médicaux de très grande qualité. Les gynécologues et les sages-femmes les adressent le plus souvent à des obstétriciens. Si la maladie est particulièrement dangereuse, l'obstétricien peut à son tour faire appel à un spécialiste en *périnatalogie*. Celui-ci est un médecin spécialisé dans les grossesses et accouchements *à risques*. La plupart du temps, le spécialiste en périnatalogie et l'obstétricien ou le gynécologue travaillent en collaboration. L'obstétricien se charge de votre suivi classique et le spécialiste en périnatalogie surveille les complications éventuelles et effectue tous les examens spécialisés nécessaires.

Les mamans de moins de 20 ans

Si vous êtes une adolescente qui attend un enfant, laissez-moi vous féliciter. Que cette grossesse ait été désirée ou pas, vous avez absolument raison de lire des livres pour mieux savoir à quoi vous attendre et mieux prendre soin de vous. Vous n'êtes pas une future maman comme les autres : votre corps à vous continue de grandir pendant que grandit en vous votre enfant. Vous avez des besoins bien particuliers dont il faut tenir compte pendant ces 9 mois.

Info grossesse

Quelques chiffres sur la maternité à l'adolescence :

- 20 % des grossesses chez les adolescentes surviennent dans les 6 mois après le premier rapport sexuel.
- En France, environ 16 000 adolescentes tombent enceinte chaque année. Cela correspond à une cinquantaine par jour. 1 jeune fille sur 10 environ tombe enceinte avant l'âge de 18 ans, le plus généralement de façon non intentionnelle.
- Chaque année, en France, environ 7 000 adolescentes mettent un enfant au monde.
- 1 homme sur 15 environ est amené à faire l'expérience de la paternité à l'adolescence.

Les statistiques montrent que les adolescentes mettent au monde des enfants de plus faible poids que les femmes plus âgées. Ces bébés de faible poids sont plus exposés aux complications médicales et même à une mort précoce. Les raisons de cette différence de poids à la naissance ne sont pas clairement identifiées, mais un début d'explication peut se trouver dans le fait que de nombreuses très jeunes futures mamans mettent la santé de leur bébé en danger des façons suivantes :

- Elles essaient de cacher leur grossesse en se privant de nourriture pour ne pas grossir.
- Même une fois leur grossesse diagnostiquée, elles ont tendance à ne pas manger suffisamment (ce qui est très nuisible au *fœtus* en développement).

- Les adolescentes arrêtent moins souvent de fumer pendant la grossesse que les mères plus âgées. Et le tabagisme est un facteur bien connu de faible poids de naissance.
- Les adolescentes enceintes réfrènent également moins souvent leur consommation d'alcool, dont elles font les mêmes excès qu'avant leur grossesse.
- Les adolescentes porteuses de maladies sexuellement transmissibles (MST) n'osent bien souvent pas parler de ce problème médical et ne demandent pas les soins nécessaires pour elles comme pour leur bébé. Elles ont du mal à comprendre que la seule chose honteuse dans le fait d'avoir une MST est de la passer sous silence et de la laisser affecter la santé de leur enfant à naître.

Voca-bébé

Un **fœtus** est un enfant qui n'est pas encore né. C'est le terme utilisé pour le désigner à partir de 12 semaines de grossesse environ.

Pour une grossesse en pleine santé à l'adolescence

En tant que jeune future maman, vous avez la responsabilité de vous assurer que votre enfant ait tout ce qu'il lui faut pendant votre grossesse pour devenir un bébé solide et en bonne santé. Pour cela, suivez les conseils suivants :

Coté papa

Si vous êtes un futur papa adolescent et que vous souhaitez vous impliquer dans la grossesse de votre compagne, faites-vous entendre ! Trop souvent, les jeunes pères sont écartés dans ces moments, parce que beaucoup de gens supposent que c'est ce qu'ils veulent. Ne laissez pas les autres parler à votre place !

- Ne retardez pas le moment d'aller chez le médecin et allez à toutes les consultations de suivi de grossesse prévues.
- Mangez équilibré, en choisissant des aliments sains qui permettront à votre bébé de bien grandir. (Voir chapitres 16 et 17 pour plus de détails.)
- Ne fumez pas pendant votre grossesse (le chapitre 17 explique plus en détail les effets nocifs du tabac sur votre bébé).
- Protégez-vous des maladies sexuellement transmissibles lors des rapports sexuels. Demandez à votre compagnon d'utiliser un préservatif. (Pour en savoir plus, voir « Maladies sexuellement transmissibles » plus loin dans ce chapitre.)
- Le moment est venu d'arrêter la nicotine, l'alcool, et les drogues euphorisantes (comme la marijuana et la cocaïne). Si vous en avez déjà consommé, il faut arrêter pendant votre grossesse (voir chapitre 17).
- Écoutez les conseils que vous donne votre médecin.

Les mamans de plus de 35 ans

Si vous avez plus de 35 ans et que vous êtes en train de lire ce livre, cela veut dire que vous avez déjà écarté une partie des difficultés. Le problème reproductif majeur auquel sont confrontées les femmes de cet âge est qu'elles ont plus de mal que les autres à tomber enceintes, principalement parce que leur fécondité est en baisse. Mais vous avez déjà franchi cet obstacle et vous vous tournez tout naturellement maintenant vers des questions concernant votre santé et celle de votre bébé.

Tomber enceinte à plus de 35 ans n'implique pas automatiquement une grossesse ou un accouchement compliqués. Mais statistiquement il s'avère que les femmes de cet âge ont plus souvent des problèmes de santé qui nécessitent un suivi particulier. C'est pour cela qu'elles sont généralement classées dans la catégorie des grossesses à risques.

Il n'y a pas de quoi paniquer, mais il est vrai que les femmes plus âgées ont plus de risques que les plus jeunes de faire des fausses couches, d'accoucher par césarienne, ou d'avoir d'autres types de complications.

Mais la majeure partie des problèmes ne sont pas directement liés à l'âge. Bien plus que l'âge, c'est l'état de santé, ainsi que l'histoire familiale et génétique de la femme qui sont importants. Par exemple, si une femme plus âgée souffre de tension ou de diabète (qui sont les deux problèmes les plus fréquents chez les femmes enceintes de cette tranche d'âge), elle devra probablement faire l'objet d'un suivi médical particulier au cours de sa grossesse. Sa grossesse est « à risques » non pas parce qu'elle est trop vieille, mais parce qu'elle a besoin d'un traitement adapté en lien avec un problème de santé (le même traitement que celui donné aux femmes plus jeunes qui ont le même problème). La tension ou le diabète peuvent apparaître soudainement pendant la grossesse des femmes de plus de 35 ans, et dans ce cas il est primordial qu'elles soient surveillées de très près.

Info grossesse

Selon le *Guinness Book des records du monde*, les mères les plus âgées qui aient jamais été sont deux femmes de 63 ans, l'une vivant en Californie et l'autre en Italie. Une femme japonaise de 60 ans est récemment devenue la mère la plus âgée de son pays lors de la naissance de son enfant. Et une grand-mère vivant en Floride a mis au monde un petit garçon pour sa fille, qui ne pouvait porter l'enfant.

Tous ces cas ont nécessité le recours à l'une des techniques de reproduction assistée existantes pour la phase de conception ; cependant, par la suite, elles ont toutes mené leur grossesse à terme et mis au monde un enfant en bonne santé.

Mais une femme de cet âge en bonne santé qui fait l'objet d'un suivi médical régulier a toutes les chances d'avoir une grossesse sans souci.

Côté papa

Pas de raison de prendre la grosse tête, mais il semble que le sperme se renouvelle constamment et reste donc éternellement jeune. L'acteur Tony Randall a, par exemple, été l'heureux papa d'un enfant à l'âge de 82 ans ! Voilà bien un domaine dans lequel les femmes et les hommes ne sont pas à égalité...

Même après une grossesse sans histoire, certains problèmes à l'accouchement ont plus de risques de survenir chez les femmes plus âgées. Pour des raisons qui ne sont pas complètement explicitées, les bébés de ces femmes prennent plus fréquemment une position dans le ventre de leur mère qui rend leur naissance difficile (voir « L'accouchement par le siège » au chapitre 25). Les femmes mûres ont en moyenne des accouchements plus longs et donnent plus souvent naissance à leur enfant par *césarienne*. Elles courent également un plus grand risque de décollement prématuré du *placenta* dû à un risque légèrement supérieur de pression artérielle élevée, qui augmente avec l'âge. (Voir chapitre 23 pour en savoir plus sur cette complication appelée « hématome rétroplacentaire. »)

Voca-bébé

Une **césarienne** est un procédé qui consiste à faire naître un enfant en incisant la paroi abdominale et l'utérus de la mère.

Le **placenta** est l'organe qui apporte au bébé le sang et les nutriments dont il a besoin et par lequel les déchets de celui-ci sont évacués.

Une **amniocentèse** est un examen destiné à évaluer la maturité du fœtus et à en détecter les anomalies. Il consiste à prélever du liquide amniotique dans l'utérus à l'aide d'une seringue afin de l'analyser.

Enfin, même lorsque la grossesse et l'accouchement se passent sans encombre, il reste également plus de risques de mettre au monde un enfant avec des malformations, ces risques augmentant eux aussi avec l'âge de la mère. C'est le cas, par exemple, du risque de trisomie. À l'âge de 20 ans, ce risque est estimé à 1 sur 10 000. Il passe à environ 3 sur 10 000 chez les mères de plus de 35 ans et à 1 sur 100 chez les mères de plus de 40 ans. C'est pour cette raison que l'on propose généralement aux futures mamans de cette tranche d'âge de passer un examen médical (appelé *amniocentèse*) qui consiste à prélever du liquide amniotique dans l'utérus afin d'y rechercher d'éventuelles anomalies. D'autres examens (décrits au chapitre 6) peuvent par la suite être pratiqués pour en confirmer les résultats.

Les résultats de ces examens permettent aux futurs parents de savoir assez tôt dans la grossesse si le fœtus est anormal. Lorsque c'est le cas, ils ont le choix de continuer ou non cette grossesse. Cette décision se prend avec l'aide et le soutien d'un médecin, de conseillers en génétique, et d'un pédiatre.

Grâce aux progrès de la médecine, la maternité à un âge élevé comporte aujourd'hui beaucoup moins de risques que par le passé. La recherche d'anomalies chez le fœtus, les traitements permettant d'éviter une naissance prématurée, et la surveillance de l'enfant par monitoring lors de l'accouchement (ce qui permet de réagir rapidement en cas de problème) sont autant de facteurs qui permettent d'augmenter la probabilité de mettre au monde un enfant en bonne santé.

Info grossesse

L'âge de la maternité en France continue de s'élever. Une étude menée par le Collège national des gynécologues et obstétriciens français montre que les femmes qui mettent un enfant au monde après 40 ans sont aujourd'hui au nombre de 27 000 par an, contre 8 000 il y a 20 ans. Parmi les stars qui ont été maman sur le tard, on compte Madonna, Susan Sarandon, Meryl Streep, Isabelle Adjani, et Lio qui a donné naissance à des jumelles à 37 ans, puis à un petit garçon à 41 ans !

S'investir dans cette grossesse

Une bonne santé et une attitude proactive de la mère sont des éléments déterminants dans une grossesse tardive. Si vous avez plus de 35 ans et que vous êtes enceinte, investissez-vous dans votre grossesse en suivant ces quelques conseils :

- Entretenez votre forme physique. Reportez-vous au chapitre 20 et pratiquez les exercices qui aideront votre corps à s'adapter aux changements auxquels il sera soumis chaque mois.
- Surveillez votre alimentation ! Consultez les chapitres 16 et 17 pour en savoir plus sur les bonnes habitudes alimentaires à adopter pour que vous et votre bébé en développement restiez dans les meilleures conditions de santé tout au long de cette grossesse.
- Bannissez les produits à risques comme les cigarettes, le café, et l'alcool. Vous trouverez au chapitre 17 les raisons pour lesquelles ils sont dangereux pour vous comme pour votre bébé.
- Veillez à avoir un suivi médical régulier. Ne manquez pas de rendez-vous et suivez les conseils de votre médecin.

Le recours aux techniques de reproduction assistée

En France, on estime que 10 à 15 % des couples en âge de procréer sont confrontés un jour ou l'autre au problème de la stérilité. Si cela est votre cas et que vous lisez aujourd'hui ce livre parce que vous attendez un heureux événement, félicitations ! C'est sans doute que vous avez traversé les subtilités des techniques de l'assistance médicale à la procréation (AMP), que seuls peuvent comprendre ceux qui en ont fait l'expérience.

Peut-être avez-vous eu recours à un traitement contre la stérilité, à l'insémination artificielle, ou à la fécondation in vitro ? Peut-être avez-vous fait appel à la congélation d'embryons, au don de sperme ou d'ovules, à la ponction transcutanée des testicules, au transfert tubaire trans-utérin, au transfert tubaire d'embryon, au transfert intra-tubaire de gamètes, au transfert intra-tubaire de zygotes, ou à une autre de toutes les possibilités d'assistance à la procréation existantes ? Quelle que soit la méthode que vous avez utilisée, vous voici aujourd'hui enceinte et sans doute oscillez-vous entre l'euphorie et la terreur. Après avoir traversé une si longue période de hauts et bas émotionnels, à mesure des espoirs et des déceptions, il est bien compréhensible qu'aujourd'hui vous vouliez tout faire pour assurer la santé de votre fœtus et vous ménager une grossesse sans complications. Les risques de fausse couche dans votre cas sont les suivants :

- Si votre grossesse est le résultat de l'utilisation d'un traitement contre la stérilité (comme le citrate de clomiphène ou la gonadotrophine humaine ménopausale) sans aucune autre forme d'assistance à la reproduction, vous n'êtes pas plus exposée à une fausse couche que les autres futures mamans (le risque général est estimé à 1 sur 5). En revanche, vous avez plus de chances d'avoir une grossesse multiple (sauf si votre traitement était à base de bromocriptine ou gonado-libérine [GnRH], auquel cas vos chances de grossesse multiple ne sont pas plus élevées que la normale). 35 % de l'ensemble des naissances après procréation médicalement assistée ont donné lieu à des grossesses multiples contre 3 % pour la population générale.
- Si vous avez fait l'objet d'une chirurgie réparatrice des trompes, votre risque de grossesse extra-utérine est plus élevé que la normale car il se peut que vos trompes de Fallope présentent des cicatrices consécutives à cette chirurgie. (Voir chapitre 5 pour plus d'informations sur les grossesses extra-utérines.)
- Si vous êtes enceinte à la suite d'une insémination artificielle, votre grossesse ne court pas plus de risques qu'une grossesse classique (sauf dans les cas de grossesses multiples si vous avez utilisé un traitement contre la stérilité).

- Si votre grossesse résulte d'une fécondation in vitro (FIV), d'un transfert intra-tubaire de gamètes (GIFT pour *gamete intra fallopian transfer*), d'une insémination intra-utérine (IUI pour *intra uterine insemination*), ou de tout autre procédé semblable (y compris la micro-injection), vous êtes plus exposée à une fausse couche. Tout ce qui est introduit directement dans les trompes de Fallope fait augmenter les risques de grossesse extra-utérine. En revanche, si la méthode de procréation médicalement assistée que vous avez utilisée a consisté à transférer directement des gamètes ou des embryons dans votre utérus, les risques de grossesse extra-utérine sont minimes.

Une fois l'implantation de l'ovule (ou des ovules !) fécondé(s) sur la paroi de votre utérus réussie, vos chances de mener à terme cette grossesse sont les mêmes que celles de toute autre future maman. Mais, étant donné les épreuves que vous avez traversées pour tomber enceinte et le risque accru de grossesse multiple, il vous est conseillé de vous faire suivre par un spécialiste en périnatalogie pendant cette grossesse. Comme expliqué plus haut, il s'agit d'un médecin spécialisé dans les complications des grossesses et des accouchements à risques.

Lorsque vous mettrez enfin votre enfant au monde, sa santé ne sera pas plus fragile que celle des enfants conçus de façon naturelle. Cette réjouissante nouvelle a été révélée lors de la réunion annuelle 2003 de la Société européenne de reproduction humaine et d'embryologie. Une étude présentée lors de cette réunion a montré qu'aucune différence significative de poids de naissance, de croissance, de QI, de développement moteur, de comportement, ou de stress prénatal n'existait entre les enfants conçus par assistance médicale à la procréation et les enfants conçus naturellement. Voilà de quoi être rassurée et passer 9 mois très zen !

Les mères porteuses

En France, le recours à une mère porteuse ou gestation pour autrui est interdit par les lois de bioéthique depuis 1994. Mais un non-lieu, rendu en septembre 2004 dans le jugement d'un couple poursuivi pour avoir fait appel à cette pratique aux États-Unis, traduit une évolution des mentalités.

Elle est en revanche autorisée dans les pays suivants : Afrique du Sud, Australie (en partie), Brésil, Canada, États-Unis (certains États), Grèce, Israël, Russie. La Belgique, le Danemark, et les Pays-Bas ne l'interdisent pas. Concernant le Québec, une disposition similaire à l'article 16-7 du Code civil français est incluse dans le Code civil québécois.

Le recours aux mères porteuses peut être nécessaire pour les femmes dont la fonction ovarienne est normale mais qui ne possèdent pas d'utérus, que ce soit le résultat d'un défaut congénital ou d'une hystérectomie. Par ailleurs, chez quelques femmes, l'utérus a pu être endommagé par des cicatrices ou par des léiomyomes.

Dans certains pays, les femmes qui fournissent de tels services peuvent être des parentes, des amies, mais la plupart du temps ce sont des femmes spécialement recrutées par des intermédiaires agréés dans les pays où cela se pratique, sur des critères différents selon les pays (par exemple, elles doivent déjà avoir eu des enfants, aimer être enceintes, ne présenter aucun problème médical, social, ou psychologique, et ne pas être dans le besoin), et elles ne peuvent pas être rémunérées mais simplement défrayées de leurs dépenses (par exemple, les dépenses relatives aux achats de vêtements de maternité ou de frais de garde de leurs enfants), et bien entendu ce ne sont pas elles qui paient les frais médicaux mais les « parents intentionnels » ou « parents commanditaires » c'est-à-dire ceux qui ont le projet de faire naître cet (ces) enfant(s).

La plupart du temps les gestatrices agissent par pur altruisme, même si elles touchent une compensation financière encadrée par la loi.

Il est recommandé de façon générale de se conformer à la législation de son pays.

Si vous être une mère porteuse, cette grossesse a toutes les chances d'être le centre de toutes les attentions, en particulier celle du couple stérile dont vous portez l'enfant tant attendu. La santé de cet enfant qui n'est pas le vôtre dépendant de vous, vous vous sentirez peut-être parfois passée au microscope, car les parents intentionnels voudront s'assurer que vous mangez bien, que vous ne buvez pas d'alcool, et que vous ne consommez ni tabac ni drogues. Ils vous accompagneront à vos examens médicaux pour suivre le développement de leur bébé et voudront avoir un contact très régulier avec vous tout au long de la grossesse. Il se peut que vous vous sentiez parfois un peu envahie, mais cette attention très soutenue part d'un bon sentiment et vous aidera à atteindre l'objectif ultime de cette grossesse, qui est de mettre au monde un enfant en bonne santé. Vous trouverez dans ce livre toutes les informations qui vous permettront de comprendre pourquoi votre comportement et vos habitudes quotidiennes sont désormais si étroitement liés au bien-être de ce petit être humain.

Si vous êtes les parents intentionnels d'un enfant à naître par mère porteuse ou que vous prévoyez d'adopter un enfant dont vous connaissez la mère biologique, ce livre peut également vous aider à vous impliquer dans cette grossesse. Suivez l'évolution du bébé mois par mois afin de connaître les stades de son développement. Soyez particulièrement attentifs aux consultations médicales et aux examens effectués afin de vous assurer que cette grossesse est correctement surveillée. Renseignez-vous sur les désagréments classiques des femmes enceintes afin d'être mieux à même de comprendre la mère porteuse et de dialoguer avec elle. Vous êtes des futurs parents bien particuliers. Prenez part à cette réjouissante attente en suivant de près son déroulement.

Deux fois plus de bonheur ! (Jumeaux et grossesses multiples)

Que vous soyez réjouie ou désespérée d'attendre des jumeaux, des triplés, voire plus, ces 9 mois s'annoncent riches en événements ! Dès le tout début, tout est multiplié : l'utérus grossit plus et plus vite, les nausées sont généralement bien plus marquées, les indigestions plus fortes, et les doigts et chevilles enflent plus que ceux des autres futures mamans.

Côté papa

Si vous n'êtes pas enchanté à l'idée d'avoir plus d'un bébé à la fois, ne culpabilisez pas. Et si c'est le cas de votre compagne, ne lui en voulez pas. La plupart des parents de bébés multiples traversent une période transitionnelle d'angoisse et d'incertitude. Cela est parfaitement naturel. Soyez patients, exprimez ce que vous ressentez, et donnez-vous le temps de vous y faire.

Vous aurez également besoin d'une plus grande attention médicale que celles qui attendent un seul bébé. Le fait de porter plus d'un fœtus classe automatiquement votre grossesse dans la catégorie à risques. Vous verrez donc votre médecin plus souvent (généralement 1 semaine sur 2 à partir de la 20e semaine, et 1 fois par semaine à partir de la 30e). Parmi les complications les plus répandues au cours des grossesses multiples, on trouve l'hypertension, l'anémie, le diabète, et le décollement prématuré du placenta. Les bébés multiples ont également plus de risques de naître prématurément. Tous ces sujets sont abordés au chapitre 25.

Le grand avantage de notre époque pour les parents de jumeaux et plus est que la surprise n'arrive plus au moment de la naissance. Grâce aux soins médicaux et à l'usage systématique des échographies, les futures mamans apprennent qu'elles vont materner tout ce monde-là bien avant l'accouchement, généralement au cours de la première échographie. (Et bien souvent les proportions de votre ventre font que vous vous en doutiez avant.)

Le fait de savoir à l'avance que vous attendez des jumeaux (ou des triplés, ou plus !) vous donne la possibilité d'adopter les bons réflexes pour mieux protéger vos bébés :

- Accordez-vous un suivi médical de grande qualité. Ne manquez aucune consultation et suivez les conseils de votre médecin. L'enjeu est primordial.
- Vous allez prendre environ 50 % de plus de poids au cours de cette grossesse que si vous attendiez un seul bébé. Pour éviter d'excéder cette prise ou au contraire de ne pas prendre suffisamment de kilos, surveillez attentivement votre poids, sachant que vous devriez prendre environ 750 grammes par semaine à partir de la 12e semaine.

- Un des problèmes majeurs des bébés multiples est qu'ils ont souvent un poids de naissance faible. Veillez à manger deux fois mieux qu'avant (et à augmenter votre consommation de protéines).
- Votre médecin vous prescrira des compléments de vitamines adaptés. N'oubliez pas de les prendre. Deux fois plus de bébés nécessitent deux fois plus de nutriments comme le fer, l'acide folique, le zinc, le cuivre, le calcium, et les vitamines B, C et D.
- Comme votre corps travaille deux fois plus pour fabriquer plusieurs bébés, vous serez peut-être deux fois plus fatiguée. La fatigue peut gâcher votre grossesse si vous ne répondez pas assez à votre besoin de repos. Dès que possible, allongez-vous, faites une sieste, couchez-vous tôt, et tentez d'alléger votre emploi du temps.
- Faites du sport avec précaution. Même s'il est important de rester en bonne forme physique lors d'une grossesse, attendre des jumeaux est une entreprise délicate. Demandez à votre médecin quel type d'exercice vous pouvez faire en toute sécurité.

L'asthme

Les femmes sujettes à l'asthme ont parfois besoin d'un peu plus d'attention que les autres au cours de leur grossesse parce qu'une crise d'asthme peut faire diminuer la dose d'oxygène reçue par le fœtus (ce qui peut entraîner un problème appelé « hypoxie fœtale »). Les recherches montrent que les femmes enceintes asthmatiques courent un risque accru d'hypertension – ce qui peut faire légèrement augmenter le risque de pré-éclampsie (complication grave caractérisée par une pression artérielle élevée et des gonflements. Elle est décrite au chapitre 25). Mais, sous surveillance médicale attentive et si les crises sont rapidement prises en charge, les futures mamans asthmatiques peuvent avoir une grossesse sereine et un accouchement normal.

Il se peut que les femmes enceintes asthmatiques remarquent une modification de leur asthme pendant la grossesse. Certaines ont moins de crises, d'autres en ont plus. Nombreuses sont celles qui constatent une augmentation des crises au cours du dernier trimestre, lorsque leur utérus s'étend jusqu'à la zone pulmonaire et que leur respiration devient plus difficile, quelle que soit leur position.

Dès que vous apprenez que vous êtes enceinte, parlez à votre médecin de votre traitement anti-asthmatique. Certains médicaments sont moins déconseillés que d'autres pendant la grossesse. Une fois des comprimés ou un inhalateur approuvés par votre médecin, n'hésitez pas à vous en servir lorsque vous en ressentez le besoin. Quels que soient les effets négatifs possibles de ces médicaments sur votre fœtus, ils sont moins graves qu'un manque d'oxygène. S'il arrive que vos médicaments ne parviennent pas à calmer une crise d'asthme, n'hésitez pas à aller aux urgences : il s'agit bien d'une urgence. Par ailleurs, signalez à votre médecin tout symptôme de rhume ou de grippe : un traitement immédiat (éventuellement à base d'antibiotiques) peut permettre d'éviter une crise d'asthme.

L'exposition au distilbène

Entre 1940 et 1971, un médicament appelé Diéthylstilbestrol ou « distilbène » (DES) fut prescrit pour prévenir les risques de fausse couche aux futures mamans qui avaient des antécédents de fausses couches, qui souffraient de diabète, ou qui présentaient des saignements de début de grossesse : au total, environ 2 millions de femmes. Ce médicament était bien souvent administré à partir de la 7e semaine de grossesse, c'est-à-dire exactement le stade auquel se développent les organes génitaux du fœtus fille.

Nous savons aujourd'hui que ce médicament a causé des modifications gynécologiques chez les filles de ces femmes, pouvant aboutir à des cancers du vagin et du col de l'utérus, à une stérilité, à des grossesses extra-utérines, et à des fausses couches.

Si vous êtes enceinte et que votre mère a pris ce médicament, il faut en informer votre médecin. Vous courez un risque accru de *fausse couche* au cours du deuxième ou troisième trimestre de grossesse. Cela s'explique par le fait que, chez certaines femmes exposées au distilbène, le col de l'utérus n'est pas assez solide pour soutenir le poids du fœtus en développement. (Le terme technique qui désigne ce problème est « béance isthmique »). L'utérus des femmes exposées au distilbène peut également être de taille inférieure à la normale et avoir une forme en T – ce qui peut empêcher une croissance fœtale normale et entraîner une pression sur le col de l'utérus, jusqu'à le faire s'ouvrir.

> **Voca-bébé**
>
> Une **fausse couche** est l'expulsion d'un fœtus avant que celui-ci ne puisse survivre en dehors de l'utérus (généralement avant la 24e semaine).

> **Info grossesse**
>
> Aucun risque accru de fausses couche n'a pu être mis en évidence chez les petites-filles des femmes ayant pris du distilbène.

Aujourd'hui, les femmes enceintes exposées au distilbène trouvent cependant de quoi se consoler. Si le col de l'utérus commence à se dilater de façon précoce (ce qui indique que le corps se prépare à expulser le bébé), le médecin peut le cercler pour empêcher une fausse couche. Cette technique a permis de sauver de nombreux bébés de femmes exposées au distilbène. Certains médecins effectuent systématiquement un cerclage chez ces femmes après la 12e semaine de grossesse. Mais la dilatation précoce du col de l'utérus de ces femmes n'étant pas systématique, d'autres médecins préfèrent attendre de voir si c'est nécessaire. N'hésitez pas à aborder ces questions avec votre médecin.

Le diabète

Avant 1900, il était déconseillé aux femmes diabétiques de tomber enceintes. Un fœtus exposé à une glycémie trop élevée courait de trop grands risques : fausses couches, enfant mort-né, et malformations, pour ne citer que ceux-là. Aujourd'hui, il n'y a aucune raison à ce qu'une femme diabétique ne puisse pas avoir une grossesse normale et un enfant en parfaitement bonne santé, à condition qu'elle fasse l'objet de soins particuliers et qu'elle s'efforce de contrôler sa maladie.

L'excès de glucose chez une femme enceinte diabétique peut être absorbé par son fœtus. Cela peut entraîner une croissance trop rapide de celui-ci et rendre l'accouchement très difficile. C'est pourquoi il est primordial de surveiller les niveaux de glycémie tout au long de la grossesse. Si vous ne disposez pas déjà d'un glycomètre à domicile, le moment est venu d'en acheter un. Parlez-en à votre médecin.

Votre médecin vous donnera un grand nombre d'instructions, de conseils, et vous prescrira des examens. Soyez-y très attentive : votre santé et celle de votre enfant en dépendent. Il est recommandé de faire particulièrement attention à :

- Votre alimentation. Avec votre médecin et probablement un nutritionniste expérimenté, vous allez devoir établir un régime qui permettra de contrôler votre maladie tout en assurant à votre bébé un apport suffisant en nutriments.
- Votre prise de poids. Le diabète est une maladie qui touche souvent les femmes en surpoids. Si votre poids est déjà excessif au début de la grossesse, ce n'est pas le moment de vous inquiéter de votre prise de poids : ne faites pas la chasse aux calories maintenant. Mais ce n'est pas non plus le moment de ne plus vous soucier de votre poids et de vous goinfrer. Mangez des repas sains et équilibrés et essayez de restreindre votre poids aux limites fixées par votre médecin.
- Votre activité physique. Toutes les femmes enceintes ont besoin de bouger pour garder un corps tonique avant l'accouchement. Celles qui sont diabétiques doivent de plus réguler leur glycémie. Mais votre programme sportif doit être validé par votre médecin et surveillé attentivement. Celui-ci dépend en partie de la façon dont se passe votre grossesse. Si vous étiez au top de votre forme lorsque vous êtes tombée enceinte, vous pourrez probablement poursuivre votre programme habituel. Mais si ce n'est pas le cas,

il vous faudra vous faire conseiller pour établir un programme d'activité physique maintenant.

- Vos traitements médicaux. Si un régime adapté ne suffit pas à contrôler votre glycémie, vous allez sans doute devoir prendre de l'insuline. Si vous en preniez déjà avant votre grossesse, le dosage devra être ajusté de façon régulière, à mesure que votre bébé grandira.

Info grossesse

Après l'apparition de l'insuline en 1922, le taux de mortalité en couches des femmes diabétiques a chuté de 45 à 2 %.

- Votre glycémie. Il faudra la mesurer plusieurs fois par jour (probablement avec un système d'aiguilles et de bandelettes). Cela vous permettra, à vous et à votre médecin, de savoir quels changements apporter à votre alimentation, à votre programme d'exercice physique, et à votre traitement.

Il arrive que le diabète apparaisse lors de la grossesse chez certaines femmes en bonne santé auparavant. Cela s'appelle « un diabète gestationnel ». Il s'agit d'une forme temporaire de diabète qui touche 3 à 5 % des grossesses (et plus particulièrement les femmes obèses ou d'âge mûr) lorsque le corps ne régule plus correctement la glycémie. Les cas les plus graves nécessitent souvent un traitement à l'insuline, mais dans les cas plus légers un changement d'alimentation peut suffire à contrôler le problème. Vous serez soumise à un examen de dépistage de ce diabète entre la 24e et la 28e semaine de grossesse (voir chapitre 6 pour plus d'informations sur cet examen). Bien que le diabète gestationnel soit temporaire et disparaisse après l'accouchement, il faut surveiller votre risque de devenir diabétique par la suite. Veillez à être suivie régulièrement par votre médecin.

« Dis, maman... »

Pour obtenir plus d'informations et de conseils sur la surveillance du diabète pendant la grossesse, vous pouvez contacter l'Association française des diabétiques : **www.afd.asso.fr** .

L'épilepsie

Vous n'êtes heureusement pas la première ni la seule femme souffrant d'un trouble neurologique à tomber enceinte. Votre médecin a tout pour vous permettre de passer une grossesse et un accouchement parfaitement normaux. Cela ne veut pas dire que vous n'aurez pas à prendre quelques précautions supplémentaires : cela veut simplement dire que, si vous restez confiante et que vous suivez les instructions de votre médecin, tout devrait très bien se passer.

La grossesse a souvent un effet sur la fréquence des crises. Certaines n'en ont soudain plus du tout, certaines en ont plus, d'autres en ont moins. Il n'est pas possible de le prévoir à l'avance. Mais vous devrez coopérer avec votre médecin afin que votre traitement reste sous contrôle attentif. Les traitements contre l'épilepsie peuvent comporter un risque d'anomalies congénitales, mais ce risque est heureusement très restreint. Votre médecin décidera peut-être de diminuer vos doses de médicaments pendant cette période, voire d'arrêter votre traitement complètement, mais vous ne devez pas le modifier de vous-même sans avis médical. Cela mettrait votre bébé en plus grand danger encore, avec un risque de crises plus fréquentes.

Certaines études rapportent que les futures mamans épileptiques semblent avoir plus de nausées et de vomissements que les autres. Mais le bon côté des choses est qu'elles ne semblent pas plus exposées aux problèmes plus graves que sont, par exemple, les fausses couches et les naissances prématurées.

Pour éviter les crises pendant la grossesse, vous pouvez commencer par dormir autant que possible et éviter le stress. Avoir un corps bien reposé et calme permet d'écarter une bonne partie du danger. Par ailleurs, si vous fumez, il est absolument vital que vous arrêtiez maintenant. Des études récentes ont montré que les futures mamans épileptiques qui fumaient couraient un risque plus élevé d'accoucher prématurément que les futures mamans fumeuses non épileptiques.

Info grossesse

Certains cas rapportés en littérature médicale font état de femmes ayant eu des crises lorsqu'elles attendaient un garçon, alors que ces mêmes femmes n'en avaient pas lorsqu'elles attendaient une fille. Les raisons de ce phénomène sont inconnues.

Maladies cardiaques

Si vous êtes atteinte d'une maladie cardiaque et que vous êtes enceinte, vous avez beaucoup de choses à voir avec votre médecin. Si vous avez des symptômes légers à modérés n'entraînant pas d'état de fatigue exceptionnel, de palpitations, d'essoufflement ou de douleurs dans la poitrine et si vous n'êtes pas restreinte dans vos activités quotidiennes, vous devriez pouvoir mener votre grossesse à terme en toute sérénité, avec l'aide de votre médecin. Mais si vos symptômes sont graves au point que vous devez éviter les efforts même les plus légers, le stress de la grossesse pourra être trop lourd pour votre corps. Si cette grossesse met en danger votre vie comme celle de votre fœtus, il se peut que votre médecin vous recommande un avortement thérapeutique.

- Si vous et votre médecin êtes d'avis que vous pouvez mener cette grossesse à terme sans danger particulier, il vous faudra sans doute suivre des instructions très précises pour rester en bonne santé, comme par exemple :
- Prendre vos médicaments avec régularité. Demandez à votre médecin de vérifier très attentivement les effets que votre traitement peut avoir sur la santé de votre bébé. Certains sont mieux tolérés par le fœtus.
- Rester calme. Il sera primordial d'éviter tout stress physique ou émotionnel susceptible de faire s'emballer votre cœur. Il se peut que certaines femmes doivent rester au lit tout le temps de leur grossesse.
- Surveiller votre poids. Vous allez bien sûr prendre du poids au cours de la grossesse, mais vous devrez être bien attentive à ne pas prendre de kilos inutiles qui viendraient ajouter une pression supplémentaire sur votre cœur.
- Arrêter de fumer. Si vous fumez, il faut absolument arrêter dès aujourd'hui.

Côté papa

Si votre compagne a une maladie cardiaque, elle aura plus que jamais besoin de votre aide pour éviter les émotions fortes pendant cette grossesse. Faites-la sourire au moins une fois par jour !

Au cours des derniers mois et semaines de votre grossesse, votre médecin sera amené à vérifier régulièrement la santé de vote bébé en vous faisant passer des échographies et des examens de réactivité fœtale (voir chapitre 6). Si tout se passe bien jusqu'au bout, vous accoucherez sans doute normalement, par voie basse. Votre médecin vous conseillera simplement une anesthésie locale afin de raccourcir la phase de poussée et de réduire votre effort à l'accouchement.

L'hypertension artérielle

La tension artérielle est surveillée chez toute femme enceinte à chaque consultation, car on sait que *l'hypertension* a des effets nocifs sur le fœtus et sur la mère. Si vous aviez une tension élevée lorsque vous êtes tombée enceinte, votre médecin devra vous aider à l'empêcher de continuer à grimper au cours des mois qui viennent.

Voca-bébé

L'**hypertension** est un terme qui désigne une pression artérielle trop élevée.

L'hypertension peut causer une diminution du flux sanguin apporté au bébé et donc de la quantité d'oxygène qu'il reçoit. C'est pour cette raison que les femmes souffrant d'hypertension qui ne sont pas surveillées médicalement au cours de leur grossesse mettent souvent au monde des bébés de petite taille et de poids faible, qui courent donc plus de risques de complications et même de décès. Fort heureusement, les technologies médicales d'aujourd'hui permettent de contrôler très facilement les complications à hauts risques comme l'hypertension artérielle. Si vous suivez attentivement les recommandations de votre médecin, vous deviez, vous et votre bébé, vivre une grossesse et un accouchement en pleine forme !

Quelques conseils pour contrôler votre tension

- Apprenez à vous détendre. Un esprit et un corps calmes empêcheront votre tension de grimper. Lisez attentivement les exercices de relaxation décrits au chapitre 20 et choisissez ceux qu'il vous semble envisageable de faire chaque jour, voire plusieurs fois par jour.
- Mangez sainement. En réduisant votre consommation de sel et en augmentant votre consommation de calcium, de fruits, et de légumes, vous permettrez à votre rythme cardiaque d'être plus stable.
- Buvez ! Si vos doigts, vos pieds, et vos chevilles se mettent à enfler (ce qui est fréquent en cas d'hypertension), vous serez peut-être tentée de réduire votre consommation de liquides, mais ce n'est pas un bon réflexe. L'eau permet au contraire de drainer cet excès de liquide qui encombre vos tissus.
- Ménagez-vous. Si vous faites un métier stressant, vous devrez sans doute vous faire arrêter plus tôt que prévu. Si vous avez un aîné qui s'agite en permanence autour de vous et de votre corps fatigué, faites-vous aider. Il faut absolument que vous trouviez le temps de vous allonger et de vous reposer chaque jour.
- Vérifiez bien les effets de votre traitement en cas de grossesse. Certains sont bien tolérés – assurez-vous que c'est le cas du vôtre.
- Consultez votre médecin dès que nécessaire. Vous allez devoir être surveillée très attentivement au cours de ces 9 mois afin de vérifier que votre hypertension n'entraîne pas l'accumulation de substances toxiques, qui peuvent être nocives pour votre bébé, dans votre sang (ce problème s'appelle « pré éclampsie »).

Maladies sexuellement transmissibles

Un grand nombre de maladies sexuellement transmissibles (MST) peuvent être transmises de la mère à son fœtus et entraîner des complications médicales graves.

Si vous êtes atteinte d'une MST comme l'herpès, la *chlamydiose*, la syphilis, l'hépatite ou le VIH, informez-en votre médecin. Les femmes les plus exposées à ces infections sont celles qui ont eu des partenaires multiples (ou, dans le cas du HIV, qui ont pris des drogues administrées par seringue). Si vous faites partie de ces catégories, demandez à passer un dépistage de ces MST dès que possible. N'essayez pas de cacher quelque chose à votre médecin : le secret resurgira lorsqu'on découvrira que votre enfant est atteint. Si elles sont détectées assez tôt, la plupart des effets de ces maladies peuvent être traités et réduits à leur minimum, afin de protéger votre santé et d'éviter leur transmission à votre bébé.

« Dis, maman... »

La chlamydiose est l'infection la plus communément transmise d'une mère à son fœtus. Cela s'explique probablement par le fait que, chez la plupart des femmes, cette maladie n'a pas de symptômes.

Ce qu'il faut retenir

- → Certaines femmes font partie de catégories dites « à risques », qui nécessitent une surveillance médicale particulière.
- → Les grossesses à risques sont généralement prises en charge par un obstétricien, ainsi qu'un spécialiste en périnatalogie.
- → Les femmes enceintes âgées de moins de 20 ans et de plus de 35 ans sont généralement classées dans la catégorie des grossesses à risques, tout comme les grossesses multiples, et celles qui ont été obtenues grâce à une technique d'assistance médicale à la procréation.
- → Les femmes atteintes d'une maladie préexistante à leur grossesse, et qui nécessite une surveillance médicale soutenue, font également partie des grossesses à risques. Cela recouvre les futures mamans asthmatiques, celles dont la mère a pris un médicament appelé « distilbène » lorsqu'elles les attendaient, et celles qui souffrent de diabète, d'épilepsie, d'une maladie cardiaque, d'hypertension, ou d'une MST.
- → La plupart des femmes faisant partie de ces catégories à risques peuvent avoir une grossesse et un accouchement normaux si elles bénéficient d'un traitement et d'une surveillance soutenue dès le début de leur grossesse et qu'elles suivent attentivement les instructions de leur médecin.

Chapitre

5

Désagréments et problèmes courants

Dans ce chapitre

- → Les causes des gonflements, des envies subites et aversions, et des problèmes dentaires
- → Les trucs contre les problèmes digestifs, les varices, le mal de dos, et les jambes lourdes
- → Quand s'inquiéter en cas de crampes et de saignements ?
- → Où trouver de l'aide ?

La grossesse est une période privilégiée et relativement courte dans la vie d'une femme. C'est un moment propice aux rêves et aux projets, pendant lequel vous êtes le centre de beaucoup d'attention et de soins : un moment à savourer. Mais il faut bien reconnaître qu'il y a un revers de la médaille : la grossesse amène souvent aussi son lot de petits désagréments physiques. Il se peut que vous n'en rencontriez qu'une partie, mais il se peut aussi que vous soyez de celles qui touchent le gros lot et les rencontrent tous. Peut-être aussi qu'ils ne feront que passer, une semaine par-ci, deux semaines par là ; mais peut-être passerez-vous l'intégralité de ces 9 mois aux prises avec l'un ou l'autre d'entre eux ? Chaque femme est différente. Quoi qu'il en soit, consolez-vous en vous disant que tous les problèmes abordés dans ce chapitre sont des problèmes classiques, prévisibles, qui ne seront que de l'histoire ancienne lorsque votre bébé sera là.

L'œdème

Comme si s'entourer d'une couche de graisse supplémentaire ne suffisait pas, il se peut que votre corps se mette à enfler en cours de grossesse, sous l'effet d'une rétention d'eau. Cette accumulation d'eau en excès peut entraîner des gonflements appelés *œdème*. C'est généralement au niveau des chevilles, des pieds, et des jambes que celui-ci est le plus visible, mais il se peut aussi que vos bagues deviennent trop petites. L'œdème est souvent plus marqué en fin de journée, par temps chaud, ou après être restée debout ou assise un long moment. La bonne nouvelle, c'est que ces gonflements disparaissent généralement pendant la nuit ou après quelques heures passées allongée.

Voca-bébé

L'**œdème** est un gonflement dû à une accumulation de liquide dans les tissus.

Voici quelques astuces pour tenter d'apaiser la sensation d'inconfort et de réduire l'apparence gonflée de l'œdème :

- Lorsque vous êtes assise, surélevez vos pieds en les posant sur un pouf, un tabouret.
- Portez des chaussures larges et confortables (si vos pieds sont vraiment trop gonflés, restez en pantoufles).
- Évitez les mi-bas qui coupent la circulation.
- Ne croisez pas les jambes lorsque vous êtes assise.
- Utilisez des bas de contention. Enfilez-les avant de vous lever le matin, lorsque vous n'êtes pas encore gonflée.
- Buvez beaucoup d'eau ! Cela peut sembler contradictoire parce que c'est justement un excès de liquide qui est à l'origine du problème, mais ça fonctionne. L'eau permet d'éliminer les déchets qui encombrent vos tissus et qui sont à l'origine des gonflements.

« Dis, maman... »

Si vous n'arrivez pas à retirer vos bagues parce que vos doigts sont trop gonflés, n'insistez pas et essayez à nouveau le matin au réveil. C'est là que les gonflements sont les plus réduits. Et une fois que vous y serez arrivée, ne les remettez pas !

- N'ayez pas la main trop lourde sur le sel. Même s'il n'est pas nécessaire de vous en priver complètement, n'en abusez pas. L'excès de sel participe à la rétention d'eau et peut aggraver le problème. (Et n'oubliez pas qu'il y a beaucoup de sel « caché » dans certains aliments et certaines sauces, comme le ketchup, la charcuterie, les gâteaux d'apéritif, et le fast-food.)

Côté papa

Renseignez-vous sur l'œdème. Beaucoup de futurs papas avant vous ont reproché à leur compagne d'avoir trop grossi en voyant leurs doigts et leurs pieds aussi gonflés. Ce n'est pas de la graisse : c'est du liquide, qui disparaîtra une fois que le bébé sera né. Même s'il est normal, jusqu'à un certain point, de gonfler pendant la grossesse, appelez votre médecin si vos mains et/ou votre visage deviennent boursouflés ou si les gonflements ne diminuent pas après une longue sieste ou une nuit. Cela peut aussi être un signe d'hypertension.

Fringales et aversions

Une irrépressible envie de cornichons ? Un besoin soudain de glace au chocolat qui réveille à 2 heures du matin ? Voilà bien un des clichés les plus répandus sur la grossesse, entretenu à coup d'innombrables gags télévisuels montrant de pauvres maris errant dans les rues en pleine nuit à la recherche de l'objet du caprice de leur femme. Je doute qu'il y ait vraiment beaucoup de femmes enceintes qui ont envie de cornichons ou de chocolat au milieu de la nuit, mais il faut bien reconnaître que nos hormones en ébullition au cours des trois premiers mois de grossesse peuvent effectivement nous donner les envies les plus inattendues, tout comme les *aversions* les plus soudaines. Tout à coup, il vous faut absolument manger de ci ou de ça, de la même manière que, tout aussi soudainement, vous ne supportez plus ne serait-ce que la vue d'une chose que vous aviez pourtant toujours aimée !

Même si ce sont les hormones qui sont les principales responsables de ces *fringales* et aversions, il existe une théorie qui dit qu'il s'agit là de signes envoyés par votre corps pour vous dire ce dont il a besoin ou ce qui n'est pas bon pour vous. Si vous ne supportez tout à coup plus l'odeur du café ou ne serait-ce que l'image d'un beignet, il se peut que cette aversion soit en effet un message de votre corps qui cherche à vous éloigner des toxines pour protéger votre bébé. Si vous avez des envies irrépressibles de fruits (comme c'est le cas de beaucoup de femmes), c'est peut-être que vous manquez de glucides complexes. Si vous avez envie de glace à la vanille tous les jours, c'est peut-être parce que votre corps réclame une plus grande dose de calcium dans ce cas précis, il est préférable de remplacer la glace par un yaourt ou du fromage blanc).

Il n'y a parfois aucune explication particulière à certaines envies ou aversions. Si un beau matin vous vous apercevez que vous ne supportez plus l'odeur des légumes verts, ne paniquez pas. Ne vous forcez pas à manger des aliments « bons » pour vous s'ils vous rendent malade à en vomir. Si une aversion pour un aliment recommandé ne disparaît pas au bout de quelques jours, essayez d'en trouver un autre qui contient les mêmes nutriments. Par exemple, si vous ne pouvez plus manger du brocoli, compensez par d'autres aliments riches en calcium comme lui : par exemple, par des produits laitiers.

Voca-bébé

Une **fringale** est une envie soudaine et très forte d'un aliment en particulier. Une **aversion** alimentaire est un dégoût absolu de certains aliments, avec pour résultat l'incapacité à le consommer.

Si vous avez des envies irrépressibles pour des aliments qui ne sont pas recommandés pour vous et votre bébé, essayez l'une de ces stratégies :

- La substitution. Si vous mourez d'envie de croquer un sucre d'orge, par exemple, essayez de satisfaire votre envie avec quelque chose de sucré mais de sain, comme des raisins ou des fruits secs. Si vous rêvez d'une glace, tentez le sorbet en Esquimau, ou le yaourt.
- La diversion. Lorsque vous êtes attirée par quelque chose que vous ne devriez pas manger, faites autre chose pour ne pas y penser. Allez faire une promenade, lisez un livre, appelez une amie. Occupez-vous l'esprit jusqu'à ce que l'envie disparaisse. Ou bien buvez un verre d'eau – certaines disent que cela suffit à satisfaire une fringale !

Soins dentaires

Être enceinte n'est pas une excuse pour remettre à plus tard une visite de routine chez le dentiste ou un détartrage. C'est même plutôt un moment indiqué pour prendre rendez-vous : des études ont montré qu'il existe un lien entre inflammations des gencives et naissances prématurées ou faible poids de naissance.

Au 2e et 3e mois de grossesse en particulier, il se peut que vos gencives se mettent à gonfler, à mollir, et à saigner facilement. Cela s'appelle « une gingivite ». Ne vous affolez pas si, après avoir mordu dans un sandwich, vous remarquez des traces de sang sur le pain, mais en revanche consultez votre dentiste. Il vous montrera comment vous brosser et vous nettoyer les dents pour apaiser vos gencives et vous aidera à soigner ce désagrément.

Le risque accru de gingivite est un problème temporaire qui disparaîtra avec l'arrivée de votre bébé.

Info grossesse

Il existe un vieux dicton qui dit : « Un enfant, une dent », sous-entendant que la mère perd une dent à chaque grossesse. C'est un mythe : s'il est vrai que le fœtus a besoin de calcium pour se construire des dents et des os, cela ne se fait pas pour autant au détriment des dents de la maman.

Constipation, hémorroïdes, indigestions, brûlures d'estomac, flatulences et éructations

La constipation, les hémorroïdes, les indigestions, les brûlures d'estomac, les flatulences et les éructations sont autant de joyeusetés caractéristiques de la grossesse. Il n'y a pas de quoi rougir : c'est un fait naturel.

La constipation

La plupart des problèmes digestifs rencontrés lors de la grossesse commencent par une *constipation*. Ce problème est universellement répandu chez les femmes enceintes pour les raisons suivantes :

- Le niveau élevé de certaines hormones entraîne un relâchement des muscles des intestins – ce qui les rend paresseux.
- L'utérus, en grandissant, fait pression sur les intestins et en perturbe le fonctionnement.
- Le fer contenu dans vos compléments vitaminés durcit les selles, les rendant plus difficiles à évacuer.

Voca-bébé

Lorsque aller à la selle devient difficile, voire douloureux parce que vos selles sont dures et difficiles à évacuer, vous souffrez alors de **constipation**.

Ce n'est pas parce que la constipation est un problème répandu chez les femmes enceintes qu'il faut la supporter passivement. Il y a beaucoup de choses à faire pour l'éviter, comme par exemple :

- Boire beaucoup. L'eau et les jus de fruits permettent souvent de ramollir les selles et favorisent l'élimination des déchets digestifs par l'intestin. (Le jus de pruneau est un remède bien connu et efficace !)
- Mangez des aliments riches en fibres. Certains sont particulièrement indiqués pour améliorer le transit intestinal et se trouvent par ailleurs être riches en nutriments et

s'intégrer parfaitement à une alimentation saine pendant la grossesse : fruits, légumes, céréales complètes, et légumes secs (lentilles, flageolets).

- Évitez les aliments sucrés, de fabrication industrielle. Ils participent à la constipation.
- Faites du sport. Non seulement l'exercice physique vous permet de garder un corps tonique, mais cela favorise la circulation sanguine et l'oxygénation de tous les organes (y compris les intestins), leur permettant ainsi de travailler plus efficacement.

Les hémorroïdes

Les efforts faits afin d'évacuer des selles trop dures peuvent causer des *hémorroïdes*. Les hémorroïdes sont des veines variqueuses de la zone anale (anus et rectum), dont l'extrémité a la forme d'un petit pois (voir « Veine variqueuse » plus loin dans ce chapitre pour une explication détaillée de ce dont il s'agit).

Si vous remarquez quelques gouttes de sang sur le papier toilette après être allée à la selle ou si vous ressentez une douleur ou un inconfort excessif à l'ouverture du rectum, demandez à votre médecin de vérifiez si vous ne souffrez pas d'hémorroïdes. (Si vous êtes gênée, dites-vous qu'il a déjà eu affaire à ce problème bon nombre de fois !) Si vous avez des hémorroïdes, celles-ci ne vont pas vous quitter de toute votre grossesse et risquent de vous faire souffrir plus que jamais lors de la phase de poussée à l'accouchement. Mais si vous les soignez correctement, elles devraient disparaître après la naissance.

> **Voca-bébé**
>
> Les **hémorroïdes** sont un gonflement des veines du même nom, situées à l'entrée du rectum (par lequel sont évacuées les selles).

Les conseils suivants devraient vous aider à faire disparaître vos hémorroïdes et, si vous n'en avez pas, à prévenir leur apparition :

- Évitez la constipation. Suivez tous les conseils donnés précédemment dans ce chapitre afin de garder un transit intestinal satisfaisant.
- Essayez de ne pas faire d'effort de poussée trop violent lorsque vous allez à la selle.
- Surélevez vos pieds en les posant sur un petit tabouret lorsque vous allez à la selle, afin de faciliter l'opération.
- Ne lisez pas aux toilettes. Si vous vous laissez captiver par votre lecture, vous y resterez plus longtemps que nécessaire – ce qui induit une pression inutile sur l'anus.
- Évitez de rester immobile assise ou debout pendant de trop longs moments. Bougez, changez de position.

Si vos hémorroïdes deviennent trop douloureuses et sont une gêne permanente, passez à l'action. Vous pouvez utiliser une pommade en application locale vendue en pharmacie afin d'apaiser ces douleurs. Vous pouvez également appliquer une compresse d'hamamélis ou de glace sur vos hémorroïdes. Si vous avez mal au point de ne même plus pouvoir vous asseoir sur une chaise, allez à la pharmacie et demandez un coussin gonflable spécialement adapté (de forme circulaire avec un trou en son centre, il vous permet de vous asseoir sans toucher la chaise !). Si rien de tout cela ne marche, mettez-vous à l'horizontale : la position allongée permet de diminuer la pression et la douleur.

Flatulences et éructations

Le problème des flatulences (on dit aussi « avoir des gaz ») a pour origine une accumulation de gaz dans le grand intestin. Les éructations (aussi appelées « rots ») sont une expulsion soudaine de gaz provenant de l'estomac. Ces petits désagréments de la grossesse causent souvent plus d'embarras que de douleur ou d'inconfort. La constipation peut en être la cause, tout comme certains aliments. Si vos intestins ou votre estomac ont tendance à trop se manifester de cette manière odorante ou sonore ces temps-ci, attention à la constipation et évitez les aliments gazogènes bien connus que sont les flageolets, les oignons, le chou, le brocoli, les choux de Bruxelles, et la friture.

Les mycoses vaginales

Si vous avez des pertes blanches et épaisses et ressentez des démangeaisons intenses de la zone vaginale, il se peut que vous ayez une mycose vaginale. Il s'agit d'un problème classique lors de la grossesse, qui n'en est pas moins très ennuyeux. Si vous pensez que vous avez contracté une mycose, dites-le à votre médecin. Il vous indiquera un traitement efficace, délivré sans ordonnance, qui est sans danger pour votre bébé. Il vous recommandera probablement un médicament appelé Econazole ou Gyno-Pévaryl, à utiliser sous forme de *crème* ou d'*ovule* à introduire dans le vagin, selon ce qui est préférable dans votre cas.

> **Voca-bébé**
>
> Un **ovule** vaginal est un médicament en forme de suppositoire épais et compact à insérer dans le vagin, où il se dissout puis est absorbé dans les tissus.

Mais avant d'utiliser un produit commercial, essayez d'utiliser un remède naturel pour traiter cette infection :

- Appliquez une compresse d'hamamélis ou une poche de glace sur les tissus en inflammation.

- Ajoutez 2 tasses de Maïzena ainsi qu' 1/2 demi-tasse de bicarbonate de soude à l'eau de votre bain. Restez-y au moins dix minutes.
- Mangez quelques gousses d'ail. Choisissez aussi des yaourts contenant le ferment actif *Lactobacillus acidophilus* (à vérifier sur l'étiquette) et mangez-en 1 chaque jour.
- Portez des vêtements amples et des sous-vêtements en coton.

Voici ce que vous pouvez également faire pour prévenir l'apparition de mycoses :

- Évitez de prendre de longs bains très chauds : les champignons à l'origine des mycoses adorent les environnements chauds et humides.
- Évitez les pantalons trop moulants, les sous-vêtements en nylon, et les collants en synthétique. Portez toujours des sous-vêtements en coton.
- Après être allée à la selle, essuyez-vous toujours d'avant en arrière : cela évite aux bactéries de migrer de l'anus vers le vagin.
- Évitez les plats contenant des moisissures, des champignons, des levures, du sucre, ou des sucres raffinés. Parmi les aliments proscrits figurent donc les pains et pâtisseries contenant de la levure, les fromages présentant des moisissures, le vinaigre, la bière, les fruits secs, les boissons aromatisées sucrées, les champignons, le melon, les sauces fabriquées industriellement, et tous les aliments fermentés ou affinés.

Si une mycose est très désagréable pour vous, elle est inoffensive pour votre bébé. En revanche, si vous l'avez toujours au moment de l'accouchement, il est probable qu'elle soit transmise à votre nouveau-né. Il aura alors des taches blanches appelées « muguet » dans la bouche. Cela se traite facilement et ne présente pas de grand danger.

Les varices

Si votre mère a des veines dilatées apparentes et de couleur bleue sur les jambes, il se peut que vous aussi en ayez un jour. Si vous êtes en surcharge pondérale ou que vous restez de longues heures debout ou assise chaque jour, cela peut aussi faire de vous une candidate à ce problème. Les varices, qui ont un fort caractère héréditaire, apparaissent lorsque les parois des vaisseaux sanguins sont si distendues que leurs valvules ne se ferment plus correctement et que le sang y stagne. Elles se révèlent souvent lors de la grossesse car le volume sanguin augmente et parce que le poids de l'utérus affecte la circulation du sang dans la partie inférieure du corps. Les varices apparaissent le plus souvent sur les jambes, mais elles peuvent également toucher la vulve (les lèvres du vagin). Techniquement, d'ailleurs, les hémorroïdes sont également des varices.

Pour prévenir l'apparition des varices ou pour éviter leur propagation si vous en avez déjà, suivez ces quelques conseils :

- Attention à la façon dont vous vous tenez. Prenez garde à ne pas croiser les jambes lorsque vous êtes assise ou à ne pas avoir la circulation des cuisses coupée par le bord de la chaise.
- Ne restez pas debout immobile. La station prolongée debout ou assise entraîne une stagnation du sang. Bougez, remuez les pieds, changez souvent de position.
- Portez des bas de contention et enfilez-les avant de vous lever le matin.
- Évitez les mi-bas qui coupent la circulation.
- Surélevez vos pieds lorsque vous êtes assise ou allongée.
- Surveillez votre poids. La surcharge pondérale est un facteur d'aggravation.
- Arrêtez de fumer. Outre le fait que c'est dangereux pour votre santé en général, le tabac est connu pour favoriser la dilatation des vaisseaux.
- Marchez. Les varices ne doivent pas vous empêcher de bouger : la marche améliore la circulation et est donc bénéfique pour les vaisseaux sanguins.

« Dis, maman... »

Il est recommandé aux femmes enceintes de dormir sur le côté gauche. C'est dans cette position que votre sang circule le plus librement entre votre cœur, vos jambes et votre bébé. Cela permet de soulager l'inconfort qui accompagne les varices, l'œdème, et même le mal de dos.

Les varices disparaissent souvent peu de temps après l'accouchement. Mais si ce n'est pas le cas et qu'elles sont douloureuses ou simplement trop inesthétiques, elles peuvent être retirées par chirurgie après la naissance du bébé.

Le mal de dos

Imaginez essayer de porter un sac à dos très lourd (disons de 10 kilos) sur l'avant de votre corps : vous changeriez sans doute de posture pour contrebalancer ce poids. Vous écarteriez plus les pieds, pousseriez les hanches vers l'avant, et vous vous tiendriez cambrée, avec le ventre en avant. Eh bien, même si votre bébé ne pèse pas 10 kilos, il y a tout de même des chances que vous changiez de posture pour porter ce poids soudain sur votre ventre. Ce changement sollicite les muscles du dos et induit des douleurs lombaires. À mesure que votre grossesse avance, ces douleurs peuvent s'accentuer non pas seulement à cause de l'augmentation du poids, mais aussi parce que, vers la fin de la grossesse, il se peut que la tête du bébé soit dans une position qui appuie sur le bas de la colonne vertébrale.

Afin de prévenir le mal de dos et de réduire ces douleurs, essayez ces quelques astuces :

- Soyez attentive à votre posture debout. Imaginez qu'une ficelle est attachée au sommet de votre crâne et qu'un marionnettiste invisible vous tire vers le haut. Tenez-vous également avec les pieds écartés (sur la même largeur environ que vos hanches). Ne tendez pas les jambes au maximum : fléchissez légèrement les genoux. Imaginez que votre bébé est placé contre votre colonne vertébrale (pas besoin de le pousser vers l'avant).

- Soyez attentive à votre posture assise. Cette position, surtout lorsqu'elle est prolongée, sollicite énormément votre colonne vertébrale. Lorsque vous êtes assise, tenez-vous droite et non pas avachie. Gardez les pieds surélevés si possible. Ne croisez pas les jambes. Évitez les sièges trop mous ou sans dossier. Mettez un coussin entre vous et le dos de la chaise. Ne restez pas assise trop longtemps : au bout de 1/2 heure, levez-vous, marchez, et étirez-vous pendant quelques minutes.

- Laissez vos hauts talons au placard. Même dans des circonstances normales, ils ne sont pas bons pour votre dos. Pour les femmes enceintes, ils sont désastreux. Seuls les talons larges d'une hauteur de 5 centimètres sont inoffensifs ; d'ailleurs il se peut que vous les trouviez même plus adaptés que les talons plats pour vous tenir droite.

- Évitez de rester debout immobile trop longtemps de suite. Si vous y êtes obligée, essayez de vous rapprocher d'une marche ou d'un marchepied afin de pouvoir garder un pied surélevé. Cela permet d'alléger un peu la charge de votre colonne vertébrale.

- Surveillez votre poids. Tout kilo superflu vient alourdir encore la charge de votre dos.

- Dormez sur un matelas ferme. Si le vôtre est très mou, mettez une planche dessous – ce qui vous donnera plus de maintien.

- Faites travailler les muscles de votre dos. Reportez-vous au chapitre 20, dans lequel sont décrits les exercices adéquats.

- À mesure que votre corps se prépare à l'accouchement, il se peut que vous ressentiez un mal de dos diffus mais continu, parfois accompagné de crampes. Si c'est le cas, consultez votre médecin (même si vous ne pensez pas être prête à accoucher).

Les crampes du mollet

Aux 2e et 3e trimestres de grossesse, il se peut que vous soyez prise de crampes dans le mollet, en particulier la nuit. Votre muscle à cet endroit peut se crisper soudainement ou être agité de frémissements incontrôlables. Certaines études semblent indiquer que cela est dû à un manque de calcium ou de magnésium vous pouvez donc voir avec votre médecin comment augmenter leur dose soit dans votre alimentation, soit à l'aide de compléments alimentaires.

Pour prévenir l'apparition de ces crampes, ménagez un peu plus vos jambes. Posez vos pieds en l'air pendant un long moment au moins 1 fois par jour. Portez des bas de contention qui favorisent une meilleure circulation. Faites travailler vos muscles du mollet : par exemple, en effectuant des rotations de la cheville.

Il y a certaines choses simples que vous pouvez faire pour calmer les muscles de vos jambes lorsqu'ils se crispent ou se mettent à trembler. D'abord, ne tendez pas la pointe des pieds, gardez la cheville pliée de manière à ce que vos orteils soient dirigés vers votre visage. Massez doucement le muscle (ou, mieux encore, faites-le vous masser par votre compagnon, la jambe tendue). Pour arrêter une crampe ou en éviter de nouvelles, essayez de faire cet exercice : placez-vous debout face à un mur, à 30 centimètres de celui-ci, les pieds écartés l'un de l'autre. Posez les mains à plat sur ce mur, bras tendus. Pliez les coudes, de manière à amener votre visage contre le mur, tout en gardant les pieds bien à plat sur le sol. Puis tendez les bras de nouveau. Recommencez 5 à 10 fois le soir avant d'aller vous coucher ou lorsque vous avez une crampe dans le mollet.

Premier signe : les crampes abdominales

Si vous avez des crampes dans l'abdomen (la zone autour du ventre), ne paniquez pas. Parfois, elles ne sont là que pour vous rappeler gentiment qu'il faut vous ménager ; parfois aussi, elles peuvent être un signe de problèmes digestifs. D'autres fois, cependant, elles peuvent être un signal d'urgence ; dans ce cas, il vous faut contacter votre médecin.

Ménagez-vous

Les muscles et ligaments qui soutiennent votre utérus sont étirés en tous sens lors d'une grossesse. Cela peut occasionnellement causer des crampes, qui sont parfois légères, parfois douloureuses. Peut-être ces crampes apparaîtront-elles lorsque vous faites un geste soudain, que vous vous levez d'une chaise, ou que vous toussez ou éternuez ? Cela n'a rien d'inquiétant. Certaines femmes attrapent des crampes pendant qu'elles font du sport et tirent donc encore davantage sur leurs muscles et ligaments déjà tendus par la grossesse. Si vous avez des crampes lorsque vous faites du sport, écoutez votre corps. Faites une pause pour respirer. Ce n'est pas le moment de vous faire violence.

Les crampes peuvent aussi être un signal qu'il faut que vous soyez plus attentive à ce que vous mangez. Tout comme avant que vous soyez enceinte, une mauvaise digestion peut provoquer des crampes. Si vous mangez trop d'aliments déconseillés, il se peut que vous ayez des crampes d'estomac. Si vous êtes constipée, ces crampes peuvent être très douloureuses. Suivez les indications données plus haut dans ce chapitre pour éviter ce problème.

Un signal d'alarme

Les crampes sont parfois un signal d'alarme à ne pas négliger. Il y a trois problèmes médicaux bien particuliers qui s'accompagnent généralement de crampes :

- La fausse couche. Environ 20 % des grossesses sont interrompues par une fausse couche au cours des trois premiers mois de grossesse. (Une fausse couche est l'expulsion d'un bébé avant qu'il soit suffisamment développé pour survivre en dehors de l'utérus.) De fortes crampes au cours du 1er trimestre (souvent accompagnées de saignements du vagin) peuvent en être le signe. Si vous ressentez des douleurs abdominales constantes (avec ou sans saignements), appelez votre médecin sans plus attendre.
- La grossesse extra-utérine. Lorsque l'ovule fécondé se fixe en dehors de l'utérus, le test de grossesse est positif, mais lorsque cet ovule se met à grossir, il ne peut pas survivre et cause de vives douleurs abdominales et des saignements. (Voir chapitre 25 pour plus de détails.)
- L'accouchement prématuré. Chaque année, des milliers de bébés naissent avant terme. Ces bébés manifestent leur envie de montrer le bout de leur nez à l'avance par divers signaux, dont les crampes font partie. Vous trouverez au chapitre 25 toutes les informations sur ces naissances prématurées.

Si vos crampes sont douloureuses et/ou continues, appelez immédiatement votre médecin.

Second signe : les saignements

Tout le monde sait que ne plus saigner chaque mois est un signe de grossesse. Que cela signifie-t-il alors lorsqu'une femme enceinte se met à saigner ? Cela peut vouloir dire plusieurs choses ; alors ne vous affolez pas en supposant d'emblée que votre grossesse est en danger.

Saignements en début de grossesse

Les saignements en début de grossesse (au cours des trois premiers mois) plongent de façon infaillible toute future maman dans l'angoisse. Si vous remarquez quelques taches de sang sur vos sous-vêtements, vous penserez peut-être que vous êtes en train de perdre votre bébé, alors que vous commenciez tout juste à réaliser que vous étiez enceinte. Si cela vous arrive, pas de panique. Appelez votre médecin pour le lui signaler, mais il n'y a très probablement pas de quoi s'inquiéter.

En début de grossesse, des saignements vaginaux sans gravité peuvent être le signe d'un des phénomènes suivants :

- La fixation. Il arrive que quelques gouttes de sang s'écoulent au moment où l'ovule fécondé se fixe sur la paroi de l'utérus.
- Les changements hormonaux. Il n'est pas si rare qu'une femme enceinte se mette à saigner au moment où elle aurait dû avoir ses règles. Ces saignements sont généralement légers et de courte durée.

Même si, dans la plupart des cas, les saignements sont sans aucune gravité, il est vrai aussi qu'ils peuvent signaler un des deux problèmes suivants :

- La fausse-couche. Des saignements abondants, accompagnés de douleurs abdominales, peuvent annoncer une fausse-couche (naissance du bébé avant qu'il puisse survivre en dehors de l'utérus). À ce stade, il n'y a rien que vous puissiez faire pour empêcher la fausse couche, mais il faut tout de même appeler votre médecin sans attendre afin de recevoir les soins nécessaires.
- La grossesse extra-utérine. Des caillots ou des gouttes de sang de couleur brune accompagnés de douleurs abdominales localisées sur un côté peuvent être un signe de grossesse extra-utérine. Cela arrive lorsque l'ovule s'est implanté à l'extérieur de l'utérus et qu'il ne peut pas grossir jusqu'à terme là où il se trouve. (Voir chapitre 25 pour plus de détails.)

Dans ces deux cas, l'*embryon* ne peut arriver à terme et la grossesse prend fin. Les raisons de ces problèmes sont expliquées au chapitre 25.

Voca-bébé

Un **embryon** désigne un bébé en développement avant la 12ᵉ semaine de grossesse. Après 12 semaines, il s'appelle « un fœtus ».

Saignements en milieu ou en fin de grossesse

Des saignements en milieu ou en fin de grossesse peuvent n'être rien de plus que le signe que votre col de l'utérus a subi des frottements pendant un rapport sexuel ou un examen gynécologique. Dans d'autres cas, cependant, ils peuvent indiquer que vous devez consulter votre médecin de toute urgence.

Voca-bébé

Le **travail** est la première phase de l'accouchement, caractérisée par des contractions utérines régulières, pendant laquelle le corps se prépare à la naissance du bébé.

Les causes médicales de saignements en milieu ou en fin de grossesse les plus répandues sont les suivantes :

- Un problème de placenta. Si le placenta (organe situé contre la paroi interne de l'utérus qui apporte au bébé tout ce dont il a besoin pour grandir) est placé dans une mauvaise position ou qu'il commence à se détacher de la paroi de votre utérus, vous allez commencer à saigner. Selon la gravité du problème, ces saignements seront plus ou moins abondants et accompagnés de douleurs plus ou moins vives. (Voir chapitre 23 pour plus de détails.)
- Une fausse couche. Même si une fausse couche en milieu ou en fin de grossesse est une chose plutôt rare, cela arrive parfois. Cette fausse couche (qui peut être stoppée médicalement) se manifeste souvent par des pertes rosâtres durant plusieurs jours ou des pertes peu abondantes de couleur brune apparaissant par intermittences sur plusieurs semaines. En cas de saignements très abondants accompagnés de crampes, la fausse couche ne peut généralement pas être stoppée. (Voir chapitre 24 pour plus de détails.)
- Un accouchement. Des saignements abondants, en particulier s'ils sont accompagnés de douleurs au ventre ou au dos, peuvent annoncer le début du travail. Si cela arrive en milieu de grossesse, votre médecin fera au plus vite pour le stopper et empêcher le bébé d'arriver trop tôt. Si cela arrive dans la dernière ou avant-dernière semaine de grossesse, votre médecin vous donnera sans doute rendez-vous en salle d'accouchement !

Que dire à votre médecin en cas de saignements

Lorsque vous appelez votre médecin pour lui signaler que vous avez des saignements, préparez-vous à répondre aux questions suivantes :

- Quand ont-ils commencé ?
- Sont-ils intermittents ou réguliers ?
- De quelle couleur sont-ils : rouges, bruns, ou roses ?
- Quelle est leur abondance ? (Quelques gouttes ? Assez pour mouiller une serviette hygiénique en 1 heure ?)
- Contiennent-ils des caillots, des morceaux plus solides ?
- Avez-vous d'autres symptômes ? (Nausées, vomissements, crampes, fièvre ?)

Savoir s'entourer

Constipation, hémorroïdes, varices, mal de dos, crampes, etc., etc. La liste des désagréments qui peuvent accompagner la grossesse est longue – et il se peut que vos amis et votre famille se lassent assez vite de les entendre énumérer. La plupart des femmes déplorent que leur mari arrête d'écouter avec compassion leurs petits tracas au bout de la 2e semaine de grossesse environ. Aussi proche que vous puissiez être de votre famille, seule une autre femme enceinte peut vous rassurer et vous dire : « Je sais ce que tu veux dire. » C'est pour cela qu'existent les forums et réunions de futures mamans.

Ces réunions permettent de partager non seulement les petits tracas, mais aussi des informations. Les participantes peuvent évoquer les soins conventionnels et alternatifs et échanger leurs expériences, parler de ce qui fonctionne, et de ce qui ne fonctionne pas. Elles peuvent s'échanger des astuces sur l'alimentation, les voyages, la famille, le travail, et tout le reste. Lorsqu'on sait qu'on n'est pas seule à éprouver les mêmes doutes, craintes, ou désagréments, l'attente est moins longue à supporter.

Participer à des réunions de futures mamans peut vous être extrêmement bénéfique si vous êtes de celles qui aiment réconforter comme être réconfortées. Si votre grossesse est compliquée ou à risques, il pourra être très rassurant pour vous de rencontrer d'autres femmes enceintes confrontées aux mêmes incertitudes que vous.

Ce qu'il faut retenir

- → Si vous avez le visage, les doigts, les chevilles, et les pieds qui enflent, ce n'est pas parce que vous avez trop grossi : c'est parce que vous faites de la rétention d'eau.
- → Si vous avez des fringales d'aliments bien précis, il s'agit peut-être de signaux envoyés par votre corps pour vous dire ce dont vous manquez.
- → Les saignements des gencives sont courants lors d'une grossesse et indiquent qu'une visite chez le dentiste s'impose.
- → Constipation, hémorroïdes, flatulences, et éructations sont autant de soucis digestifs très répandus lors d'une grossesse.
- → Varices, mal de dos, et crampes du mollet sont des inconvénients classiques de la grossesse, qui peuvent être évités par des mesures préventives.
- → Crampes abdominales et saignements vaginaux peuvent être sans aucune gravité, mais peuvent également signaler une urgence médicale. Le cas échéant, contactez votre médecin sans attendre.

Chapitre 6

Les examens

Dans ce chapitre

- → Examens prénatals (de dépistage et de diagnostic)
- → Aperçu des examens de suivi
- → Le dépistage du diabète (examen glycémique) et des anomalies congénitales (triple test)
- → Les techniques de diagnostic haute technologie : échographie, amniocentèse, et prélèvement des villosités choriales
- → Aperçu des autres examens : recherche de streptocoque B et prélèvement du sang de cordon

Si l'accouchement existe depuis que le monde est monde, en revanche, dans le domaine des examens prénatals, des progrès spectaculaires ont été faits. Aujourd'hui, vous avez plus de possibilités que jamais de savoir des choses essentielles sur la santé de votre bébé avant même qu'il soit né. Même votre mère, il n'y a pas si longtemps, ne disposait pas d'autant d'examens et ne pouvait donc pas en savoir autant que vous.

Oui, non, ou peut-être

Les examens prénatals sont divisés en deux catégories : les examens de diagnostic et les examens de dépistage. Il est important de connaître la différence entre les deux, parce qu'elle permet de savoir comment interpréter leurs résultats.

Les examens de diagnostic : ces examens, d'une grande fiabilité, vous donnent un résultat soit positif, soit négatif. Un test de grossesse, par exemple, est un examen de diagnostic : soit vous êtes enceinte, soit vous ne l'êtes pas. Les résultats de ces tests sont des certitudes, à partir desquelles des décisions médicales sont prises.

Les examens de dépistage : ces tests permettent d'établir une probabilité ou un risque face à un problème particulier : ils vous disent que ce problème est « peut-être » présent. Mais ils ne donnent pas une réponse par oui ou par non. Un résultat positif à un tel examen vous classe simplement dans une catégorie de personnes dont la probabilité d'avoir ce problème est plus élevée que pour les autres. Admettons, par exemple, que votre médecin vous dise que les résultats de votre triple test indiquent qu'il y a une probabilité pour que votre enfant soit atteint d'une maladie appelée « spina bifida ». Ce ne sont évidemment pas des bonnes nouvelles. Mais cet examen n'étant qu'un dépistage, il ne signifie pas que votre enfant a cette maladie : il signifie simplement qu'il y a une probabilité que ce soit le cas. Dans ces cas-là, d'autres examens (généralement de type diagnostic, donc plus précis) sont prescrits afin d'en savoir plus.

C'est ce qu'il y a de bien, mais aussi de regrettable avec les examens de dépistage : ils permettent de détecter des risques graves très tôt dans une grossesse afin que les couples puissent chercher à en savoir plus s'ils le souhaitent. Mais en même temps ils peuvent causer beaucoup de stress et d'inquiétude pour rien.

Les examens de suivi

Les examens de suivi ou « de routine » sont ceux que votre médecin effectuera à chaque consultation ou presque. Les principaux sont la pesée, la prise de tension, et les analyses d'urine et de sang.

Le poids

Avant de monter sur la balance, vous allez sans doute vouloir retirer vos chaussures, bracelets, bagues, boucles d'oreilles, barrettes, vêtements, et même peut-être votre maquillage ! Même s'il est normal de grossir quand on est enceinte, il faut s'efforcer de limiter cette prise de poids, qui doit normalement se situer entre 10 et 20 kilos. Et vous pouvez compter sur votre médecin pour surveiller de très près l'aiguille de la balance !

Même si personne ne peut dire de combien exactement vous allez grossir chaque mois, on dit généralement qu'il faut prendre 1 à 2 kilos pendant les 3 premiers mois, 500 grammes par semaine pendant les 5 mois suivants, et, pour finir, 500 grammes à 1 kilo (si vous grossissez tout court !) au cours du 9e mois.

Votre médecin vous surveillera attentivement afin de détecter une éventuelle prise de poids importante et soudaine qui, accompagnée de gonflements excessifs, peut être inquiétante. Elle prendra aussi garde à ce que vous grossissiez suffisamment, une prise de poids trop faible pouvant être elle aussi dangereuse pour votre bébé.

« Dis, maman... »

Le poids que vous prenez pendant la grossesse n'est heureusement pas uniquement celui du bébé (vous imaginez accoucher d'un bébé de 20 kilos ?). Le bébé ne pèse que 3 à 4 kilos ; les 8 à 15 kilos restants sont répartis entre le placenta, l'utérus, le liquide amniotique, les seins, le volume sanguin, ainsi que la couche de graisse dont vous vous entourez, et l'eau en rétention. Les femmes qui attendent des jumeaux (ou plus) grossissent biensûr davantage.

La tension

À chaque consultation, votre médecin prendra votre tension. C'est un examen banal, mais très important. Un tensiomètre attaché par une bande Velcro est fixé sur la partie supérieure de votre bras, puis le médecin appuie sur une poire pour le faire se resserrer et mesure votre pression artérielle en posant un stéthoscope (vous savez, cet instrument que portent souvent les médecins autour du cou – c'est même à cela qu'on les reconnaît !) près du pli de votre coude. Le chiffre obtenu à la première consultation servira de point de référence, afin d'y comparer les résultats des mois suivants. Une hausse de tension soudaine peut signaler un problème, comme par exemple une pré-éclampsie (terme technique qui désigne une hypertension lors de la grossesse). (Voir chapitre 25 pour plus de détails.)

L'analyse d'urine

Vous savez viser ? En fin de grossesse, vous serez sans doute devenue très habile à uriner dans un petit flacon, parce que vous aurez droit à une séance d'entraînement par mois ! Les analyses d'urine servent à détecter trois choses : (1) les infections, (2) les protéines, qui peuvent être un signe d'hypertension, et (3) le sucre, qui peut être un signe de diabète.

L'analyse sanguine

Votre médecin vous prescrira une prise de sang dès la première consultation. Celle-ci doit s'effectuer en laboratoire médical, où, à l'aide d'une seringue, on vous le prélèvera dans la veine la plus apparente du creux du coude. L'analyse de ce sang permet d'obtenir les précieux renseignements suivants :

- Votre groupe sanguin : A, B, ou O. Il est important de le déterminer au cas où vous ayez un jour besoin d'une transfusion sanguine.
- Votre facteur Rhésus (Rh) : il est soit négatif (Rh−), soit positif (Rh+). La différence importe peu, sauf dans le cas où vous avez un Rhésus négatif alors que celui du père de l'enfant est positif. Si c'est le cas, il se peut que votre bébé soit incompatible avec votre groupe de facteur Rhésus, ce qui peut être source de problèmes lors de grossesses futures. Si cela est détecté à l'avance, le médecin peut empêcher l'apparition de certains problèmes. (Voir chapitre 23 et non 25 pour plus de détails sur les incompatibilités de Rhésus).
- Votre taux d'hémoglobine. L'hémoglobine a pour fonction d'alimenter les globules rouges en oxygène. Le taux d'hémoglobine chute souvent pendant la grossesse (ce qui peut entraîner de l'anémie) : votre médecin s'assurera qu'il ne descend pas trop bas.
- Votre immunité contre la rubéole : si vous n'êtes pas immunisée contre cette maladie, il vous faudra suivre certaines précautions afin d'éviter de l'attraper, surtout au 1er trimestre.
- Votre immunité contre la toxoplasmose : la toxoplasmose est une maladie parasitaire dont l'agent est le protozoaire *Toxoplasma gondii*. Le principal responsable de la transmission de cette maladie est le chat. Le plus souvent anodine, la toxoplasmose peut cependant avoir des conséquences très importantes sur votre bébé si vous êtes infectée en cours de grossesse. (Si vous contractez la toxoplasmose en cours de grossesse, vous serez traitée par antibiotiques jusqu'à l'accouchement.) (Voir chapitre 8 pour en savoir plus sur la toxoplasmose.)
- Les MST : les maladies sexuellement transmissibles pouvant représenter de nombreux dangers pour le fœtus en développement et pour le nouveau-né, leur éventuelle présence doit être connue. L'analyse sanguine permet de dépister l'hépatite B, le VIH, et la syphilis.

Info grossesse

La toxoplasmose est une maladie très fréquente en France. D'après une étude épidémiologique menée en région parisienne, 10 % des enfants de 2 ans en sont porteurs proportion qui passe à 50 % à l'âge de 5 ans et à près de 90 % à 30 ans. La majeure partie des futures mamans sont donc immunisées avant leur grossesse.

L'examen glycémique

La plupart des futures mamans passent un *examen glycémique* entre la 24ᵉ et la 28ᵉ semaine de grossesse, afin de dépister un éventuel *diabète gestationnel*. (Voir chapitre 4 pour plus d'informations sur les effets du diabète sur un fœtus.)

Vous avez des risques de développer un diabète gestationnel si vous faites partie de l'une des catégories suivantes :

- Vous avez eu un diabète gestationnel au cours d'une grossesse précédente.
- Vous avez déjà mis au monde un enfant de poids élevé.
- Vous êtes en grande surcharge pondérale (environ + 20 % de votre poids idéal).
- Vous avez plus de 35 ans.
- Vous avez une tension élevée.
- Vous avez un parent, un frère, ou une sœur diabétique.

Voca-bébé

L'**examen glycémique** est un test auquel sont soumises les femmes enceintes entre la 24ᵉ et la 28ᵉ semaine de grossesse afin de détecter un éventuel diabète gestationnel.

Le **diabète gestationnel** est une maladie caractérisée par un taux de glycémie (de sucres dans le sang) élevé,et qui apparaît en cours de grossesse chez certaines femmes. Elle est différente des autres formes de diabète parce qu'elle disparaît généralement après la naissance du bébé.

L'examen de dépistage du diabète gestationnel n'est absolument pas douloureux – en revanche, Il est très long. Avant l'examen, vous devrez absorber une solution de glucose (qui est un liquide épais au goût très sucré – rien de délicieux, mais il y a pire). 1 heure plus tard, on vous fera une prise de sang afin d'évaluer votre taux de glycémie. Si le résultat est anormal (ce qui correspond à environ 20 % des cas), vous pourrez rentrer chez vous mais devrez revenir un autre jour pour passer un examen de diagnostic, appelé HGPO (test d'hyperglycémie provoquée oral), pour vérifier ces résultats. Si le premier test révèle que vous avez un taux de glycémie élevé, ne soyez pas trop inquiète. Environ 85 % des femmes dont c'est le cas ont des résultats normaux lors du test HGPO.

Si vous avez un diabète gestationnel, il vaut mieux le savoir au plus tôt. Cela permettra à votre médecin de vous aider à définir un régime alimentaire et un programme d'exercice physique afin de contrôler le problème et de protéger la santé de votre bébé. Il pourra aussi vous prescrire de l'insuline si nécessaire. Un diabète gestationnel n'est jamais une bonne nouvelle, mais il n'y a pas de quoi s'inquiéter outre mesure. La plupart des femmes qui en sont atteintes ont une grossesse sereine et mettent au monde des enfants en parfaite santé. Sachez cependant que, même si cette forme de diabète a toutes les chances de disparaître après la naissance de votre bébé, certaines femmes développent ensuite un diabète « classique » au cours des 20 années suivantes. Il vous faudra donc rester vigilante sur ce point à chacun de vos bilans de santé.

Le triple test

Le *triple test* est un test de dépistage pratiqué généralement entre 15 et 20 semaines de grossesse. Ce test peut aider à identifier les grossesses à risques, celles avec un risque accru d'accoucher d'un bébé atteint de certains problèmes parmi lesquels : la trisomie 21, le spina-bifida, l'anencéphalie, et une déficience de la paroi abdominale.

Voca-bébé

Le **triple test** est un dépistage sanguin effectué entre la 15e et la 20e semaine de grossesse afin d'évaluer la probabilité d'anomalie congénitale.

Cet examen consiste en une prise de sang en laboratoire. Votre sang est analysé afin de mesurer les dosages des trois éléments suivants :

- L'alpha fœto-protéine sanguine : il s'agit d'un type de protéine produite uniquement par les fœtus. Un dosage trop élevé dans le sang peut indiquer certains problèmes, un dosage trop faible peut indiquer un autre type de problème. Un niveau élevé d'alpha fœto-protéine peut être le révélateur de choses diverses : il peut signifier que vous attendez des jumeaux ou que vous êtes enceinte depuis plus longtemps que vous ne le pensiez. Mais il peut aussi signifier que votre bébé a une malformation du tube neural, comme le spina-bifida (déformation de la colonne vertébrale) ou l'anencéphalie (absence de tout ou partie du cerveau).
- Un niveau bas d'alpha fœto-protéine peut signifier que vous êtes enceinte depuis moins longtemps que vous ne le pensiez, mais il peut aussi révéler un risque élevé de trisomie 21.
- L'HCG : l'hormone HCG ou béta-HCG (de l'anglais *human chorionic gonadotropin*) est une hormone sécrétée pendant la grossesse. Elle a un rôle bien particulier, et son dosage permet de révéler une multitude d'éléments. C'est tout d'abord l'hormone HCG qui permet de détecter une grossesse, car elle est présente dans le sang environ 10 jours après la fécondation et dans les urines quelques jours plus tard. C'est donc précisément elle que les tests de grossesse recherchent pour établir leur résultat positif !

« Dis, maman... »

En France, ce test est proposé, et non imposé, à toutes les femmes enceintes de moins de 38 ans.
En revanche, si vous ne souhaitez pas le faire, le médecin vous demandera de signer une décharge indiquant que vous avez bien reçu des informations sur le triple test et son utilité mais que vous ne souhaitez pas le faire. Votre médecin pourra vous recommander fortement de le passer, mais la décision vous appartient à vous et à vous seule.

- Mais son dosage entre la 15e et la 20e semaine de grossesse permet également d'évaluer une probabilité de trisomie 21. Si son taux révèle un risque, une amniocentèse peut être prescrite pour confirmer l'anomalie ou pas.
- L'œstriol libre : il s'agit d'un dérivé des œstrogènes, qui n'est présent en quantité significative que pendant la grossesse, puisqu'il est produit par le placenta. Chez une femme enceinte dont le bébé est atteint de *trisomie 21*, le taux d'œstriol est plus faible que la normale.

C'est l'association de ces trois marqueurs qui permet un dépistage efficace : près de 80 % des cas seront dépistés grâce à cet examen initial. Si le risque estimé est supérieur à 1 sur 250, il sera proposé à la femme enceinte un examen de diagnostic tel que l'amniocentèse.

Voca-bébé

La **trisomie 21** est une anomalie chromosomique : les enfants qui en sont atteints naissent avec un nombre trop élevé de chromosomes. Ces bébés ont une physionomie caractéristique (on les appelle aussi « enfants mongoliens » du fait de leurs yeux bridés) et peuvent avoir plusieurs anomalies conjuguées le plus généralement des anomalies cardiaques et des retards mentaux de degrés variables.

Le triple test est une simple prise de sang et ne représente aucun danger médical : il est totalement inoffensif pour vous comme pour votre bébé. Le seul risque associé à cet examen est le même que celui de tout examen de dépistage : ses résultats ne sont pas des certitudes absolues et il peut causer beaucoup d'inquiétude inutile. Si les taux d'alpha fœto-protéine évalués sont bas, par exemple, la probabilité est très, très faible (certains disent « infime ») que votre enfant soit atteint de trisomie 21. Pour en avoir le cœur net, il vous faudra passer des examens de diagnostic, plus approfondis, comme une amniocentèse (voir plus loin dans ce chapitre). Cet examen comporte des risques et peut entraîner une fausse couche dans certains cas. Un résultat de triple test trop éloigné de la normale peut vous plonger dans la crainte d'une malformation, à laquelle vient s'ajouter la crainte du risque de fausse couche induit par l'amniocentèse. Si les résultats de triple test sont inquiétants, la décision de passer ou pas une amniocentèse est l'une des plus difficiles à prendre pour de futurs parents. La décision ultime est également de savoir ce que vous souhaitez faire en cas de malformation du fœtus : souhaiterez-vous avorter ou souhaitez-vous simplement être prévenus à l'avance des difficultés qui vous attendent à sa naissance ? Il existe également d'autres solutions, comme l'adoption pour les enfants trisomiques. Avant de passer le triple test, il est bon pour de futurs parents de prendre le temps de réfléchir à ce qu'ils feront en fonction des résultats. On vous conseillera peut-être de passer de nouveau un examen de dépistage, de chercher un second avis médical, ou de rencontrer un *conseiller en génétique*. Quel que soit votre choix, gardez toujours à l'esprit que la plupart des femmes dont les résultats de triple test sont anormaux mettent au monde un enfant normal.

Voca-bébé

Un **conseiller en génétique** a fait des études spécialisées sur la façon dont les caractéristiques sont transmises de parents à enfant. Les conseillers en génétiques sont consultés par les couples dont le risque de mettre au monde un enfant atteint d'anomalies congénitales est plus élevé que la moyenne. Il est là pour leur expliquer les probabilités que leur enfant naisse avec une anomalie et leur dire quels sont les examens prénatals qu'ils peuvent passer.

L'échographie

Il y a fort à parier que vous n'avez pas de photos de vous lorsque vous étiez encore dans le ventre de votre mère. Mais la plupart des jeunes enfants aujourd'hui, eux, ont cette première photo : une image en noir et blanc encadrée à côté de leur photo de naissance. La technique grâce à laquelle il est possible de voir un bébé avant sa naissance s'appelle *échographie*. Elle s'effectue avec une sonde qui émet des ultrasons. Les ultrasons se répercutent sur le bébé – ce qui permet de créer une image, sans aucun des dangers souvent associés aux rayons X.

Voca-bébé

L'**échographie** est une technique d'imagerie médicale utilisant les ondes à haute fréquence, qui permet de faire apparaître l'image d'un fœtus sur un écran d'ordinateur.

L'échographie est un examen très utile pour les raisons suivantes :

- Pour dater la grossesse. L'échographie permet au médecin de vérifier si la taille du bébé correspond au terme déterminé par la dernière date de vos règles.
- Pour surveiller la croissance du bébé. Avec une échographie, le médecin peut voir si le bébé est trop gros ou trop petit pour son âge – ce qui peut indiquer un problème.
- Pour détecter les grossesses multiples. L'échographie permet de confirmer ou d'écarter une présomption de jumeaux, de triplés, ou plus.
- Pour s'assurer de la santé de la maman et du bébé. L'échographie permet aux médecins de vérifier la position du placenta, la quantité de liquide amniotique dans l'utérus, et la santé générale du bébé. Elle peut aussi permettre d'identifier les raisons de saignements. L'échographie sert à déterminer la santé d'un fœtus quand aucun battement de cœur n'a été détecté avant la 14e semaine ou s'il n'y a pas eu de mouvement du fœtus avant la 22e semaine.
- Pour confirmer des suspicions d'anomalies. Grâce à l'échographie, les médecins peuvent également observer les organes internes du bébé et son système nerveux central.
- Pour sécuriser d'autres examens. Sans l'utilisation de l'échographie pour guider les opérations, des examens tels que l'amniocentèse seraient bien trop risqués.
- Pour sécuriser l'accouchement. L'échographie permet de voir la position du bébé avant sa naissance. Et si le terme est dépassé, l'échographie permet d'évaluer sa taille.

« Dis, maman... »

Si vous passez une échographie pelvienne, il vous faudra boire de l'eau en grande quantité avant l'examen et vous n'aurez pas le droit d'aller aux toilettes avant qu'il soit terminé. Ce n'est pas douloureux, mais c'est loin d'être confortable !

Le côté appréciable d'une échographie, c'est que c'est facile, rapide, et indolore. Si vous êtes en tout début de grossesse, on vous demandera peut-être de boire plusieurs verres d'eau avant l'examen afin que les ultrasons puissent mieux traverser le liquide contenu dans votre vessie. Pour commencer, vous vous installez sur la table d'examen sur le dos ou sur le côté et soulevez vos vêtements pour découvrir votre ventre. Ensuite, le médecin ou échographe applique un gel inodore, soluble dans l'eau, sur votre peau. Ce gel permet à la sonde de mieux glisser sur votre peau et aux ondes de mieux traverser votre corps. Il est légèrement collant, mais s'essuie facilement en fin d'examen.

Une fois le gel appliqué, l'*échographe* commence à faire glisser la sonde sur votre ventre. Cette sonde envoie des ondes qui sont répercutées et lui renvoient des échos, qui, transmis à un ordinateur, s'affichent sous la forme d'une image en temps réel sur un écran de la taille d'une télévision.

> **Voca-bébé**
>
> Un **échographe** est un médecin qui a suivi une spécialisation en anatomie, en soins au patient, en imagerie médicale, et en techniques utilisant les ultrasons.

Avec un peu d'aide, vous verrez les premières images de votre bébé. En tout début de grossesse, vous pourrez également observer ses battements de cœur, la forme de sa colonne vertébrale, ainsi que sa tête, ses bras, et ses jambes. À certains stades, il est même possible de surprendre Bébé en train de sucer son pouce. Parfois, les organes génitaux peuvent être vus – ce qui donne une idée relativement fiable du sexe de votre bébé. Des « photos » sont prises et peuvent être imprimées sur papier ou enregistrées sur film, sur cassette vidéo, ou sous forme numérisée afin que votre médecin puisse s'y référer ultérieurement (on vous donnera généralement une photo sur papier à garder pour l'album photo de votre bébé).

L'échographie fonctionnant avec des ondes sonores et non des radiations, elle permet de s'assurer du bien-être de votre bébé en toute sécurité.

En France, trois échographies sont prévues en cours de grossesse...

La première échographie : l'échographie de datation

La première échographie a lieu entre 12 et 14 semaines d'aménorrhée. On l'appelle aussi « échographie de datation ». Elle dure environ 1/2 heure.

Ses buts sont essentiellement :

- De dater avec précision le début de grossesse. À ce stade, les embryons du même âge font encore la même taille (ce ne sera plus le cas après). Cela permet donc de dater assez précisément la date de conception (à 2 jours près).
- De vérifier le nombre de fœtus : si vous attendez des jumeaux, voire des triplés ou plus, vous l'apprendrez sans doute au cours de cette échographie. (Voir chapitre 10 pour en savoir plus sur les grossesses multiples.)
- De vérifier la vitalité et le bon développement du ou des fœtus (vérification du contour de la boîte crânienne, de la paroi abdominale antérieure, décompte des membres).
- De mesurer la clarté nucale.

La clarté nucale est la mesure de la nuque du fœtus. Une nuque supérieure à 3 mm et un triple test indiquant un taux de risque supérieur à 1/250 est une indication pour réaliser une amniocentèse afin de savoir si le fœtus souffre de trisomie 21. Une grande clarté nucale peut également être le signe d'une malformation cardiaque du fœtus, pas forcément grave mais qu'il est utile de détecter afin de la soigner.

La deuxième échographie : l'échographie morphologique

La deuxième échographie a lieu entre 22 et 24 semaines d'aménorrhée. On l'appelle également « échographie morphologique » car son but est essentiellement de vérifier le bon développement des organes fœtaux, la vitalité du fœtus, sa bonne croissance et de vérifier ses annexes (placenta, cordon...). Elle dure souvent 1 heure.

La bonne croissance du fœtus est vérifiée par la prise de mesures de son crâne (diamètre et périmètre), de son abdomen, et de son fémur.

Les malformations dépistées sont celles du cœur, du système digestif, du système sanguin (bonne disposition des vaisseaux), de l'appareil urinaire, des membres, du système nerveux (examen des hémisphères cérébraux), et de la colonne vertébrale.

Si vous le souhaitez, vous pourrez connaître le sexe de votre bébé (on peut à présent connaître le sexe dès 17 semaines d'aménorrhée). Si vous ne souhaitez pas connaître le sexe de votre bébé, précisez-le dès le début de l'examen au médecin afin d'éviter toute gaffe de sa part !

La troisième échographie : l'échographie de croissance fœtale

La troisième échographie a lieu entre 32 et 34 semaines d'aménorrhée. C'est l'échographie dite « de croissance fœtale ».

En plus des vérifications habituelles (vitalité, examen des annexes, quantification du liquide amniotique afin de vérifier si le système rénal du fœtus fonctionne correctement, recherche d'anomalies et malformations fœtales, notamment au niveau du visage), le but du jeu est d'obtenir des informations en vue de l'accouchement :

- présentation du fœtus d'une version : céphalique (tête en bas), en siège (les fesses en bas), transversale (en « biais », tête vers l'un des flancs, fesses en face) ;
- position, épaisseur, et maturité du placenta ;
- estimation du poids de naissance.

Cela permettra à l'obstétricien de décider :

- s'il faut tenter une version par manœuvres externes (pour aider Bébé à mettre la tête en bas) ;
- si la voie basse est possible, à confirmer parfois par une radiopelvimétrie (radio du bassin permettant de comparer les mesures du bassin de la maman et les mesures fœtales pour déterminer si la voie basse est possible).

Sur cette échographie apparaissent les profils de la tête et de l'épaule du bébé du Dr Gliksman dans sa 13e semaine de grossesse.

Info grossesse

Il existe depuis quelques années une technique d'échographies en couleurs, en 3D (avec le volume) ou 4D (avec le mouvement), qui permettent d'obtenir des images de qualité comparable à de vraies photos. Elles sont bien sûr très appréciées des futurs parents, mais sachez que ce service coûte de 60 à 200 euros environ et n'est pas remboursé par la Sécurité sociale.

L'amniocentèse

L'*amniocentèse* est un procédé utilisé pour prélever une petite quantité de liquide amniotique (le liquide dans lequel baigne le fœtus). L'analyse de ce liquide peut permettre de diagnostiquer un certain nombre d'anomalies avec une fiabilité de 99 % environ. Cet examen représente la plus grande avancée qui ait été faite en matière de médecine prénatale au cours de ce siècle.

Voca-bébé

L'**amniocentèse** est un examen de diagnostic qui consiste à ponctionner du liquide amniotique dans la poche qui entoure le fœtus, afin d'y rechercher certaines anomalies.

L'amniocentèse est généralement effectuée entre la 15e et la 18e semaine de grossesse. Mais elle peut être pratiquée dès la 12e semaine et jusqu'à la 20e semaine. Elle peut également avoir lieu en fin de grossesse, afin d'évaluer la maturité pulmonaire du bébé. En fonction des types d'analyses effectuées, il faut entre 1 jour et 1 mois pour en connaître les résultats.

Pour quoi faire ?

L'amniocentèse sert généralement à déterminer deux choses :

- Les anomalies chromosomiques. Il s'agit d'anomalies congénitales ou de problèmes génétiques. L'examen permet d'identifier plusieurs centaines de problèmes génétiques, dont certains des plus répandus, comme la trisomie 21, la maladie de Tay-Sachs, ou la drépanocytose (aussi appelée « maladie de Herrick »). Il permet également de déceler des malformations du tube neural, comme le spina-bifida (déformation de la colonne vertébrale) ou l'anencéphalie (absence de tout ou partie du cerveau).

- La maturité des poumons du bébé. S'il existe un risque de naissance prématurée en urgence, il est important de savoir si ses poumons sont assez développés pour qu'il puisse respirer ou s'il faudra l'y aider avec un système de respiration assistée.

Par ailleurs, même si elle n'est jamais prescrite dans ce but précis, l'amniocentèse peut également déterminer avec une grande fiabilité le sexe du bébé.

Une décision qui vous appartient

L'amniocentèse n'est jamais obligatoire. Mais elle est généralement proposée aux femmes faisant partie d'une des catégories suivantes :

- Les femmes mûres. Les futures mamans de plus de 35 ans sont plus exposées à avoir un bébé atteint d'une anomalie chromosomique.
- Les femmes « à risques ». Il s'agit de celles dont les résultats de triple test sont trop éloignés de la norme (voir «Le triple test » plus haut dans ce chapitre). Cet examen permet d'identifier les femmes dont les bébés ont une probabilité élevée de présenter certaines anomalies chromosomiques.
- Les femmes dans la famille desquelles certaines anomalies congénitales existent (ou dans celle de leur compagnon).

Certaines femmes veulent passer une amniocentèse, pour d'autres il n'en est pas question. Celles qui souhaitent le faire veulent savoir à l'avance si leur bébé est atteint d'une anomalie ce qui leur donne le temps soit de décider de mettre fin à leur grossesse, soit de se renseigner sur les besoins particuliers qui seront ceux de leur bébé. D'autres femmes choisissent de ne pas passer cet examen parce qu'un avortement est inenvisageable pour elles et qu'elles préfèrent attendre la naissance de leur bébé pour connaître son état de santé. Ce n'est pas forcément une bonne décision : connaître à l'avance les problèmes médicaux d'un bébé

Côté papa

Votre histoire médicale familiale à vous joue également un rôle très important dans la décision de passer ou pas une amniocentèse. Le capital génétique de l'enfant que porte votre compagne est constitué à 50 % de vos gènes ! Si vous n'êtes pas sûr de savoir s'il existe ou non des antécédents d'anomalies ou de maladies héréditaires dans votre famille, renseignez-vous auprès d'elle pour le savoir.

permet aux médecins et aux parents de prévoir le moment, le lieu, et la méthode de l'accouchement afin que les spécialistes appropriés soient présents dès la naissance. Mais personne ne peut savoir à votre place ce qui est le mieux pour vous. Il s'agit d'une décision personnelle qu'il faut prendre avec l'aide de votre famille, de votre médecin, et, si nécessaire, d'un conseiller en génétique.

Info grossesse

La littérature médicale dit que l'amniocentèse était déjà pratiquée au XIXe siècle. Mais ce n'est pas avant 1966 que les cellules fœtales ont pu être mises en culture et que leurs traits génétiques ont pu être analysés. Avant les années 1960, les anomalies génétiques n'étaient découvertes qu'au moment de la naissance.

Savoir pour se préparer

Personne n'est enchanté à l'idée de passer une amniocentèse, déjà rien qu'à l'idée de la longue aiguille qui sert à la pratiquer. Mais ne vous évanouissez pas tout de suite. Des millions de femmes en ont passé une et s'en sont très bien sorties.

L'amniocentèse a généralement lieu dans un hôpital. On vous allonge sur une table d'examen, et le médecin effectue une échographie pour localiser le fœtus et décider de l'endroit, le plus éloigné possible du bébé et du placenta, où il introduira l'aiguille. Cela peut parfois prendre un peu de temps il faut donc être patiente et se détendre. Le médecin peut mettre jusqu'à 20 minutes pour trouver l'endroit le plus approprié.

Le reste de l'examen se passe beaucoup plus vite. Il faut environ 5 minutes au médecin pour insérer la longue et fine aiguille dans votre paroi abdominale et jusque dans la poche de liquide amniotique qui entoure le bébé. À ce moment, vous serez tout excusée si vous criez « Aïe ! » (ou tout autre mot qui pourrait vous échapper). Cela n'est pas excessivement douloureux, mais certaines femmes disent qu'elles ressentent un vif picotement à mesure que l'aiguille s'enfonce. L'aiguille, qui est creuse, aspire environ 2 cuillérées à soupe de liquide amniotique, puis l'examen est terminé.

Après l'examen, il se peut que vous ayez des crampes et quelques pertes. Votre médecin vous conseillera sûrement de vous mettre au repos pour le reste de la journée. On vous dira sans doute aussi de surveiller d'éventuels symptômes d'infection. À la suite d'une amniocentèse, environ 1 femme sur 200 développe une infection, ou une autre forme de complication aboutissant à une faussecouche. C'est pourquoi il est primordial d'avertir immédiatement votre médecin si vous ressentez de la fièvre, des frissons, des contractions, une irritabilité particulière, ou un ramollissement de l'utérus après avoir passé cet examen.

Le prélèvement des villosités choriales

Le *prélèvement des villosités choriales* (ou *biopsie du trophoblaste*) est un examen de diagnostic qui permet d'identifier ou d'écarter les soupçons de certaines anomalies de naissance. Il est comparable à l'amniocentèse, avec un avantage non négligeable : il peut être pratiqué dès la 9e semaine de grossesse. Cela peut avoir beaucoup d'importance si les résultats de l'examen attestent de la présence d'une anomalie et que les parents souhaitent recourir à un avortement. Lorsqu'on souhaite un avortement, il est toujours préférable qu'il ait lieu le plus tôt possible dans la grossesse.

Voca-bébé

Le **prélèvement des villosités choriales**, aussi appelé **biopsie du trophoblaste**, est un examen de diagnostic qui peut être pratiqué dès la 9e semaine de grossesse pour identifier certaines anomalies congénitales ou en écarter une présomption.

Une amniocentèse est rarement pratiquée avant la 12e semaine de grossesse, et les résultats peuvent ne pas être connus avant plusieurs semaines. Cette longue attente rend les avortements thérapeutiques bien plus difficiles émotionnellement comme physiquement.

Le prélèvement des villosités choriales n'est pas proposé couramment à toutes les femmes enceintes. Comme l'amniocentèse, il peut causer des fausses couches mais aussi d'autres complications comme des anomalies des membres s'il est réalisé avant la 10e semaine. Mais il est parfois conseillé aux femmes dans les cas suivants :

- Les femmes de plus de 35 ans. Le risque de porter un enfant atteint d'une anomalie chromosomique augmente avec l'âge.
- Les femmes qui ont déjà mis au monde un enfant (ou des enfants) atteint(s) d'une anomalie.
- Les femmes dont les antécédents familiaux indiquent un risque de maladie génétique héréditaire.

Le prélèvement des villosités choriales s'effectue généralement à l'hôpital. Comme pour l'amniocentèse, on repère par échographie la position du fœtus et l'emplacement du placenta. Les cellules sont prélevées à l'aide d'un cathéter (tube très fin rattaché à une seringue), mais au lieu du liquide amniotique c'est un échantillon de placenta qui est aspiré.

Le point d'entrée est d'abord nettoyé à l'aide d'une solution antiseptique afin d'éviter l'apparition d'une infection. Puis le médecin insère soit le cathéter par le vagin, puis le col de l'utérus, soit une aiguille à travers la paroi abdominale, afin d'aller chercher un minuscule morceau de villosités choriales (ce sont les cellules fœtales du placenta), qui sera ensuite analysé. Aucune anesthésie n'est proposée parce que cet examen est indolore. Certaines femmes disent cependant qu'elles ressentent un pincement au moment où l'échantillon est prélevé.

Comme après une amniocentèse, il se peut que vous ayez des crampes ou des pertes, mais elles disparaîtront au bout de quelques jours.

« Dis, maman... »

Lorsque vous programmez votre rendez-vous pour un prélèvement des villosités choriales, prévoyez de prendre le reste de la journée pour vous reposer. L'examen peut être physiquement comme émotionnellement fatigant. C'est une raison amplement suffisante pour vous accorder une journée.

À l'écoute des battements de cœur de Bébé : l'examen de réactivité fœtale

Lors de cet examen, c'est Bébé qui fait tout le travail ! Un *examen de réactivité fœtale* peut être effectué à tout moment du dernier trimestre de grossesse lorsque le médecin souhaite mesurer le rythme cardiaque du fœtus (généralement situé entre 120 et 160 battements par minute). Il peut même être fait tous les jours au cours du dernier mois pour les grossesses les plus compliquées ou les plus exposées à certains risques.

Voca-bébé

Un **examen de réactivité fœtale** sert à mesurer le rythme cardiaque d'un fœtus.

Pour enregistrer le rythme cardiaque du fœtus, on fixe un détecteur à ultrasons (appelé « Doppler ») sur votre ventre, à l'endroit où il sera le plus facile d'entendre les battements de cœur du fœtus. Les battements de cœur s'inscrivent sur une bande de papier graphique, qui défile dans un appareil de monitoring. Un second détecteur (appelé « tocodynamomètre ») est fixé en haut de votre ventre, au sommet de l'utérus. Ce détecteur mesure la fréquence et l'intensité des contractions utérines. On demande à la mère d'appuyer sur un bouton qui marquera sur la bande de papier le moment où elle sent le bébé bouger. Le rythme cardiaque du fœtus doit normalement s'accélérer à la suite des mouvements qu'il fait. C'est pourquoi cet examen peut durer de 20 à 40 minutes : il faut pouvoir évaluer plusieurs mouvements du bébé. Et s'il est tranquillement en train de dormir, l'examen peut durer encore plus longtemps.

Il existe une nouvelle technique, très récente, permettant de détecter les irrégularités du rythme cardiaque chez le fœtus dès 18 semaines de grossesse. Des chercheurs américains l'ont expérimentée sur une trentaine de fœtus suspectés d'irrégularités cardiaques. À l'aide d'une technique d'imagerie en deux dimensions, appelée « imagerie TVI » (pour *tissue velocity imaging*), qui permet d'observer la structure du cœur ainsi que les mouvements des parois des quatre cavités cardiaques. Cette technique a permis d'établir un diagnostic clair en 4 minutes en moyenne – ce qui est beaucoup plus rapide qu'avec un examen classique utilisant les ultrasons.

Recherche de streptocoque B et prélèvement de sang de cordon

Il existe de très nombreux autres examens prénatals qui peuvent être prescrits en fonction du type de circonstances, des besoins de la future maman, et des souhaits du médecin. En voici deux des plus répandus...

La recherche de streptocoque B

Le streptocoque B est une bactérie que l'on trouve dans le vagin ou l'anus de façon naturelle chez 10 à 35 % des adultes. Elle est inoffensive et sa présence passe inaperçue, sauf dans les cas où elle est transmise d'une mère à son bébé. Elle peut alors entraîner une méningite (inflammation du cerveau ou de la moelle épinière), des infections bactériennes sanguines, des pneumonies infantiles, et même une mort fœtale.

Info grossesse

Une étude récente, réalisée sur un groupe de 120 couples, indique que les relations bucco-génitales d'homme à femme (ou cunnilingus) sont un facteur de transmission du streptocoque B.

Les risques de transmettre cette infection à un bébé sont plus grands s'il naît prématurément, si la mère perd les eaux de façon précoce, ou s'il y a un délai important entre la rupture de la poche des eaux et la naissance de l'enfant. La recherche de streptocoque B, généralement effectuée au cours de la 35e semaine de grossesse, est une opération simple : le médecin frotte un bâtonnet à embout ouaté sur la zone rectale et vaginale. Les cellules prélevées sont envoyées à l'analyse. Si les résultats sont positifs, vous serez mise sous traitement antibiotique pendant l'accouchement afin d'éviter la contamination du bébé.

Le prélèvement de sang de cordon

Le prélèvement de sang de cordon (également appelé « cordocentèse » ou « prélèvement percutané de sang ombilical ») consiste à prélever un échantillon du sang du fœtus présent dans le cordon ombilical. Il s'effectue en insérant une aiguille, à travers la paroi abdominale maternelle, jusque dans un vaisseau sanguin appelé *cordon ombilical*. Une petite quantité de sang du fœtus est ponctionnée, à partir duquel beaucoup de choses pourront être évaluées, dont les suivantes :

Voca-bébé

Le **cordon ombilical** est un cordon en forme de tuyau qui relie le bébé au placenta par ce qui deviendra son nombril. Il sert à alimenter le bébé en nutriments et à éliminer ses déchets au cours de la grossesse.

- L'anémie fœtale.
- Les infections telles que la rubéole, la toxoplasmose (contractée au contact des chats ou de la viande crue), et l'herpès.
- Les globules blancs, qui permettent un comptage chromosomique.
- Les niveaux d'acidité, d'oxygène, de dioxyde de carbone, et de bicarbonate dans le sang (particulièrement importants si le fœtus ne grossit pas comme il le devrait).

Le domaine des examens prénatals est en constante évolution. À mesure que de nouvelles techniques voient le jour, d'autres deviennent obsolètes. Demandez à votre médecin de vous parler des examens qu'il pourrait vous recommander et qui ne sont pas répertoriés ici. Il peut s'agir soit de quelque chose de dépassé et d'inutile, soit au contraire de quelque chose de très récent qui peut vous apporter une aide précieuse. Si vous avez des doutes, faites quelques recherches : consultez les sites Internet indiqués dans l'annexe. Vous pouvez également contacter la fondation PremUP, dédiée à la lutte contre la mortalité périnatale.

« Dis, maman... »

Si vous souhaitez obtenir plus d'informations sur les examens prénatals et les anomalies à la naissance, vous pouvez contacter la fondation PremUp :
4, avenue de l'Observatoire
75006 Paris, Tél. : 06 70 20 78 76 www.pemup.org

Ce qu'il faut retenir

- → Les examens de dépistage (dont le résultat est un « peut-être ») sont différents des examens de diagnostic (dont le résultat est un « oui » ou un « non »).
- → Pesée, tension, prise de sang, et analyse d'urine font partie des examens de routine au cours de ces 9 mois.
- → Les deux examens prénatals de dépistage les plus courants sont le test de glycémie (pour dépister le diabète) et le triple test (pour dépister les anomalies du fœtus).
- → Des examens de diagnostic, comme l'échographie, l'amniocentèse, et le prélèvement des villosités choriales, permettent de détecter les anomalies en cours de grossesse avec une très grande fiabilité.
- → Il existe de très nombreux examens prénatals (dont la recherche de streptocoque B et le prélèvement de sang de cordon) dont peuvent bénéficier les futures mamans en fonction des circonstances de leur grossesse.

QCM

Réponses

1 : A – 2 : A – 3 : C – 4 : A et B –
5 : B – 6 : B – 7 : C – 8 : C – 9 : A –
10 : B – 11 : C – 12 : B

Nombre de bonnes réponses ❑

Si vous avez au moins 10 bonnes réponses, passez au chapitre suivant, sinon… faites quelques révisions !

1 – Quelle est la durée de vie d'un ovule ?

❑ **A** – 24 heures
❑ **B** – 36 heures
❑ **C** – 72 heures

2 – Pour maximiser les chances de conception, le rapport sexuel doit avoir lieu :

❑ **A** – juste avant la hausse présumée de la température du corps
❑ **B** – au moment où la température du corps est la plus haute
❑ **C** – au moment où la température du corps redescend

3 – Quel est le nombre de couples confrontés à la stérilité en France ?

❑ **A** – 50 000
❑ **B** – 250 000
❑ **C** – 500 000

4 – Quel changement peut être indicateur d'un début de grossesse ?

❑ **A** – une sensation d'épuisement
❑ **B** – un gonflement des seins
❑ **C** – une sécheresse vaginale

5 – Combien de niveaux de maternité existe-t-il ?

❑ **A** – deux
❑ **B** – trois
❑ **C** – cinq

6 – En cas de nausées, il est conseillé de :

❑ **A** – boire un grand verre d'eau avant et après chaque repas
❑ **B** – manger
❑ **C** – éviter les aliments gras

7 – À quoi les femmes enceintes sont-elles particulièrement sujettes ?

❑ **A** – aux maux de tête
❑ **B** – aux otites
❑ **C** – aux congestions nasales

8 – À combien estime-t-on le risque de trisomie chez les mères de plus de 40 ans ?

❑ **A** – 1 sur 10 000
❑ **B** – 1 sur 1 000
❑ **C** – 1 sur 100

9 – Comment appelle-t-on la forme de diabète temporaire dont souffrent certaines femmes enceintes ?

❑ **A** – le diabète gestationnel
❑ **B** – le diabète progestatif
❑ **C** – le diabète gravide

10 – La plupart des problèmes digestifs chez la femme enceinte commencent par :

❑ **A** – la diarrhée
❑ **B** – la constipation
❑ **C** – l'aérophagie

11 – En quoi consiste le triple test ?

❑ **A** – une analyse d'urine
❑ **B** – un prélèvement du liquide amniotique
❑ **C** – une prise de sang

12 – Normalement, combien une femme enceinte passera-t-elle d'échographies au cours de sa grossesse ?

❑ **A** – deux
❑ **B** – trois
❑ **C** – quatre

Partie 2 Le compte à rebours

Une grossesse chez l'être humain dure 9 mois, c'est bien ça ? Eh bien, non, pas exactement. En réalité, une grossesse dure en moyenne 40 semaines – ce qui correspond plutôt à 10 mois, mais pas exactement non plus. Une grossesse est en fait calculée en mois lunaires, qui durent 28 jours (comme le cycle menstruel). Mais tout cela rend le calcul un peu confus : j'ai donc décidé de me rallier aux chiffres conventionnels et de répartir ces 40 semaines en 9 mois. Dans la profession médicale, nous ne comptons pas les semaines de grossesse à partir du jour où vous pensez être tombée enceinte – c'est trop aléatoire. Nous prenons donc comme point de départ une date sur laquelle ne repose pas d'incertitude : la dernière date de vos règles. La conception a lieu environ 2 semaines après cette date (voir le décompte semaine par semaine à la fin du chapitre 7). C'est pour cela que le 1er mois est divisé en 6 semaines. Lorsque vous serez enceinte de 1 mois, votre médecin vous considérera dans votre 6e semaine de grossesse (ou « d'aménorrhée »). Les mois suivants comportent bien 4 semaines, jusqu'au 9e mois, qui en comporte lui aussi 6. Pour vous permettre de mieux suivre le fil, la plupart des événements d'une grossesse sont situés dans le temps par la semaine dans laquelle ils ont lieu (semaine 5, par exemple) et non pas par le mois.

Chapitre 7

1er mois : semaines 1 à 6

Dans ce chapitre

- → Ce qui vous attend lors de la première consultation.
- → Le premier lot d'examens de suivi
- → Les premiers changements corporels : seins qui gonflent, envie fréquente d'uriner, sautes d'humeur, et fatigue
- → Choisir son médecin et sa maternité
- → Calculer sa date d'accouchement
- → Aperçu semaine par semaine du développement de votre bébé

Il arrive bien souvent que votre 1er mois de grossesse touche déjà à sa fin lorsque vous apprenez que vous êtes enceinte. Il est déjà, à ce moment-là, temps de vous organiser, de choisir un médecin et une maternité, et de vous habituer aux changements de votre corps.

La toute première consultation

La première chose à faire après un test de grossesse positif, c'est de prendre rendez-vous avez votre médecin. Pour cette première consultation, vous pouvez prendre rendez-vous avec votre médecin de famille ou directement avec votre gynécologue. Les consultations suivantes, elles, auront lieu avec le gynécologue que vous aurez choisi pour vous suivre pendant cette grossesse, probablement en fonction de la maternité dans laquelle vous souhaiterez accoucher.

Au cours de ce tout premier rendez-vous, votre médecin vous prescrira une prise de sang de début de grossesse à faire en laboratoire.

C'est la consultation suivante (qui doit avoir lieu avant la fin du 3e mois de grossesse) qui sera la première des 7 consultations obligatoires en cours de grossesse. La prise de sang prescrite aura confirmé que vous êtes enceinte, et vous pourrez alors effectuer votre déclaration de grossesse aux organismes sociaux.

Cette consultation sera également l'occasion de faire un point sur votre état de santé, sur vos antécédents médicaux personnels et familiaux, et sur votre mode de vie. Vous ferez le point sur votre consommation de tabac et d'alcool, qui seront désormais à proscrire. C'est aussi le moment de signaler vos éventuelles allergies ! Outre un examen gynécologique, votre médecin, comme les mois suivants, prendra votre tension et vous pèsera. N'hésitez pas à réfléchir à l'avance à toutes les questions que vous voudrez lui poser.

> **Info grossesse**
>
> Une grossesse dure généralement 280 jours – ce qui correspond à 40 semaines, c'est-à-dire 10 mois lunaires ou 9 mois calendaires.

Enfin, vous prendrez rendez-vous pour la consultation suivante. Au total, il y a 7 consultations obligatoires (1 par mois à partir du 2e mois) au cours de la grossesse. Elles sont essentielles à votre santé et à celle de votre enfant : il est primordial de n'en manquer aucune.

Les examens

Même si vos années d'école sont bien loin derrière vous, vous allez être soumise à de nombreux examens cette année ! Chaque mois, pendant ces 9 mois, vous allez devoir passer une série d'examens de suivi. Certains servent de point de repère afin de mesurer les changements qui se produiront en vous tout au long de votre grossesse. D'autres servent à mesurer certains aspects de votre santé qu'il est important de surveiller dans votre état et qui doivent être pris en charge immédiatement en cas de résultats inquiétants. Ces examens de routine sont les suivants : évaluation de votre poids (pesée), de votre tension, analyse d'urine, et prise de sang. (Voir chapitre 6 pour plus de détails sur ces examens.)

La pesée : la pesée de la première consultation indiquera un poids que vous ne reverrez pas de si tôt. Votre prise de poids totale (qui devra se situer entre 10 et 20 kilos) sera calculée par comparaison à ce poids de première consultation.

La tension : votre tension sera mesurée une fois par mois. Lors de votre première consultation, votre médecin notera votre tension habituelle (c'est-à-dire avant les effets de la grossesse). Une hausse soudaine de tension au cours des mois qui vont suivre signale un problème, comme par exemple la pré éclampsie (terme médical qui désigne l'hypertension pendant la grossesse). (Voir chapitre 25 pour plus de détails.)

Côté papa

N'hésitez pas à accompagner votre compagne à ses consultations médicales. Si vous avez envie d'y assister, dites-le. Les futurs papas sont encouragés à s'impliquer dans tous les aspects de la grossesse, et, si votre compagne n'y voit pas d'inconvénient, vous devriez vous sentir libre d'aller avec elle jusque dans les salles d'examen pour voir comment cela se passe et de poser les questions qui vous viennent à l'esprit. Si le médecin refuse que vous soyez présent, changez-en !

« Dis, maman... »

Il arrive que, rien que de savoir qu'on va vous prendre votre tension, celle-ci se mette à grimper ! Essayez de rester détendue avant une prise de tension : respirez profondément et prononcez « Calme » à chaque expiration. Imaginez une scène paisible et heureuse. Cela vous permettra d'avoir un meilleur résultat. Si vous faites partie de ces femmes dont la tension monte rien qu'à se trouver dans un cabinet médical, demandez à votre médecin d'attendre quelques instants et de vous la prendre une fois que vous vous serez relaxée.

Les changements corporels

Au cours du 1er mois de grossesse, personne d'autre que vous ne saura que vous êtes enceinte. Aucun changement corporel visible n'est encore là pour laisser deviner à tous que vous attendez un heureux événement, mais si vous y prêtez attention, vous vous rendrez compte que votre corps manifeste de diverses manières qu'il abrite depuis peu un nouvel occupant.

Ce 1er mois est celui où les hormones reproductrices travaillent tous azimuts et commencent à vous envoyer des signaux de grossesse. Il est difficile de prédire exactement ce que vous ressentirez : certaines femmes doivent écouter leur corps très attentivement pour percevoir le moindre signal ; pour d'autres cela ne risque pas de passer inaperçu et elles n'ont pas l'ombre d'un doute qu'un petit être humain habite maintenant leur corps. (Voir chapitre 3 pour un aperçu plus détaillé de ces changements corporels.)

Côté papa

Ne vous inquiétez pas si vous commencez à vous sentir « enceint » aussi ! Vous n'êtes pas le premier futur papa à éprouver quelques symptômes physiques de grossesse. Il est possible que vous ayez des nausées, que vous preniez quelques kilos sur le ventre, et que vous vous sentiez émotionnellement fragile.
Il s'agit de petits désagréments de compassion, qui n'ont absolument rien d'inquiétant.

Les seins qui prennent du volume

Vos seins seront sans doute immédiatement plus gonflés et tendus. Ils vont également commencer à prendre du volume ! C'est là un des premiers signes physiques que vous pourrez remarquer. Vos soutiens-gorge se mettent à vous serrer, comme s'ils étaient tous devenus trop petits. C'est probablement que vos seins sont au courant de la nouvelle avant vous !

L'envie fréquente d'uriner

Vous allez peut-être tout à coup éprouver le besoin de vous relever plusieurs fois dans la nuit pour aller aux toilettes. Et d'ailleurs même dans la journée vous allez y passer beaucoup plus de temps qu'avant !

Les sautes d'humeur

Vous êtes dans un état émotionnel plutôt instable : d'une minute à l'autre, vous pouvez passer de l'euphorie aux larmes. Non, vous n'êtes pas en train de devenir folle : vous êtes tout simplement enceinte. Si vous étiez déjà une habituée des sautes d'humeur de syndrome prémenstruel, vous ne serez pas complètement dépaysée ; en revanche, vous serez surprise de leur durée. Les sautes d'humeur de la grossesse ne durent en effet pas que quelques jours !

La fatigue

Vous êtes é-pui-sée ! Si vous avez du mal à rassembler assez d'énergie pour mettre un pied devant l'autre quand vous marchez, allongez-vous, dormez, et dites-vous que c'est la même chose pour toutes les futures mamans.

Vos préoccupations

Deux choses principales vous occuperont sans doute l'esprit au cours de ce 1er mois de grossesse : « Où vais-je accoucher ? » et « Quand vais-je accoucher ? ».

Le choix d'une maternité

Vous venez d'apprendre que vous êtes enceinte, mais il est déjà temps de penser à la naissance de votre bébé en réservant au plus tôt votre place dans une maternité. Certaines affichent complet presque 9 mois à l'avance : pour avoir vraiment le choix, mieux vaut ne pas attendre, car les listes d'inscription sont parfois longues.

Sécurité, confort... un certain nombre de critères entrent en jeu dans le choix de la maternité. Votre choix sera déterminé par votre médecin-obstétricien, la nature de votre grossesse (à risques ou non), la proximité du domicile, la méthode d'accouchement souhaitée, le budget, sans oublier la réputation de l'établissement. Avant de faire votre choix, définissez ce qui est important pour vous et votre bébé, car la sélection entre maternités publique ou privée est difficile à faire. Voici une liste des critères qui peuvent vous aider à déterminer la maternité idéale ou presque :

La situation géographique : plus elle sera proche de chez vous, mieux ce sera pour vous ! Alors, si une maternité, près de votre domicile, répond à vos attentes, ne tardez pas à vous inscrire. La proximité offre des avantages pratiques : tout d'abord, c'est plus facile pour se rendre aux consultations pendant la grossesse. C'est aussi plus rapide le jour de l'accouchement : le jour J, vous serez contente de n'avoir que quelques minutes de trajet à faire. Enfin, c'est plus simple pour les visites du papa et des enfants pendant votre séjour.

Le type d'établissement. En France, les maternités se divisent en deux catégories, qui ont chacune leurs avantages propres : établissements publics et privés. À vous de faire votre choix en fonction de ce qui vous semble le plus important.

Les atouts du secteur public

Vous n'aurez rien à payer si vous êtes assurée sociale ou ayant-droit ; les maternités des hôpitaux vous prennent en charge à 100 %. Tout est pris en compte, que vous choisissiez ou non une péridurale, que vous ayez à subir une césarienne, ou quels que soient les soins dont aura besoin votre bébé. Ne vous restera à régler que le téléphone ou la location d'une télévision dans la chambre. Les chambres individuelles sont parfois moins nombreuses et plutôt réservées aux accouchements difficiles ou aux naissances multiples.

Les atouts du secteur privé

- Si la clinique est conventionnée (ce qui est généralement le cas) tout sera également pris en charge par la Sécurité sociale, qu'il s'agisse du prix de la journée, du forfait de la salle de travail, ou des visites du médecin (conventionné, de secteur 1).
  - Si le médecin exerce en secteur 2, ses honoraires dépassent ceux des tarifs conventionnés (vous aurez alors à régler la différence) ; faites-vous préciser le montant. Il en est de même pour l'anesthésiste ou le pédiatre, qui pratiquera les examens sur votre bébé avant la sortie de la maternité. N'hésitez donc pas à vous renseigner même si un grand nombre de maternités privées pratiquent le tiers payant (vous n'avancez alors que la somme qui n'est pas prise en charge par la Sécurité sociale). L'avantage le plus appréciable offert par une maternité privée est la possibilité de réserver une chambre seule – ce qui n'est absolument pas le cas en secteur public.

- **L'équipe qui vous accouchera :**si vous souhaitez connaître l'équipe qui sera présente lors de votre accouchement, vous devrez opter pour une clinique privée.

- **La durée du séjour :** le séjour dure en moyenne entre 3 et 5 jours pour un accouchement par voie basse. S'il s'agit d'une césarienne, il faut compter 1 semaine environ. Ce délai peut varier en fonction de la santé du nourrisson et de la maman, mais aussi de l'établissement. Pensez à demander la durée moyenne du séjour suivant l'accouchement.

- **La réputation de l'établissement :** peut-être le bouche à oreille autour de vous a-t-il déjà fonctionné et convoitez-vous déjà un endroit bien précis ? Prenez tout de même le temps de vous renseigner pour rassembler plusieurs avis. Vous pouvez également utiliser Internet pour en savoir plus. Le site suivant répertorie les maternités de toutes régions, et on peut y lire les avis des mamans qui y ont accouché : www.topdesmaternites.com.

Votre date d'accouchement

Lors de votre première consultation, la date théorique de l'arrivée de votre bébé sera sans doute l'information que vous retiendrez avant toutes les autres ! Cette date sera gravée en lettres d'or dans votre mémoire et dans votre cœur. Il n'y a cependant que peu de chances que ce soit exactement ce jour-là que votre bébé naîtra. Elle n'est rien de plus qu'une estimation, un repère afin que votre médecin et vous ayez une idée du moment où votre petite merveille pointera le bout de son nez. La date exacte de la conception étant presque impossible à déterminer et les bébés ne programmant pas tous leur arrivée dans les mêmes temps, cette date ne doit être pour vous qu'un indicateur approximatif du moment de votre accouchement.

Votre médecin calculera votre date théorique d'accouchement à l'aide d'un petit instrument appelé « calculette obstétricale», qui permet de connaître le terme d'une grossesse en indiquant simplement la date des dernières règles. Pour faire ce calcul vous-même, vous pouvez essayer l'une des deux formules suivantes :

1. Prenez la date du 1er jour de vos dernières règles, ajoutez-y 7 jours. Puis ajoutez-y 9 mois. Vous avez votre date d'accouchement prévue sous les yeux.
2. Prenez la date du 1er jour de vos dernières règles. Ajoutez-y 40 semaines. La date obtenue est la date théorique de votre accouchement.

Si vous aviez des cycles très réguliers de 28 jours, votre date d'accouchement théorique devrait être relativement exacte, mais si vos cycles sont plus longs ou plus courts que 28 jours, il se peut que vous accouchiez avant ou après cette date.

À mesure que votre grossesse avance, votre médecin aura l'occasion d'affiner cette estimation en la recoupant avec les nombreux autres indicateurs de l'âge d'un fœtus. Elle mesurera la taille de votre utérus, prendra note de la date à laquelle vous aurez senti votre bébé bouger pour la première fois et de celle à laquelle le cœur du bébé aura pu être entendu. Si ces dates ne correspondent pas à votre date théorique d'accouchement, l'échographie du 1er trimestre ou échographie de datation viendra mettre fin aux doutes, puisqu'elle est le moyen le plus sûr et le plus précis de connaître l'âge d'un fœtus. (Voir chapitre 6 pour plus d'informations sur l'échographie.)

Semaine par semaine

Les 40 semaines de développement d'un bébé sont quelque chose de palpitant. Il y a du nouveau chaque semaine !

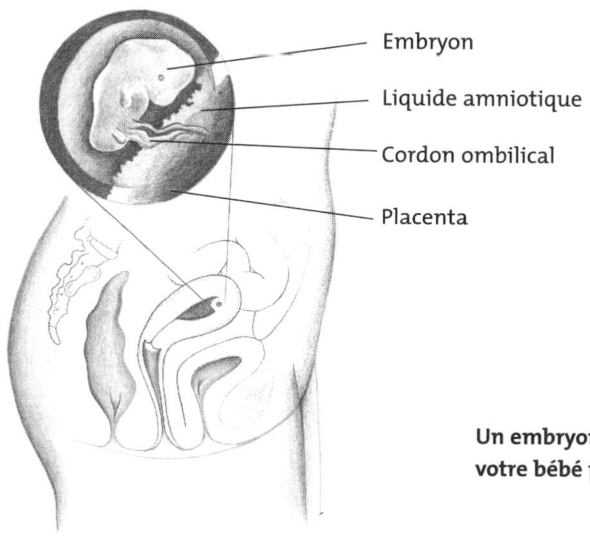

Un embryon humain à 6 semaines. À ce stade, votre bébé pèse 0,03 g et mesure 6,3 mm.

Semaine 1

Vous n'êtes pas enceinte. Il s'agit de la semaine où ont débuté vos dernières règles. Pendant que votre utérus se vide d'où les saignements menstruels – les hormones préparent un nouvel ovule.

Semaine 2

Vous n'êtes toujours pas enceinte. La muqueuse utérine s'épaissit et l'ovulation (libération d'un ovule) se prépare. Il se peut que vous ressentiez une légère douleur au ventre le jour de l'ovulation.

Semaine 3

Cette semaine pourrait être la bonne ! Un ovule est libéré dans vos trompes de Fallope et rencontre alors le sperme de votre compagnon. (Lors d'une éjaculation, en moyenne 350 millions de spermatozoïdes sont en concurrence dans la course qui les mène vers les trompes de Fallope. Ceux qui y arriveront y attendront un ovule pendant une durée qui peut atteindre 4 jours.) C'est lorsque le spermatozoïde pénètre l'ovule que se produit la fécondation (ou conception). L'ovule fécondé est appelé *zygote*. Il commence alors immédiatement à se diviser en cellules identiques tout en descendant de la trompe de Fallope vers l'utérus. Vous êtes dorénavant enceinte.

Semaine 4

Il se passe beaucoup de choses sans que vous vous en rendiez compte. Votre petit zygote trouve un endroit où s'implanter dans l'utérus et s'appelle désormais un *blastocyste*. Une fois arrivé dans l'utérus, il se divise en deux : une moitié reste accrochée à la paroi utérine et deviendra le placenta (l'organe par lequel votre bébé se nourrit et évacue ses déchets), l'autre moitié deviendra le bébé. À l'échographie endovaginale (échographie qui consiste à introduire une sonde dans le vagin afin de pouvoir regarder l'utérus de plus près), on voit une poche gestationnelle (un petit cercle qui deviendra le nid du bébé). À la fin de cette semaine, vous n'aurez pas vos règles – ce qui vous donne le tout premier indice qu'il se passe quelque chose. Certaines femmes ont de légers saignements « dits d'implantation », qui peuvent se produire au moment où le blastocyste s'implante dans la paroi utérine.

Voca-bébé

L'ovule fécondé est appelé un **zygote**. Un fois le zygote implanté dans l'utérus, il s'appelle un **blastocyste**.

Semaine 5

À ce stade, un test de grossesse peut venir confirmer que vous êtes enceinte. Votre bébé a environ la taille d'un pépin de pomme et s'appelle désormais un « embryon ». Il a un cœur qui bat. Le placenta et le cordon ombilical sont entièrement opérationnels. Vous seriez époustouflée de voir la vitesse à laquelle votre bébé se développe :

- Les deux extrémités, la tête et la queue, sont distinctes.
- Les prémices de vésicules cérébrales se forment.
- Le système nerveux commence à se développer.
- Deux conduits cardiaques, joints en une ligne médiane, commencent à se contracter.

Semaine 6

Votre petit embryon commence à manifester sa présence. C'est la semaine où les sensations physiques de la grossesse apparaissent généralement : nausées, seins gonflés, fatigue, et envies fréquentes d'uriner sont autant de signes de cet incroyable phénomène qui se produit en vous. L'embryon ressemble plus à un têtard qu'à un humain, mais le corps se développe rapidement :

Info-grossesse

L'organogenèse est la période pendant laquelle les organes principaux du fœtus se développent. Elle dure de la 6e à la 10e semaine de grossesse. C'est pendant cette période que le fœtus est le plus exposé aux **anomalies** dues à des facteurs externes (comme la consommation de drogues et autres toxines).

- La tête, la queue, et les ébauches de bras sont facilement reconnaissables.
- Les vésicules optiques et le cristallin se forment.
- Les ébauches de bras et de jambes sont présentes.
- Les prémices de foie, de pancréas, de poumons, de glande thyroïde, et de cœur apparaissent.
- La circulation sanguine est correctement établie. Le cœur est un petit renflement à la surface du corps.
- Les hémisphères cérébraux sont en expansion.
- Dans la zone de l'estomac, la boucle intestinale primaire est présente.

Au cours de ces quelques semaines du 1er mois de grossesse, il se passe énormément de choses. Ce n'est pas parce que vous ne voyez pas encore votre ventre grossir qu'il faut croire qu'il ne se passe rien qui ne mérite une attention médicale ! Ne laissez donc pas ce mois passer sans consulter votre médecin.

Ce qu'il faut retenir

→ Une grossesse dure 10 mois lunaires.

→ Votre première visite chez le médecin doit avoir lieu avant la fin du 3e mois de grossesse. Il vous délivrera alors une déclaration de grossesse.

→ Au cours du 1er mois, vous remarquerez sans doute quelques changements dans votre corps : seins tendus, taille moins marquée, nausées, envies plus fréquentes d'uriner, sautes d'humeur, et fatigue.

→ C'est déjà le moment de choisir l'endroit où vous accoucherez. Inscrivez-vous dès que possible dans l'établissement qui répond le mieux à vos critères.

→ Votre date d'accouchement théorique (ou date de terme) n'est qu'une estimation basée sur une formule mathématique simple.

→ Pendant les six premières semaines, le développement de votre bébé est très rapide.

Chapitre

8

2e mois : semaines 7 à 10

Dans ce chapitre

- → La première consultation de grossesse, au cours de laquelle on vous remettra une déclaration de grossesse à fournir aux organismes sociaux
- → Les changements corporels courants : constipation, nausées, pertes vaginales, salivation excessive, et tour de taille en expansion
- → Ce que vous devez savoir sur les animaux domestiques et les toxines

Le 2e mois est un mois critique pour le développement du fœtus. C'est au cours de celui-ci que ses organes (comme le cœur et les reins) se forment, et tout ce qui peut être nuisible au fœtus (alcool, automédication, drogues, toxines environnementales...) peut avoir des conséquences à long terme. C'est une période pendant laquelle il faut prendre tout particulièrement soin de vous.

La consultation du 2e mois

Il n'y a pas à proprement parler de consultation du 2e mois : la première des 7 consultations obligatoires doit avoir lieu avant la fin du 3e mois de grossesse. Mais c'est le plus souvent au cours du 2e mois qu'elle a lieu, lorsque les futures mamans ont eu le temps de découvrir leur grossesse et d'obtenir un rendez-vous.

Lors de cette consultation, votre médecin vous remettra une déclaration de grossesse. Celle-ci se compose de plusieurs feuillets, dont un destiné à la Sécurité sociale et un aux Allocations familiales. Vous recevrez alors en retour un guide de suivi médical de la mère, qui contient notamment des informations pour le suivi médical de votre grossesse et une planche d'étiquettes à coller sur vos feuilles de maladie pour bénéficier de votre prise en charge à 100 %. Votre dossier d'Allocations familiales sera ouvert ou mis à jour pour vous ouvrir les droits à des prestations par la suite.

Info grossesse

La tension se mesure par deux chiffres : le premier (le plus haut) exprime la pression maximale dans vos artères lorsque votre cœur envoie du sang vers vos organes ; le second (le plus bas) exprime la pression qui subsiste lorsque votre cœur est au repos, juste avant de se contracter de nouveau. Idéalement, la tension doit être de 12/8.

Cette consultation comporte également un examen médical, gynécologique, et obstétrical complet dont les résultats seront notés dans votre dossier :

- **Examen général :** tension, pouls, poids, état général.
- **Examen gynécologique :** seins, examen du col avec réalisation d'un frottis si nécessaire.
- **Examen obstétrical :** toucher vaginal, palpation de l'utérus.

S'il est équipé, votre médecin peut éventuellement terminer l'examen par une échographie afin de vérifier que votre grossesse n'est pas une grossesse extra-utérine et pour évaluer la vitalité de votre bébé (aspect, activité cardiaque), mais la véritable première échographie doit avoir lieu entre 11 et 13 semaines.

Les examens complémentaires

Comme chacun des mois suivants, lors de cette première consultation, vous repartirez avec une ordonnance pour une analyse d'urine et une prise de sang, dont les résultats doivent être envoyés au médecin :

- **L'analyse d'urine :** si vous consultez votre médecin directement à l'hôpital ou en maternité, il se peut que, d'une fois sur l'autre, il vous confie un petit flacon stérile dans lequel vous aurez pour instruction de lui rapporter vos urines du matin de la consultation suivante ; si vous consultez un médecin en cabinet privé, ce petit flacon vous sera remis sur place par le laboratoire d'analyses médicales où vous devrez vous rendre pour effectuer vos analyses. L'analyse de vos urines chaque mois permet de surveiller bon nombre de choses : (1) l'apparition d'infections éventuelles, (2) la présence de protéines, qui peuvent indiquer une hypertension, et (3) la présence de sucre, qui peut indiquer un diabète.

- **L'analyse sanguine :** elle a pour but de rechercher : (1) votre **groupe sanguin**. Il s'agit de reconnaître les femmes dont le Rhésus est négatif. En effet, si le conjoint est au contraire Rhésus positif, alors le bébé peut être lui aussi Rhésus positif. La mère peut alors fabriquer des anticorps anti-Rhésus positif dangereux pour l'enfant. (2) la présence éventuelle de **virus** : hépatite B, toxoplasmose, syphilis, VIH. On vérifie aussi votre immunité contre la rubéole et la toxoplasmose, qui sont des maladies dangereuses pour le fœtus lorsqu'elles sont contractées en cours de grossesse. (3) une éventuelle **carence en fer,** généralement surveillée à partir du 6e mois.

Enfin, ne perdez pas de vue qu'à chaque consultation, vous devriez avoir le temps de poser les questions que vous souhaitez. Être enceinte est quelque chose de nouveau pour vous alors n'hésitez pas à faire part à votre médecin de ce qui vous inquiète ou de ce que vous ne comprenez pas. Ne vous laissez pas intimider et tirez au mieux profit de ces consultations. Toutes les inquiétudes ou les interrogations qui vous passent par la tête au cours d'un mois sont des sujets qui méritent d'être abordés lors de votre consultation mensuelle.

Info grossesse

Les analyses d'urine donnent des résultats plus clairs lorsqu'elles sont effectuées sur les urines recueillies le matin au réveil. C'est en effet à ce moment de la journée qu'elles sont les plus concentrées (et non diluées par ce que vous buvez en cours de journée).

Les changements corporels

Au cours du 2e mois de grossesse, vous aurez encore sans doute la silhouette que vous avez toujours eue et très peu de signes seront là pour vous trahir. Cependant, vous vous rendrez compte que votre corps se transforme indiscutablement.

La constipation

Au 2e mois, vos intestins deviennent moins fermes, plus distendus. Vos selles, elles, se font plus dures, plus sèches, et difficiles à évacuer. Vous êtes constipée.

La constipation est un problème universel chez les femmes enceintes du fait de l'affluence des hormones dans l'organisme, mais le fer contenu dans les compléments

« Dis, maman... »

Rien n'est trop « idiot » pour que vous en parliez avec votre médecin. Chaque mois, rassemblez sur un petit carnet les questions que vous aimeriez aborder avec lui.

> **« Dis, maman… »**
>
> Ne vous inquiétez pas si vous remarquez que vos selles sont de couleur noire. Cette couleur est tout simplement due au fer contenu dans les compléments alimentaires que vous prenez.

de vitamines souvent prescrites est également bien connu pour causer des problèmes intestinaux et digestifs. Ce n'est pas parce que la constipation est un problème courant chez les femmes enceintes qu'il faut la subir passivement.

Vous passerez sans doute ce mois à rêver à tout ce qui vous attend, mais n'oubliez pas pour autant de soigner votre transit en buvant beaucoup, en privilégiant les aliments riches en fibres, en limitant votre consommation de sucre et d'aliments de fabrication industrielle, et en faisant suffisamment d'exercice physique ! (Reportez-vous au chapitre 5 pour y relire les conseils destinés à garder un transit intestinal satisfaisant.)

Ne prenez pas de médicaments contre la constipation sans l'avis de votre médecin. Non seulement les laxatifs peuvent vider votre organisme des nutriments nécessaires, mais en plus ils peuvent être dangereux pour votre bébé.

Les nausées

Environ la moitié des femmes enceintes sont sujettes aux nausées, la plupart à partir du 2e mois environ. C'est donc au cours de ce mois-ci que vous saurez si vous faites partie des futures mamans à nausées matinales. Que vous ayez la mal de mer le matin, le midi, et la nuit, ou que vous n'ayez que quelques hauts-le-cœur occasionnels, la cause est la même : cela est probablement dû à la hausse des niveaux d'hormones dans votre corps. (Il existe aussi une théorie selon laquelle les nausées sont un moyen de défense de votre organisme afin de vous éloigner des aliments nuisibles.) Si vous commencez ce 2e mois penchée au-dessus de la cuvette des toilettes, revenez au chapitre 3, où vous trouverez toutes les astuces possibles (de la tranche de citron à sucer aux points d'acupuncture à masser) pour lutter contre ces nausées.

Les pertes vaginales

Vous remarquerez peut-être à ce stade que vous avez des pertes d'un blanc laiteux, peu abondantes, et légèrement odorantes. Même si ces pertes peuvent s'intensifier et durer tout le temps de la grossesse, elles n'ont rien d'inquiétant : c'est sans doute tout simplement un moyen pour votre corps de se protéger des infections. Si en revanche vos pertes deviennent abondantes et de couleur jaune, si elles contiennent du sang, ou se font très liquides, signalez-le à votre médecin : cela pourrait indiquer un problème.

La salivation excessive

Au cours des premiers mois de grossesse, vous serez peut-être gênée par l'abondance de votre salive. Ce désagrément (appelé « ptyalisme ») est très courant chez les femmes qui ont des nausées. Il est sans gravité, mais peut être gênant (par exemple, pour celles qui se mettent à envoyer des postillons à tous ceux à qui elles adressent la parole !). Pour tenter de réduire votre flux de salive, la menthe est un remède possible. Essayez de l'utiliser sous toutes ses formes : dentifrice, bain de bouche, pastilles, chewing-gums...

Le tour de taille en augmentation

Même si vous n'avez sans doute pas encore une silhouette de femme enceinte (à moins que ce ne soit pas votre première grossesse ou que vous attendiez des jumeaux !), certaines femmes prennent du ventre très rapidement. Il se peut que vous ayez du mal à fermer le dernier bouton de votre pantalon, surtout si vous êtes très mince et qu'il y a peu de place pour accueillir votre utérus en expansion. Mais il se peut aussi que ces gonflements soient dus à des problèmes digestifs qui font enfler vos intestins, entraînant des ballonnements.

Quelle qu'en soit la cause, il est certainement temps de ressortir ces pantalons extensibles et ces jupes à taille élastique qui traînent au fond de votre placard ! Ils sont une excellente solution en cette période de transition. Les femmes enceintes expérimentées ont appris à trouver toutes sortes de moyens pour continuer à porter un pantalon. Par exemple, vous pouvez utiliser une bande élastique, la passer dans la boutonnière et l'accrocher au bouton, de l'autre côté. Pour cacher ce rafistolage, une blouse large ou un pull un peu long peuvent faire l'affaire. Cela permet de faire durer un peu votre garde-robe avant de passer aux vêtements de grossesse.

Vos préoccupations

Vous avez maintenant eu plusieurs semaines pour faire le tour des ennuis qu'il est possible de rencontrer lors d'une grossesse. Ce mois-ci, vos préoccupations se tournent vers les animaux de compagnie si vous en avez, le risque de fausse couche, et les dangers qu'une alimentation inappropriée, les médicaments, et les toxines peuvent représenter pour un fœtus.

Chats, chiens, tortues : des gentils compagnons porteurs de risques

Ils font partie de la famille, vous apportent joie et tendresse, et il n'y a aucune raison de les mettre à la porte pour faire place à votre bébé. Mais il faut rester vigilant : ils peuvent aussi être porteurs de maladies dangereuses pour vous et pour votre fœtus.

Les chats : aussi doux et affectueux soit-il, votre chat peut être source de problèmes non négligeables lors de votre grossesse. Les fèces de chat peuvent contenir un minuscule protozoaire (un organisme microscopique) appelé *Toxoplasma gondii*. Ce protozoaire peut être transmis à l'homme de deux manières différentes :

- Par contact direct : par exemple, si vous touchez ses fèces en nettoyant sa litière ou en jardinant près de l'endroit où il a fait ses besoins.
- Par l'air ambiant : si les fèces sont remuées (par exemple, lorsque le chat gratte sa litière) et que les cellules contenant le *Toxoplasma gondii* se mélangent à l'air, elles peuvent être inhalées par une personne passant à proximité.

En France, le dépistage de la toxoplasmose se fait de manière systématique lors de la prise de sang prescrite à la première consultation de grossesse (voir chapitre 6). La toxoplasmose étant une maladie bénigne qui passe généralement inaperçue, la plupart des futures mamans (60 à 80 %) sont immunisées sans savoir qu'elles ont contracté la maladie avant leur grossesse. Si vous avez un chat depuis longtemps, il est très probable que vous ayez déjà eu la toxoplasmose ce qui est une très bonne chose ! Cela veut dire que votre organisme a fabriqué des anticorps et que vous êtes immunisée contre cette maladie.

Pour les 20 à 40 % de futures mamans restants, qui ne sont pas immunisées, un dépistage systématique sera réalisé chaque mois, lors de la prise de sang habituelle. Si c'est votre cas, il est très important de vous protéger dès maintenant. Si la toxoplasmose traverse votre placenta au cours des premiers mois de grossesse (et tout particulièrement le 2e), les conséquences pour votre bébé pourraient être graves. Les risques vont d'une naissance prématurée ou un faible poids de naissance jusqu'à des anomalies du système nerveux central et même une mort fœtale tardive.

Ne vous laissez pas trop effrayer par ces informations ; utilisez-les plutôt pour vous protéger, vous et votre bébé. Suivez ces quelques conseils :

- Si vous avez un chat, emmenez-le chez le vétérinaire pour le faire tester et savoir s'il est porteur de la maladie. Si c'est le cas, demandez à un ami de s'occuper de lui jusqu'à ce que vous en soyez à un stade plus avancé de votre grossesse. Après le 6e mois, les risques que cet organisme puisse traverser le placenta sont minimes.
- Si vos chats ne sont pas infectés, veillez à ce qu'ils le restent : ne les laissez pas manger de viande crue et empêchez-les autant que possible de sortir de la maison (en extérieur, ils peuvent entrer en contact avec des souris ou des oiseaux infectés, mais aussi avec d'autres chats qui le sont).
- Gardez vos distances avec la litière ! Elle doit être nettoyée quotidiennement, mais quelqu'un d'autre que vous devra s'en charger.

- N'approchez pas des chats errants et ne prenez pas dans vos bras les chats que vous ne connaissez pas.
- Évitez de jardiner dans de la terre qui peut avoir été souillée par des chats. Portez toujours des gants.
- Lavez soigneusement les fruits et légumes (le sol sur lequel ils reposaient avant d'être récoltés peut avoir été contaminé).
- Cuisez votre viande à point. La viande saignante ou peu cuite est un risque majeur de transmission de la toxoplasmose.

Côté papa

Vous avez l'occasion de vous montrer héroïque ! Ne laissez pas votre compagne nettoyer la litière du chat : c'est à vous de vous en charger. Il est important de le faire tous les jours, parce que les cellules contenant le *Toxoplasma gondii* ne sont pas infectieuses pendant les premières 24 heures (même si elles peuvent survivre dans la terre et dans l'eau jusqu'à 18 mois). Portez des gants et lavez-vous bien les mains après chaque nettoyage.

Si vous n'avez pas de chat, vous pouvez tout de même être exposée à la toxoplasmose en manipulant ou en mangeant de la viande crue. L'organisme responsable de la maladie se trouve plus particulièrement dans la viande de porc, de bœuf, et de mouton. Si vous devez manipuler de la viande crue, faites-le avec des gants. Faites bien cuire la viande que vous mangez, lavez-vous bien les mains avant de manger, et nettoyez soigneusement tous les plans de travail et ustensiles de cuisine qui ont été en contact avec de la viande.

Les chiens : si votre chien a eu sa visite annuelle chez le vétérinaire et que son vaccin contre la rage est à jour, il ne devrait pas être source de souci particulier lors de votre grossesse. Il peut simplement être judicieux de penser à le faire examiner régulièrement pour vérifier qu'il n'a pas de parasites (surtout s'il lui arrive de vagabonder librement). Il a été montré que les parasites animaux peuvent infecter les humains. Même si les conséquences qu'ils peuvent avoir sur un fœtus ne sont pas connues, les maladies qu'ils peuvent entraîner pour la mère ne peuvent pas être une bonne chose pour le bébé.

Les tortues : les petites tortues d'eau domestiques font partie des animaux avec lesquels il faut être prudent lors d'une grossesse. Il a en effet été démontré qu'elles peuvent être porteuses de la salmonellose et la transmettre aux humains (la salmonellose est la maladie entraînant des intoxications alimentaires qui peut être contractée en consommant du poulet mal cuit). Si vous avez une tortue, essayez d'éviter d'entrer en contact avec elle et avec l'eau de son bassin. Portez des gants pour nettoyer son bassin et en changer l'eau.

Protéger votre bébé des dangers possibles

Votre bébé se développe de manière spectaculaire ce mois-ci : tous ses organes vitaux se mettent en place ! Mais attention : cette croissance en accéléré peut être très perturbée si certains facteurs dangereux viennent interférer sur sa santé. Pour mieux le protéger pendant ce mois crucial, vous devez être très attentive à ce que vous consommez.

Pour commencer, ne buvez pas d'alcool ! En plus de tous les problèmes que l'alcool peut entraîner sur un bébé (voir chapitre 19), il peut avoir des conséquences sur la formation de son visage, qui se fait au cours du 2e mois de grossesse. Les enfants qui naissent avec un syndrome d'alcoolisation fœtale ont des traits caractéristiques : périmètre crânien de petite taille, mâchoire peu développée, oreilles implantées bas, anomalies des paupières, et arête du nez aplatie. Ces déformations sont le résultat d'une consommation d'alcool de la mère au cours du 2e mois de grossesse, où se forme la structure faciale.

Vous trouverez aux chapitres 18 et 19 de plus amples informations sur les dangers induits par certains médicaments, par les drogues, et les toxines environnementales. Chaque substance peut interférer de manière différente sur le développement normal du fœtus pendant la grossesse. Mais c'est au cours du 2e mois, au moment où se forment la majeure partie des organes vitaux, que ces « poisons » sont les plus dangereux. Si vous êtes dans votre 2e mois de grossesse, reportez-vous à ces chapitres et lisez-les attentivement.

Semaine par semaine

Votre petit embryon a un planning serré pour ce 2e mois : il a tant à faire en si peu de temps !

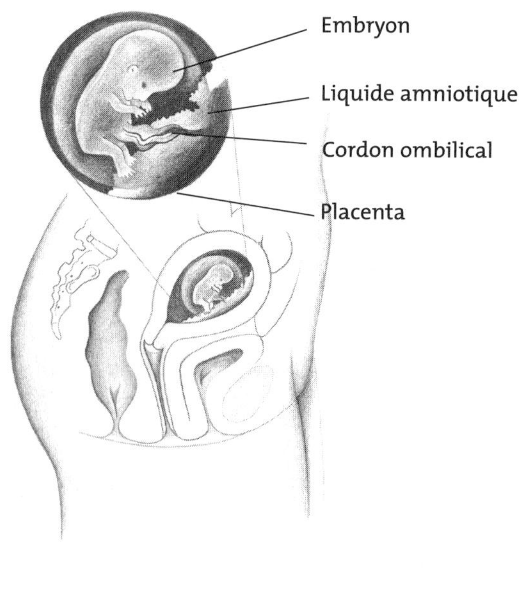

Un fœtus humain à 10 semaines. À ce stade, votre bébé pèse 10 g et mesure 3 cm environ.

Semaine 7

- Le cœur est complètement formé.
- Des ébauches de bras et de jambes sont présentes.
- Sur le visage, les narines ont des côtés saillants.
- Les yeux apparaissent comme deux points noirs.
- La langue commence à se former.
- Les reins prennent leur forme définitive.
- La tête est proportionnellement très grosse.
- Le tronc s'allonge et est moins courbé.
- Les paupières se forment.
- Dans la zone médiane, l'appendice et le pancréas sont présents et l'anse vitelline forme une hernie ombilicale.
- La glande pituitaire se forme au centre du cerveau.
- Les conduits de la rate et du foie se forment.
- Les intestins s'allongent.
- Le cortex cérébral (la partie du cerveau qui dirige l'activité motrice et l'intellect) est visible.
- L'estomac et l'œsophage commencent à se former.

Semaine 8

- L'embryon mesure un peu plus de 1 centimètre.
- Les ébauches de jambes se sont séparées en trois parties : cuisse, mollet, et pied.
- Les ébauches de bras se sont séparées en trois parties : main, bras, et épaule.
- Les gonades, testicules ou ovaires, se forment.
- Le cartilage et les os se forment.
- Les mains sont repliées au poignet et se rejoignent au niveau de la protubérance du cœur.

- Les pieds sont dirigés en dedans et peuvent se toucher.
- Les paupières recouvrent les yeux presque entièrement.
- L'oreille externe est bien avancée dans sa formation.
- La tête est dans une position plus droite et le cou est plus développé.
- Les membres sont plus longs.
- Du cartilage apparaît à l'endroit où se formeront les os.
- La tête est penchée en avant, au-dessus du thorax.
- Les yeux se pigmentent.
- Le lobe olfactif est relié au cerveau par des fibres nerveuses, les bases du sens de l'odorat sont donc mises en place.
- Le tronc cérébral est désormais reconnaissable.

Semaine 9

- L'abdomen et les cavités thoraciques se séparent.
- Les muscles oculaires et la lèvre supérieure se développent.
- À l'échographie, on peut observer les premiers mouvements du fœtus.
- Les cellules nerveuses de la rétine oculaire se forment.
- Les canaux semi-circulaires des oreilles se forment.
- Les conduits nasals s'ouvrent sur l'extérieur.
- Les connexions nerveuses entre la rétine et le cerveau sont établies.
- Un cou bien distinct relie la tête au corps.
- Tous les doigts et orteils sont présents.
- Les passages urinaire et rectal sont complètement séparés.

Semaine 10

- L'embryon pèse maintenant 10 grammes et mesure environ 3 centimètres du haut de la tête jusqu'aux fesses.

- Les yeux se sont rapprochés, passant des côtés à l'avant du visage.
- Des os commencent à remplacer le cartilage.
- Dans la bouche, le palais se forme.
- L'estomac prend son emplacement définitif.
- Les papilles gustatives commencent à se former.
- Les muscles cervicaux sont en formation.
- Le clitoris apparaît chez le fœtus fille et les testicules commencent à descendre chez le fœtus garçon.
- Les deux lobes des poumons se développent en une multitude de petites branches (bronchioles).
- Le diaphragme commence à séparer le cœur et les poumons de l'estomac.

Au cours du 2e mois, votre bébé se développe à une vitesse fulgurante et vous êtes portée par l'espoir qu'il représente. Vous pouvez commencer à relativiser face aux désagréments dus à l'affluence hormonale en vous disant que cela aura bien valu la peine d'être supporté lorsque vous tiendrez votre nouveau-né dans vos bras.

Ce qu'il faut retenir

→ La première des 7 visites obligatoires de la grossesse doit avoir lieu avant la fin du 3e mois de grossesse et a souvent lieu au cours du 2e mois.

→ Avec ces hormones qui montent en flèche, il se peut que vous soyez constipée, que vous ayez des nausées, des pertes vaginales, une salivation excessive, et que votre taille commence à s'arrondir.

→ Ce n'est pas le moment d'adopter un chat ! Les chats peuvent transmettre la toxoplasmose, une maladie très nuisible pour le fœtus.

→ Ne consommez pas d'alcool ni de tout ce qui contient des toxines : cela peut entraîner des déformations puisque c'est au cours de ce mois que se forment les organes vitaux et le visage.

→ Entre les semaines 7 et 10, les organes internes et sensoriels se développent de façon spectaculaire.

Chapitre

9

3e mois : semaines 11 à 14

Dans ce chapitre

- → Dernier délai pour la première consultation de grossesse
- → La première échographie
- → Comment s'habiller avec ces fesses, ces seins, et ce ventre qui prennent du volume
- → Les vertiges et étourdissements
- → Quelques informations sur les anomalies congénitales et les conseillers génétiques
- → La croissance de votre bébé semaine par semaine

Ce 3e mois vous amène à la fin du 1er trimestre (souvenez-vous : la grossesse est divisée en 3 trimestres de 3 mois chacun). Et votre petit embryon est désormais promu fœtus à part entière ! À la fin de ce mois, le fœtus sera complètement formé, tous ses organes seront en place, et on peut compter ses dix doigts et dix orteils. Vous allez d'ailleurs pouvoir le découvrir pour la première fois, lors de l'échographie du 1er trimestre. Par ailleurs, une fois le cap du 3e mois passé, vous pouvez pousser un grand soupir de soulagement : la période à hauts risques de fausse couche est derrière vous.

La première consultation : dernier délai

Elle doit avoir lieu avant la 15e semaine d'aménorrhée vous avez donc encore tout le temps de prendre rendez-vous avec votre médecin si vous ne l'avez pas encore effectuée. Mais celle-ci ayant généralement lieu au cours du 2e mois, c'est au chapitre 8 qu'elle a été abordée en détail. Reportez-vous donc au chapitre précédent pour savoir ce qui vous attend à cette consultation.

Voca-bébé

Le Doppler est un appareil à ultrasons qui permet d'écouter le cœur d'un fœtus. De petite taille et portable, il est simplement placé sur le ventre de la femme et amplifie les bruits qu'il capte à l'intérieur.

Cependant, si vous avez pris votre temps et que vous effectuez votre première visite à partir de la 10e semaine de grossesse, une bonne surprise vous attend peut-être : il se peut que vous entendiez pour la première fois les battements de cœur de votre bébé ! Si votre médecin est équipé d'un *Doppler* manuel, il vous fera probablement écouter ce bruit sourd des pulsations rapides du cœur de votre bébé, qui prouvent qu'il est là et qu'il est bien en vie !

Côté papa

Cette toute première visite est l'occasion de partager avec votre compagne des moments uniques. N'hésitez pas à l'accompagner à sa consultation. Entendre les battements de cœur de votre bébé pour la première fois est une expérience particulièrement magique si vous êtes ensemble. Et marquez le coup : un bouquet de fleurs n'est pas de trop pour fêter cet événement !

La première échographie

C'est l'échographie du 1er trimestre, dite « échographie de datation ». Elle doit avoir lieu entre la 11e et la 13e semaine de grossesse.

C'est votre première rencontre avec ce bébé que vous avez déjà passé tant de temps à imaginer ! Cette première vision est source de joie et d'émerveillement pour les parents. Vous voyez Bébé bouger, s'agiter, remuer ses membres, bien à l'abri dans sa bulle ! Pour la mère comme pour le père, la première échographie reste toujours un instant fort en émotions. Mais pour le futur papa, c'est en plus une prise de conscience. Il le voit : donc il y a vraiment un bébé, son bébé ! Le papa ne vivant pas la grossesse de manière physique, cette rencontre avec le bébé est un véritable événement pour lui. Elle lui permet de réaliser qu'il existe réellement. Cette image du bébé sur un écran en noir et blanc l'aide à assimiler l'idée que vous êtes vraiment enceinte et qu'il sera bientôt père.

Le médecin vous montrera les différentes parties du corps de votre bébé : sa tête, ses jambes, ses bras. Il prendra deux mesures particulièrement importantes :

- **La longueur cranio-caudale** (distance entre le sommet de la tête et le bas des fesses) qui permet de dater exactement le début de la grossesse, à 3 ou 4 jours près. Ceci est particulièrement important pour les mamans ayant un cycle irrégulier, pour qui un doute peut subsister quant à la date exacte de conception. Il est également possible de s'aider du périmètre crânien pour calculer ce début de grossesse.
- **La clarté nucale** (ou épaisseur de la nuque fœtale), qui doit être inférieure à 3 millimètres. Cette mesure n'est qu'un signe d'orientation : si elle est supérieure ou égale à ce chiffre, il faut savoir que, dans 90 % des cas, le bébé est tout à fait normal. Toutefois, on cherchera systématiquement une anomalie du caryotype (anomalie chromosomique) pour les bébés qui présentent une clarté nucale trop importante, afin de rechercher, en particulier, la trisomie 21. L'examen qui permet d'effectuer cette recherche est l'amniocentèse, le seul qui permette de détecter une anomalie avec certitude (voir chapitre 6 pour plus de détails sur l'amniocentèse).

La première échographie est le plus souvent, pour les parents, un grand moment de bonheur et d'émotion. Toutefois, il faut se souvenir que cet examen est, avant tout, un examen médical :

- L'échographie, ce n'est pas seulement voir le bébé « à la télé » : c'est avant tout vérifier la normalité de sa formation et de sa croissance.
- Même avec le meilleur appareil et les meilleures compétences, on ne voit pas «tout» à l'échographie et certaines maladies ou anomalies restent indétectables.
- L'étude fœtale du 1er trimestre sera complétée par l'échographie du deuxième trimestre, dite « morphologique ».

Les changements corporels

Au 3e mois de grossesse, vous êtes en pleine transition. Vous ne rentrez plus vraiment dans vos vêtements habituels, mais vous ne remplissez pas non plus tout à fait les vêtements de grossesse. Il va falloir ruser en portant des robes extensibles, des pulls amples, et des vestes qui couvrent bien la taille.

La prise de poids

À la fin du 3e mois, vous aurez sans doute déjà pris 2 à 3 kilos. Mais, malheureusement, certaines femmes prennent jusqu'à 5 ou 6 kilos au cours du 1er trimestre, parce qu'elles se sentent libérées de la crainte de grossir. Quand on sait qu'on va se retrouver à l'état de baleine dans quelques mois, quelle différence fait une part de gâteau de plus ou de moins ? Le seul problème, c'est que ces kilos-là fabriquent de la graisse – et non du bébé – et qu'il sera difficile de s'en débarrasser après l'accouchement. Par ailleurs, ils sont mauvais pour votre santé. Les kilos en trop font augmenter la pression exercée sur les vaisseaux sanguins et sur les organes (comme le cœur et les reins), du fait du volume de liquide supplémentaire, ils font également s'élever le risque de diabète gestationnel. Si vous grossissez plus vite que prévu, reportez-vous aux chapitres 16 et 17 qui vous aideront à retrouver de bonnes habitudes alimentaires.

Seins et fesses

Vos seins sont toujours aussi tendus et sensibles. Vous remarquerez peut-être que votre aréole (le disque de peau plus foncée autour du téton) prend une teinte plus sombre. Et à mesure que votre volume sanguin augmente, vous verrez également peut-être apparaître des veines bleutées sous votre peau.

Veillez à porter un soutien-gorge qui assure à vos seins un maintien suffisant. Les soutiens-gorge de maternité sont une bonne solution. Ils ne sont pas faits comme les soutiens-gorge fantaisie : leurs bretelles sont plus larges, ils soulagent les muscles du dos en les maintenant mieux par une bande élastique également plus large, et ils ne compressent pas le tissu mammaire (ce qui peut boucher les canaux lactifères). Choisissez un soutien-gorge qui est à votre taille lorsqu'il est au cran le plus serré : cela vous laissera la place nécessaire pour grossir encore.

« Dis, maman... »

Un soutien-gorge de maternité n'est pas la même chose qu'un soutien- gorge d'allaitement. Un soutien-gorge d'allaitement vous sera très utile après la naissance de votre bébé, si vous envisagez d'allaiter. Il a des petites ouvertures sur le devant qui s'ouvrent et se ferment pour permettre à Bébé d'accéder plus facilement au téton. Mais ce n'est pas ce qu'il vous faut pour l'instant.

Et lors de votre tour au rayon « lingerie », profitez-en pour vous munir également de nouvelles culottes. Vos fesses et vos hanches vont prendre du volume pendant la grossesse (ce qui, j'en suis sûre, ne vous a pas échappé !) et vous allez devoir passer à une plus grande taille. Les culottes de maternité (qui ont une bande extensible à l'avant) sont sans doute trop grandes pour vous pour l'instant, et une culotte classique d'une taille au-dessus de la votre peut être bien ajustée à la taille, mais risque de bâiller à l'entrejambe. Voici une astuce : essayez une culotte de forme Bikini d'une taille au-dessus de votre taille habituelle. Elle pourra contenir vos hanches tout en ne gênant pas votre ventre en pleine expansion.

Vertiges et étourdissements

Vous avez remarqué comme le sol a tendance à tanguer si vous vous levez trop vite ? Il n'y a pas de quoi s'inquiéter. Cela est dû au fait que, lors d'un changement soudain de position, votre système circulatoire a du mal à assurer un approvisionnement continu de sang vers le cerveau. Ce problème est courant en début de grossesse parce que le corps tout entier a besoin d'un apport de sang plus important, mais qu'il n'y a pas de quoi satisfaire une demande soudaine, lorsque vous passez de la position allongée à assise ou de la position assise à debout.

Si vous avez des étourdissements même sans changer de position, essayez de vous demander quand vous avez mangé pour la dernière fois. Entre deux repas trop espacés, votre glycémie peut chuter, entraînant des vertiges. Pensez à faire des repas plus petits mais plus fréquents.

Ne vous inquiétez pas de cette sensation d'étourdissement. Il ne se passe rien qui puisse faire du mal à votre bébé. En revanche, soyez prudente et évitez les chutes, qui pourraient, elles, être dangereuses.

Vous pouvez lutter contre les vertiges de plusieurs manières :

- Lorsque vous êtes allongée ou assise et que vous vous levez, faites-le lentement : si vous vous précipitez pour aller répondre lorsqu'on sonne à la porte, vous risquez d'être prise de tournis.
- Ne laissez pas votre glycémie chuter. Fractionnez vos repas et prenez des en-cas de raisins secs ou de fruits.
- Évitez les pièces trop chaudes, mal aérées. Si la chaleur commence à vous monter à la tête, sortez respirer un peu d'air frais.
- Ne restez pas debout immobile pendant trop longtemps de suite. Faites les cent pas ou bougez les pieds afin que votre sang ne stagne pas dans vos jambes.

Si vous vous sentez sur le point de vous évanouir, n'essayez pas de faire comme si de rien n'était. Asseyez-vous ou allongez-vous. Si la sensation persiste, surélevez vos pieds par rapport à votre tête ou asseyez-vous avec la tête entre les genoux. Si vous n'avez pas d'endroit où vous asseoir ou vous allonger, agenouillez-vous sur un genou et penchez-vous en avant. Cela devrait faire passer le vertige et vous éviter de vous évanouir.

Si vous vous évanouissez, appelez votre médecin dès que vous revenez à vous.

Les nausées

Sur le plan des nausées, il y a de bonnes nouvelles : la plupart des femmes enceintes en sont débarrassées à partir de la 13e semaine. Il y a toujours quelques exceptions qui devront les supporter pendant 9 mois entiers, mais généralement les nausées disparaissent à ce stade.

Vos préoccupations

Ce 3e mois est un mois critique pour le développement de votre bébé. Vous vous y soucierez tout particulièrement des effets du stress sur votre bébé et de votre immunité contre la varicelle. Certaines futures mamans devront peut-être effectuer un dépistage d'anomalies.

Le dépistage de certaines anomalies

Toutes les futures mamans ressentent l'angoisse que leur bébé naisse avec des anomalies, mais certaines ont plus de raisons de s'inquiéter que d'autres. Si vous avez plus de 35 ans, que vous avez déjà eu un enfant né avec des anomalies, ou que votre histoire médicale familiale indique que votre enfant est exposé à une maladie génétique héréditaire, votre médecin vous conseillera probablement de consulter un conseiller en génétique et de faire un dépistage au cours de ce mois pour en savoir plus sur la santé de votre bébé.

Le conseil en génétique est d'une aide précieuse pour les couples faisant partie des catégories considérées comme à hauts risques d'anomalies congénitales. Le conseiller a suivi une spécialisation très pointue en génétique, la science qui étudie la façon dont les caractéristiques sont transmises de parents à enfant. Ses connaissances lui permettent de déterminer la probabilité qu'un bébé soit atteint d'un problème et de vous expliquer quels sont les divers examens prénatals possibles.

Avant de rencontrer un conseiller, prenez le temps de poser des questions à vos parents et à votre famille et demandez à votre compagnon d'en faire autant. Rassemblez chacun autant d'informations que possible sur vos antécédents familiaux. De quoi vos grands-parents sont-ils morts ? Pourquoi tel cousin allait-il dans une école spécialisée ? Quelqu'un dans la famille a-t-il déjà eu un enfant anormal ou avec un retard mental ? Renseignez-vous tout particulièrement sur les maladies héréditaires, comme la maladie de Tay-Sachs (qui affecte en particulier les Canadiens français et les Juifs ashkénazes d'Europe centrale), la drépanocytose (qui affecte les Afro-Américains et certains Caucasiens méditerranéens), la thalassémie (qui affecte principalement les Asiatiques du Sud-Est), et la mucoviscidose.

Le conseiller en génétique vous parlera de l'amniocentèse et du prélèvement des villosités choriales, qui permettent de détecter ces maladies à ce stade (voir chapitre 6 pour plus de détails sur ces examens). Il vous expliquera aussi ce qui vous attend si votre enfant naît avec certaines anomalies, ainsi que les traitements qui pourraient s'avérer nécessaires, juste après la naissance, mais aussi pendant toute la vie de l'enfant.

En revanche, un conseiller en génétique ne pourra pas vous dire quelle décision prendre. Il ne fera que vous expliquer les choix que vous avez. Mais la décision finale vous appartient entièrement. Si vous choisissez de passer des examens prénatals et que vous apprenez que votre enfant est atteint d'une anomalie, vous aurez toutes les informations nécessaires pour décider de ce que vous souhaitez faire : soit vous devrez vous préparer à accueillir un enfant avec un handicap, soit vous devrez faire le nécessaire pour mettre un terme à cette grossesse.

Si vous consultez un conseiller en génétique, allez-y à deux. Il est important que vous receviez directement ces informations, qui pourraient être déformées si l'un doit les transmettre à l'autre, et vous aurez aussi besoin d'être là pour vous soutenir mutuellement.

Le stress

Il serait dommage que la crainte du stress vous fasse stresser encore plus ! Le stress fait partie de la vie : il s'est infiltré dans votre emploi du temps bien avant que vous ne soyez enceinte et il continuera à vous accompagner tout au long de cette grossesse. Même enceinte, vous continuerez à affronter des embouteillages qui vous mettent en retard, des gens sans scrupule qui vous bousculent, des délais à respecter, et des tensions avec vos amis et collègues. Le stress de ces situations-là est inoffensif pour votre bébé.

En revanche, un stress intense et récurrent peut être un vrai problème pour vous et votre bébé. S'il s'agit d'une grossesse imprévue, par exemple, si vous et votre compagnon êtes séparés, si vous venez de perdre quelqu'un de proche, ou si votre vie professionnelle vous déprime complètement, la réaction physique de votre corps à ce type de stress peut être nuisible à vous comme à votre bébé de plusieurs manières :

- Un stress extrême peut modifier votre rythme respiratoire. Lorsqu'on est perturbé, on respire moins profondément, par petites bouffées qui apportent moins d'oxygène. (C'est pour ça que l'on dit généralement à quelqu'un qui s'énerve de respirer un grand coup.) Votre corps a besoin de suffisamment d'oxygène ; alors concentrez-vous sur votre respiration et respirez pleinement.
- Le stress peut avoir des effets sur votre alimentation. Si vous perdez l'appétit, votre bébé n'aura pas la dose quotidienne de nutriments qui lui sont nécessaires pour se développer. Si vous vous goinfrez de bonbons dès que vous êtes stressée, vous

allez ajouter à votre prise de poids une couche de graisse supplémentaire, faire grimper votre glycémie, et apporter à votre bébé des calories vides qui ne peuvent pas servir à son bon développement.

- Le stress peut affecter votre sommeil. Le sommeil est un moment réparateur qui permet à votre corps de se débarrasser des toxines, comme les radicaux libres et les sécrétions cérébrales en excès, qui sont produites dans la journée mais peuvent encombrer votre système si elles s'y accumulent. Le sommeil permet également au corps d'évacuer les effets du stress quotidien, qui peuvent s'accumuler et aboutir à de l'anxiété. Si votre corps réclame en permanence du sommeil en cette période, c'est pour une bonne raison.

> **«Dis, maman... »**
>
> Selon l'association *World Federation of Sleep*, une perte de temps de sommeil de 2 à 3 heures par nuit peut faire chuter l'efficacité du système immunitaire de 50 %.

- Le stress peut affaiblir le système immunitaire. Lorsque votre corps emploie une grande partie de son énergie et de ses ressources internes à lutter contre les effets épuisants d'un stress intense ou chronique, il ne reste plus grand-chose à votre système immunitaire pour lutter contre l'invasion des microbes. Vous avez donc beaucoup plus de risques d'attraper un rhume, la grippe, ou tout autre microbe présent dans l'air lorsque vous êtes stressée.

- Le stress peut entraîner une douleur physique. Les maux de tête et de dos dus aux tensions, les douleurs musculaires inexpliquées, et même les douleurs de poitrine sont autant de signes de stress extrême.

> **Info grossesse**
>
> En cas de stress, le corps produit une hormone appelée « cortisol ». Cette hormone a pour fonction initiale de nous aider à gérer le stress en produisant un pic de glycémie pour nous donner un coup de pouce d'énergie et nous rendre plus alertes. Mais si le stress devient chronique, les neurones qui produisent le cortisol dans le cerveau s'affolent – ce qui peut entraîner une dépression.

Si, en lisant ces lignes, vous vous dites : « Je me reconnais ! », il est temps de chercher avec votre médecin des moyens d'apaiser votre stress. Peut-être serait-il une bonne chose de vous arrêter de travailler dès maintenant, par exemple ? En attendant, allez jeter un coup d'œil aux exercices de relaxation décrits au chapitre 20 et intégrez-les à votre quotidien.

La varicelle

La varicelle est une maladie infantile au cours de laquelle le corps se recouvre de petits boutons qui démangent. On ne peut l'attraper qu'une fois. Si vous avez eu la varicelle étant enfant, vous êtes désormais immunisée et vous n'avez aucun risque de l'attraper pendant votre grossesse. Mais si vous ne l'avez jamais eue, vous devez prendre bien garde à ne pas l'attraper maintenant. Les futures mamans qui contractent la varicelle entre le 2e et le 4e mois de grossesse sont un peu plus exposées aux fausses couches, et leur fœtus à certaines anomalies.

Si vous n'avez pas eu la varicelle, évitez le contact avec les jeunes enfants qui ne l'ont pas eue non plus, au moins jusqu'à la fin du 4e mois. Cette infection virale est contagieuse avant l'apparition des petits boutons caractéristiques. Il se peut très bien que, lors d'un anniversaire en famille en présence de tous vos neveux et nièces, ceux-ci aient l'air en pleine santé, et que, le lendemain, vous appreniez par téléphone que le petit Théo a la varicelle. Cela voudrait dire que vous avez été exposée et que vous risquez vous-même de contracter l'infection. (L'exposition à la varicelle n'a cependant rien de dangereux pour votre bébé tant que vous ne la contractez pas effectivement.)

Si vous n'avez pas eu la varicelle et que vous y êtes exposée, appelez votre médecin immédiatement. Il faut alors que vous fassiez une prise de sang pour savoir si vous êtes immunisée ou s'il faut que vous preniez un médicament appelé « immunoglobine contre le virus varicelle-zona ». S'il est administré moins de 96 heures après l'exposition, il peut éviter l'apparition d'une forme très sévère de la maladie. Il n'empêchera pas l'apparition de la varicelle ou sa transmission au fœtus, mais il permettra de réduire les risques de complications si vous la contractez sous cette forme.

« Dis, maman... »

Vous ne pouvez bien sûr pas rester à distance de vos propres enfants qui n'ont pas eu la varicelle. La solution consiste à leur éviter qu'ils se retrouvent eux-mêmes dans des situations les exposant à la maladie, qu'ils pourraient alors rapporter à la maison.

Semaine par semaine

À la fin du 3e mois, votre bébé est officiellement un fœtus et il est complètement formé !

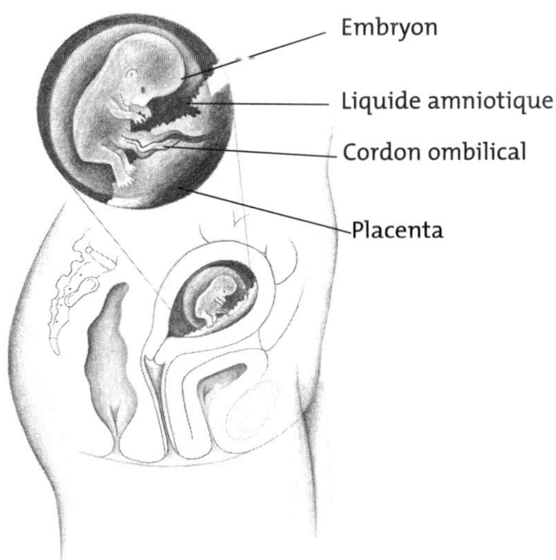

Un fœtus humain à 14 semaines. À ce stade, votre bébé pèse 30 g et mesure près de 8 cm.

Semaine 11

- La tête mesure environ la moitié de la taille du fœtus.
- Les paupières se sont rejointes et resteront fermées jusqu'à la semaine 24.
- Les organes sexuels externes se développent.
- Les follicules capillaires de la peau se forment.
- Les oreilles sont toujours implantées très bas sur les côtés de la tête.
- Les dents commencent à se former.

Semaine 12

- Un squelette de cartilage se forme.
- La vésicule biliaire sécrète de la bile.
- Les poumons sont complètement formés.
- La glande thyroïde et le pancréas sont maintenant terminés.
- Si on touche le fœtus sur le front, il tourne la tête.
- Le foie fonctionne et peut fabriquer des cellules sanguines. Cet organe compte pour environ 10 % du poids total du fœtus.

Semaine 13

- Le fœtus mesure près de 8 centimètres (il a doublé de longueur depuis la semaine 7).
- Les ongles apparaissent.
- Les empreintes digitales et plantaires commencent à se former.
- Dans la gencive, les vingt dents de lait sont formées.
- Les cordes vocales commencent à se former.
- La trachée, les poumons, l'estomac, le foie, le pancréas, et les intestins prennent leur forme opérationnelle définitive.

Semaine 14

- Les oreilles sont remontées du cou vers la tête.
- Les organes sexuels féminins ou masculins sont complètement différenciés.
- Les glandes digestives sont terminées.
- Les papilles gustatives sont nombreuses et les glandes salivaires se forment.
- Les cordes vocales sont terminées.

À la fin du 3e mois, vous avez passé un cap. Votre bébé est entièrement formé, bien à l'abri dans votre utérus, et vous commencez à retrouver votre forme d'avant, débarrassée de la fatigue et des nausées. Ce 1er trimestre terminé, vous pouvez donc pousser un grand soupir de soulagement et vous féliciter d'avoir traversé avec brio cette période un peu difficile. Vous pouvez maintenant vous réjouir à l'idée des jours de prospérité qui vous attendent, où votre bébé va prendre du volume – et vous avec !

Ce qu'il faut retenir

→ Si vous n'avez pas eu votre première consultation obligatoire avant et que vous l'effectuez en cours de 3e mois, vous aurez peut-être la chance d'entendre les battements de cœur de votre bébé au cours de cette consultation.

→ Vous allez vivre un très grand moment à partager avec votre compagnon lors de l'échographie du 1er trimestre ! Non seulement elle vous permettra de voir enfin votre bébé, mais elle est essentielle pour surveiller sa croissance et son développement.

→ Il est temps d'aller faire un tour au rayon « lingerie» et de vous équiper en soutiens-gorge et en culottes adaptés : vos seins gonflés ont besoin de plus de maintien, et votre ventre qui s'arrondit commence à être bien serré dans vos culottes habituelles.

→ Si vous avez plus de 35 ans et que vous avez déjà eu un enfant atteint d'un handicap, ou que votre histoire médicale familiale indique que votre bébé est exposé à certaines maladies héréditaires, votre médecin vous conseillera de consulter un conseiller en génétique et de passer certains examens prénatals afin d'évaluer dès ce mois-ci l'état de santé de votre bébé.

→ Un stress intense et/ou chronique peut affecter votre santé et, par conséquent, celle de votre bébé.

→ Les femmes qui contractent la varicelle entre le 2e et le 4e mois de grossesse sont un peu plus exposées aux fausses couches et leur bébé à certaines anomalies. Si vous n'avez jamais eu la varicelle, parlez-en à votre médecin et tenez-vous à l'écart des jeunes enfants infectés par cette maladie.

Chapitre

10

4e mois : semaines 15 à 18

Dans ce chapitre

- → La consultation du 4e mois : les examens de suivi
- → Le triple test et l'amniocentèse
- → La préparation à l'accouchement : choisir sa méthode
- → Douleurs abdominales, saignements de nez, et modification des seins, des cheveux et de la peau
- → Les questions que vous vous posez sur votre santé, en cas de grossesse multiple, et sur la vie professionnelle

Le 4e mois s'ouvre sur le début du 2e trimestre. Il est probable que ces 3 mois de milieu de grossesse vous semblent les plus agréables à vivre. Vous avez sans doute laissé derrière vous la fatigue et les nausées du 1er trimestre et vous n'êtes pas encore gênée par la taille de votre gros ventre – ce qui est souvent le cas au 3e trimestre. Vous avez enfin vraiment une silhouette de femme enceinte, vous êtes le centre de beaucoup d'attention, et vous devriez vous sentir en pleine forme !

La consultation du 4e mois

C'est la deuxième consultation obligatoire sur les 7 prévues. Elle est capitale : outre les examens de suivi habituels (pesée, tension, analyse d'urine, et prise de sang), c'est ce mois-ci que vous pourrez réaliser le triple test.

- **La prise de poids :** à la fin de ce mois-ci, vous aurez normalement pris près de cinq kilos au total. Gardez à l'esprit que ces kilos-là, pour la plus grande partie, ne sont pas le poids du bébé. À la fin du 1er trimestre, le fœtus ne pèse que 30 grammes. Continuez à manger sainement pour nourrir votre bébé et évitez les calories vides du sucre et des aliments industriels, qui vous font prendre de la graisse inutile.
- **La tension :** comme à chaque consultation, votre médecin prendra votre tension. Il faut continuer à surveiller une éventuelle hausse soudaine, qui peut indiquer un problème.
- **Analyse d'urine :** comme chaque mois, vous effectuerez une analyse d'urine afin de détecter : (1) une infection, (2) les protéines, qui peuvent être révélatrices d'hypertension, et (3) le sucre, qui peut être un signe de diabète.
- **Mesure de l'utérus :** votre médecin peut mesurer la longueur de votre utérus en appuyant en haut de votre ventre pour en sentir le sommet. L'endroit atteint par le sommet de l'utérus lui indiquera si la taille du fœtus correspond à la date de terme. Si ce n'est pas le cas, il se peut qu'il vous prescrive une échographie (voir chapitre 6), qui permettra d'évaluer avec précision l'âge du fœtus.
- **Le Doppler :** lors de cette consultation, vous aurez sans doute une nouvelle fois l'occasion d'entendre les battements de cœur de votre bébé, à l'aide d'un doppler manuel. Le mois dernier, ces battements peuvent avoir été difficiles à détecter, mais ce mois-ci, ils devraient s'entendre très nettement !

Le triple test

Également appelé « prise de sang HT21 » ou « tri-test », le triple test doit être réalisé entre la 15e et la 20e semaine d'aménorrhée. Il s'agit simplement d'analyses supplémentaires faites sur le sang qu'on vous prélèvera lors de la prise de sang mensuelle.

Cet examen consiste à mesurer dans le sérum maternel (qui fait partie du sang) trois marqueurs sériques, qui sont les suivants :

- l'HCG (hormone sécrétée par le placenta) ;
- l'œstriol libre (ou non conjugué), produit par le fœtus ;
- l'alpha fœto-protéine, produite par le fœtus.

Un taux élevé des deux premiers combiné à un taux faible du troisième et à une clarté nucale plutôt grande relevée au cours de la première échographie sont des indications de risques d'anomalies qui conduisent généralement à effectuer des recherches complémentaires par *amniocentèse* (voir chapitre 6).

Voca-bébé

Le **triple test** est un examen de dépistage effectué entre la 15e et la 20e semaine de grossesse, destiné à identifier un risque potentiel d'anomalie du fœtus. L'**amniocentèse** est un examen visant à évaluer la maturité fœtale et à détecter d'éventuelles anomalies, qui consiste à introduire une aiguille dans l'utérus afin de prélever une petite quantité de liquide amniotique et de l'analyser.

Le *triple test* vise à dépister la trisomie 21, l'anencéphalie (malformation du tube neural du fœtus qui ne présente ni méninges, ni deux hémisphères cérébraux, et ni cervelet), et le spina-bifida (défaut de la fermeture du tube neural). Environ 80 % des cas de trisomie 21 et de spina-bifida sont détectés grâce à ce test.

Côté papa

Le petit fœtus qui grandit dans l'utérus de votre compagne porte vos gènes à vous aussi. Si possible, demandez à vos parents de vous dire ce qu'ils savent de votre histoire médicale familiale. Ces informations peuvent vous aider à décider si votre compagne doit envisager ou non de passer une amniocentèse.

Cet examen n'est jamais obligatoire et vous pouvez demander à ne pas le passer, à condition de signer à votre médecin une décharge indiquant que vous avez bien reçu des informations sur le triple test et son utilité mais que vous ne souhaitez pas le faire.

Le triple test est pratiqué à l'occasion de la prise de sang du 4e mois ; il n'implique donc pas une piqûre de plus et n'est donc ni douloureux ni dangereux. Mais souvenez-vous qu'il ne s'agit que d'un examen de dépistage : les résultats ne donnent aucune certitude absolue et peuvent entraîner beaucoup d'inquiétude inutile. Si votre résultat est faible, par exemple, cela veut dire qu'il n'y a qu'un risque très, très réduit (certains disent « infime ») que votre bébé soit atteint de trisomie 21. Pour avoir des certitudes, il faut passer des examens plus approfondis de diagnostic, comme une amniocentèse.

L'amniocentèse est généralement proposée de façon systématique aux futures mamans faisant partie d'une catégorie dite « à risques », c'est-à-dire : (1) de plus de 35 ans, (2) dont les résultats de triple test indiquent un risque d'anomalies élevé, et (3) qui ont des antécédents familiaux d'anomalies (ou dont c'est le cas du compagnon).

L'amniocentèse est un procédé qui consiste à prélever une petite quantité de liquide amniotique (l'eau dont est remplie la poche où se trouve le fœtus). L'analyse des cellules fœtales qu'il contient peut aider à diagnostiquer un certain nombre d'anomalies congénitales avec une fiabilité d'environ 99 %. Elle peut d'ailleurs détecter des centaines d'anomalies en plus des anomalies chromosomiques comme la trisomie. Mais on ne recherchera ces autres maladies génétiques que si le médecin sait que votre enfant y est exposé. Parmi ces maladies, on compte la mucoviscidose, le syndrome du X fragile, la maladie de Gaucher, la dystrophie musculaire, la drépanocytose, la maladie de Tay-Sachs, et la maladie de Huntington. S'il existe une maladie héréditaire dans votre famille, demandez à un conseiller en génétique s'il est possible de la détecter par amniocentèse.

Info grossesse

Le triple test est un examen de dépistage ; il ne détecte donc pas les anomalies avec une fiabilité de 100 %. Environ 20 % des cas de trisomie ne sont pas détectés au triple test.

Côté papa

Si votre compagne doit passer une amniocentèse, faites l'effort de l'accompagner. être allongée sur une table d'examen le ventre à l'air pendant qu'on vous y enfonce une longue aiguille peut être une expérience angoissante. Votre soutien moral lui permettra d'être un peu plus détendue.

Avant de passer une amniocentèse, beaucoup de couples consultent un conseiller en génétique (un médecin spécialisé qui peut expliquer les risques d'anomalies existants – son rôle est décrit plus en détail au chapitre 9). Il y a beaucoup de choses à prendre en considération : environ 1 femme sur 200 ou 300 fait une fausse couche à la suite d'une amniocentèse. Cela peut arriver si le placenta ou la membrane amniotique sont abîmés et qu'une infection s'introduit pendant l'examen. Si l'amniocentèse est pratiquée plus tôt dans la grossesse, le risque de fausse couche est plus élevé encore du fait de la difficulté à faire un prélèvement dans une poche de petite taille.

La plupart des femmes, cependant, sont d'avis que les avantages de cet examen sont plus importants que le risque qu'il représente. Si le résultat de l'amniocentèse montre que le bébé est atteint d'une anomalie, les futurs parents ont le temps soit de décider de mettre fin à la grossesse, soit de prévoir le moment, l'endroit, et la méthode d'accouchement qui seront les plus sûrs (avec les spécialistes adéquats présents immédiatement après la naissance).

Si vous passez une amniocentèse ce mois-ci, vous aurez une décision de plus à prendre : souhaitez-vous connaître le sexe de votre bébé ? Cet examen peut vous dire de façon très fiable si vous attendez une fille ou un garçon, mais cela ne veut pas dire que vous ne pouvez pas préserver le mystère ! Si vous préférez connaître le sexe de votre bébé à la naissance, dites-le à votre médecin et demandez-lui de noter ce souhait dans votre dossier afin qu'aucune infirmière ou aide-soignant(e) ne trahisse le secret par la suite.

La préparation à l'accouchement

C'est vrai : la naissance de votre bébé peut encore vous sembler un événement loin dans le futur, mais il est déjà temps de commencer à penser aux cours de préparation à l'accouchement et à choisir parmi les méthodes existantes. Bien souvent, les inscriptions doivent se faire dès maintenant, même si les séances ne commenceront que plus tard, au 3e trimestre. En France, de nombreuses méthodes de préparation sont proposées aux futurs parents, mais seule l'une d'entre elles, dite « méthode classique », est remboursée à 100 % par la Sécurité sociale.

Les méthodes principales existant en France sont les suivantes :

- **La préparation classique à l'accouchement :** les séances commencent au 6e mois. Au total, 8 heures de préparation sont prévues par la Sécurité sociale et intégralement remboursées. Effectuées en petit groupe de futures mamans avec une sage-femme, elles se déroulent généralement à la maternité.

- **Le chant prénatal :** le chant prénatal s'adresse à toutes les mamans. Idéalement, les séances commencent au 5e mois. Le fœtus est alors assez grand pour réagir aux sons qu'il perçoit par le liquide amniotique. Si vous vous inscrivez à la maternité avec une sage-femme, les séances sont remboursées mais en dehors ce n'est pas toujours le cas. Une séance coûte entre 8 et 11 Đ.

- **La sophrologie :** de plus en plus enseignée, la sophrologie fait partie de ces disciplines qui visent à lutter contre le stress en l'apprivoisant. Elle s'avère tout particulièrement efficace auprès des femmes enceintes, pour les aider à préparer leur accouchement en toute sérénité. La sophrologie est conseillée à partir du 5e mois de grossesse et chaque séance dure entre 45 minutes et 1 heure.

- **L'haptonomie :** classée dans les préparations à l'accouchement, cette méthode est plutôt une approche affective avec le bébé. Elle a pour but de développer une communication entre le père, la mère, et le fœtus. La présence du père y est fondamentale ! Les séances sont partiellement remboursées par la Sécurité sociale, et commencent idéalement au 4e mois – si vous choisissez cette méthode se préparation à l'accouchement, vous pouvez commencer dès à présent ! (Attention : pour exercer la méthode haptonomique pendant votre accouchement, vous devez avoir choisi une maternité qui en accepte les principes !)

- **La préparation à l'accouchement dans l'eau :** la préparation aquatique à la naissance débute généralement au 5e mois de grossesse. Elle est indispensable pour celles qui souhaitent un accouchement dans l'eau : on y apprend à se relaxer et à bien respirer, en plus de muscler. C'est donc une préparation physique et psychologique, qui favorisera un accouchement en douceur.

Si les cours de préparation à l'accouchement vous semblent inutiles et que vous n'avez pas prévu d'y aller, réfléchissez bien. Certes, les femmes accouchent depuis la nuit des temps sans avoir eu besoin d'aller à l'école pour apprendre comment faire, mais les temps ont changé. Aujourd'hui, la naissance de votre bébé est une chose à laquelle vous avez le droit de participer. À moins que vous n'accouchiez en urgence par césarienne, vous allez être éveillée pendant l'accouchement. N'avez-vous pas envie de comprendre tout ce qui se passera ? N'avez-vous pas envie de pouvoir apporter votre aide ? Les cours de préparation à l'accouchement vous préparent à l'un des événements les plus importants de votre vie. Quels que soient les choix que vous faites pour accoucher (accouchement à l'hôpital, à la maison, médicalisé, naturel), la préparation à l'accouchement vous aidera à apaiser vos craintes. On vous y expliquera tout ce qui peut se passer, du début à la fin. L'ignorance engendre la peur : ces cours vous apportent des informations, mais ils sont aussi là pour vous encourager. (Reportez-vous au chapitre 25 pour en savoir plus sur les différentes méthodes existantes.)

Côté papa

Les cours de préparation à l'accouchement vous concernent aussi ! Ils vous donnent l'occasion de poser des questions, de savoir à quoi vous attendre, et, surtout, de soutenir votre compagne. Elle ne s'est pas lancée dans cette aventure toute seule, alors ne la laissez pas la vivre sans vous.

Les changements corporels

En ce début de 2e trimestre, beaucoup de surprises vous attendent. Vos ligaments, vos seins, vos sinus, vos cheveux, et votre peau subissent tous des transformations.

Des douleurs abdominales aiguës

Ce mois-ci, votre utérus commence à prendre beaucoup de volume – ce qui peut soudainement entraîner des douleurs vives dans l'abdomen et jusque dans l'aine. Ces douleurs sont dues à l'étirement des ligaments circulaires qui soutiennent votre utérus et qui relient le haut de l'utérus à l'aine. Elles surviennent le plus souvent lorsque vous faites un mouvement brusque ou dans votre sommeil.

Lorsque vous ressentez ces vifs pincements soudains, n'ayez aucune crainte pour votre enfant : il va très bien. C'est juste votre corps qui s'adapte aux modifications qu'entraîne la croissance de votre utérus. Vous pouvez calmer la douleur en appliquant quelque chose de chaud, en prenant garde à vous asseoir et à vous lever le plus doucement possible, et en évitant de faire des mouvements brusques.

Les écoulements mammaires

Il est possible que, ce mois-ci, un liquide de teinte jaune ou blanchâtre appelé « colostrum » se mette à suinter ou à couler de vos tétons. Ne vous inquiétez pas : c'est tout à fait normal. Le colostrum est une sorte de « pré lait » plus riche en protéines et moins riche en gras et en lactose que le lait maternel, produit les premiers jours après l'accouchement. Il contient également des anticorps qui servent à protéger votre bébé des microbes. Si le colostrum tache vos vêtements, vous pouvez mettre une serviette hygiénique ou une compresse de gaze dans votre soutien-gorge. Si le colostrum forme une croûte sur le téton, dissolvez-la à l'eau tiède lors de votre bain ou de votre douche. Par ailleurs, la zone autour du téton (l'aréole) s'élargit et prend une teinte plus foncée, et quelques petites bosses peuvent y apparaître – c'est normal : c'est la marque des glandes sébacées.

Les saignements de nez

Certaines femmes enceintes qui n'ont jamais saigné du nez de leur vie se retrouvent tout à coup à chercher désespérément un mouchoir pour arrêter ces saignements. Cela a plus de risques encore d'arriver en hiver, lorsque l'air asséché par les systèmes de chauffage fragilise les membranes muqueuses des sinus. Ces membranes sont déjà fragilisées et gonflées par l'afflux de sang dans vos tissus dû aux hormones de la grossesse. Lorsque vous vous mouchez, elles peuvent rompre et vous vous mettez alors à saigner du nez.

Pour arrêter des saignements de nez, ne rejetez pas la tête en arrière. Penchez-vous plutôt légèrement en avant et pincez-vous les narines. Restez comme cela pendant 5 minutes environ. Si les saignements n'ont pas arrêté au bout de 5 minutes, recommencez. Si vous trouvez que vos saignements de nez sont trop fréquents ou trop abondants, parlez-en à votre médecin.

Si vous êtes très gênée par ces saignements, prenez des mesures préventives. Demandez à votre médecin si vous pouvez prendre 250 milligrammes de vitamine C supplémentaires pour renforcer vos vaisseaux capillaires. Et utilisez un humidificateur d'air chez vous ou dans votre bureau, afin de ne pas respirer un air trop sec. Pour empêcher que vos membranes nasales se dessèchent, vous pouvez également essayer de mettre chaque jour quelques gouttes de solution saline dans vos narines. Une fois toutes ces précautions prises, ne vous inquiétez pas. Les saignements de nez ne sont qu'un petit rappel de plus que vous portez en vous une petite merveille.

Les cheveux

Même vos cheveux n'échappent pas aux effets des hormones reproductrices qui accélèrent votre circulation sanguine et votre métabolisme. Arrivée au 4e mois, vous vous rendrez probablement compte que vos cheveux poussent plus vite, qu'ils sont plus épais, et en meilleure santé qu'avant. À moins que vous ne fassiez partie des exceptions dont les cheveux deviennent plus fins, plus gras, ou plus secs. Quoi qu'il en soit, vos cheveux subissent des changements très nets.

Côté papa

Le moment n'est pas idéal pour tester le sens de l'humour de votre compagne. Une femme qui a toujours été prompte à rire d'elle-même, une fois enceinte, pourra vous surprendre en claquant sèchement la porte si vous osez plaisanter sur le fait qu'elle commence à avoir de la moustache.

Chez certaines femmes, ces changements sont radicaux : les cheveux clairs se mettent à foncer, les cheveux bouclés tombent à plat, ou les baguettes de tambour se mettent à onduler. La plupart du temps, ces changements sont provisoires et ne durent que le temps de la grossesse. Cependant, beaucoup de femmes soutiennent que leur texture ou couleur de cheveux change définitivement (voir chapitre 19 pour plus d'informations sur les teintures et les permanentes).

Info grossesse

La vie du cheveu se fait en deux phases : la croissance, puis le repos. Pendant la grossesse, la majorité de vos cheveux seront en phase de croissance – ce qui vous donne une masse de cheveux plus fournie. Mais 2 à 4 mois après l'accouchement, vos cheveux passeront à une phase de repos et vous en perdrez tout à coup beaucoup plus.

Il n'y a pas que vos cheveux qui poussent plus forts et plus épais pendant la grossesse. Les duvets du visage (en particulier de la lèvre supérieure, du menton, et des joues) se font plus visibles. Mais il se peut aussi que votre pilosité des bras, des jambes, du dos, et du ventre s'épaississe. Même la zone couverte par vos poils pubiens peut s'étendre. La plupart de ces changements disparaîtront après la naissance du bébé.

Si votre pilosité corporelle est brune, vous pouvez être gênée par ces modifications inattendues de votre apparence. L'épilation et le rasage sont possibles ; en revanche, évitez les crèmes dépilatoires et décolorantes : les substances chimiques qu'elles contiennent peuvent pénétrer jusque dans les vaisseaux sanguins et circuler jusqu'à l'utérus.

La peau

La peau étant l'organe qui occupe le plus de surface de tout le corps, il n'est pas surprenant qu'elle puisse subir de nombreuses modifications au cours de la grossesse.

Il se peut tout d'abord que vous fassiez partie de celles qui portent le « masque de grossesse ». Cette appellation un peu effrayante désigne un changement de la pigmentation de la peau du visage, et particulièrement du front, du nez, de la lèvre supérieure, et des joues. Du fait du niveau élevé d'hormones dans votre corps, des taches de peau brune peuvent apparaître sur votre visage (des taches claires peuvent apparaître sur les peaux noires). Ne vous affolez pas – elles sont généralement provisoires et disparaîtront à la naissance du bébé.

Vous remarquerez aussi peut-être que vos grains de beauté ou taches de rousseur prennent une teinte plus sombre ou grossissent lors de votre grossesse. Et comme si cela ne suffisait pas, environ 60 % des femmes auront aussi des « étoiles vasculaires », des taches rouges pouvant apparaître sur le visage, la poitrine, et les bras. Fort heureusement, tout cela va disparaître à la fin de la grossesse.

Vous pouvez essayer d'éclaircir votre teint avec les crèmes cosmétiques destinées à atténuer les taches de naissance, mais le plus simple est tout de même d'utiliser le maquillage pour unifier votre teint. Vous pouvez également empêcher les taches sombres, comme celles du masque de grossesse, de s'accentuer, en évitant de vous mettre au soleil et en utilisant un écran solaire. Que ce soit le printemps, l'été, l'automne ou l'hiver, appliquez un écran solaire d'indice de protection 15 au minimum sur votre visage chaque matin.

Côté papa

Il n'y a pas que le visage de votre compagne qui change de couleur. Les lèvres de son vagin peuvent également prendre une teinte plus sombre et se gonfler de sang. Si vous remarquez un tel changement, ne vous inquiétez pas : cela n'a rien de douloureux et disparaîtra après la naissance de votre enfant.

Vos préoccupations

Ce mois-ci, vos préoccupations sont nombreuses. Vous aurez peut-être tendance à tomber malade, comme si votre santé était devenue plus fragile. Si vous attendez des jumeaux, des triplés, voire plus, c'est le mois où votre grossesse commencera vraiment à se différencier d'une grossesse simple. C'est aussi à ce stade que la grossesse devient visible aux yeux de tous et que vous devrez probablement en informer votre employeur.

Rester en forme

Vous avez l'impression de tomber malade plus souvent que d'habitude ? Peut-être n'est-ce pas juste une impression ? Lors de la grossesse, le système immunitaire ralentit afin d'éviter que le corps rejette le fœtus. On recommande même souvent aux femmes qui seront dans leur 2e ou 3e trimestre de grossesse pendant la saison de la grippe de se faire vacciner préventivement. Si vous sentez qu'un rhume ou une grippe se déclare, reposez-vous autant que possible et buvez beaucoup. Et demandez toujours l'avis de votre médecin avant de prendre des médicaments.

Grossesses multiples

Votre ventre grossit particulièrement vite : et vous savez pourquoi : lors de la première échographie, le médecin vous a révélé que vous attendez non pas un, mais plusieurs bébés ! D'ailleurs les signes sont là :

- Vous avez beau surveiller votre alimentation, votre poids augmente plus vite que prévu.
- Vous avez tous les symptômes de la grossesse (comme les nausées, l'œdème, les maux de ventre, et la fatigue) en double dose.
- Lorsque votre médecin mesure la hauteur de votre utérus, il trouve un chiffre plus élevé que la normale pour ce stade.
- Lorsque votre médecin écoute les battements de cœur de votre bébé avec un Doppler, plusieurs battements se font entendre (même si ce n'est pas aussi simple que vous pouvez le penser : les battements de cœur d'un seul bébé peuvent être entendus à plusieurs endroits en même temps, parce que son flux sanguin s'entend aussi dans le placenta et dans le cordon ombilical).

Si l'idée d'attendre des bébés multiples ne vous enthousiasme pas immédiatement, ne culpabilisez pas. Ce n'est pas toujours une nouvelle facile à accepter. Vous vous rêviez en train de bercer tendrement un bébé endormi en lui fredonnant une douce mélodie, et

Info grossesse

Si vous attendez des bébés multiples, peut-être est-ce parce que vous y êtes prédisposée ? C'est le cas s'il existe déjà des cas de jumeaux non identiques dans votre famille maternelle, et/ou si vous avez plus de 35 ans (les femmes de plus de 35 ans ont souvent des ovulations multiples), et/ou si votre enfant a été conçu avec un traitement contre la stérilité ou par fécondation in vitro.

« Dis, maman... »

Vous pouvez prendre contact avec d'autres parents de bébés multiples par le biais de l'association Jumeaux et Plus, qui a une antenne dans chaque département français. Fédération nationale Jumeaux et Plus 28, place Saint-Georges, 75009 Paris. Tél. : 01 44 53 06 03 / 01 44 53 06 23 admin@jumeaux-et-plus.asso.fr http://www.jumeaux-et-plus.asso.fr

voilà que vous vous imaginez avec deux bébés hurlant et réclamant votre attention jour et nuit. Cette idée nécessite un temps d'adaptation. Donnez-vous le temps de vous y faire et de chercher un peu de soutien. Les mamans d'autres bébés multiples, en particulier, peuvent vous apporter énormément de soutien et de conseils.

Si vous attendez plusieurs bébés, vous voilà désormais dans la catégorie des grossesses à risques. En effet, vous allez avoir besoin d'un suivi médical plus soutenu et il se peut que vos bébés naissent prématurément. Votre grossesse est différente de celle des autres parce que les besoins de votre corps, eux aussi, sont multipliés par deux. Vous allez donc avoir besoin de :

Info grossesse

Le nombre annuel de naissances multiples est en forte augmentation pour deux raisons principales : (1) de plus en plus de femmes conçoivent leur enfant à la suite de traitements contre la stérilité, et (2) de plus en plus de femmes tombent enceintes après 35 ans (âge à partir duquel la probabilité d'ovulation multiple augmente).

- **Plus de repos :** toutes les futures mamans se sentent fatiguées en fin de journée, mais dans votre cas il se peut que vos paupières se mettent à se fermer toutes seules dès midi. C'est une façon de votre corps de vous avertir qu'il travaille trop. Ne luttez pas contre cette envie de dormir. Faites un somme dès que vous le pouvez, couchez-vous tôt le soir, et prenez le temps de vous allonger quelques instants au cours de la journée. Lorsque les bébés seront là, vous serez encore fatiguée, mais vous aurez moins d'occasions de vous reposer ; alors profitez de toutes celles qui peuvent se présenter maintenant pour accorder du repos à votre corps.
- **Plus de nutriments :** pour fabriquer deux bébés ou plus, il faut plus de calories, de vitamines, et de minéraux. Malheureusement, à mesure que les bébés grossissent, votre estomac est comprimé et peut contenir de moins en moins de nourriture. Les problèmes digestifs de la grossesse peuvent parfois faire de l'alimentation une corvée. C'est pourquoi il est primordial que vous mangiez des aliments de qualité, qui vous apporteront les nutriments dont vous avez besoin. Essayez de ne pas gâcher votre

précieuse énergie digestive avec des calories vides (voir chapitres 16 et 17 pour plus de détails sur la répartition des nutriments). Il se peut aussi que votre médecin vous prescrive une dose plus importante de suppléments en vitamines et minéraux.

- **Plus de poids :** non seulement vous allez avoir un bébé de plus à porter, mais en plus vous allez devoir porter aussi un autre placenta et plus de liquide amniotique. Votre prise de poids totale va s'élever à 20 kilos environ plutôt qu'à 15 (cela peut sembler beaucoup, mais ce n'est que 250 grammes de plus par semaine que la prise de poids recommandée pour une grossesse simple). Si vous êtes très attentive à votre alimentation et que vous prenez garde à ne prendre que les kilos nécessaires aux bébés (plutôt qu'à la fabrication d'une couche de graisse supplémentaire), vous pouvez vous féliciter d'avoir fait quelque chose de très positif pour éviter le problème le plus courant des grossesses multiples : le faible poids de naissance. La plupart des jumeaux pèsent malheureusement moins de 2,5 kilos à la naissance, mais ceux qui ont été nourris avec une alimentation saine et étroitement surveillée peuvent atteindre un gabarit robuste et peser jusqu'à 3,5 kilos, voire plus. Voilà votre mission : apporter à vos bébés le meilleur du meilleur.
- **Plus de suivi médical :** il est rare que les femmes qui attendent des bébés multiples accouchent à la maison avec une sage-femme. Vous allez devoir être suivie par un obstétricien qui surveillera de très près l'apparition d'éventuelles complications. (Hypertension, œdème, anémie, travail prématuré, et problèmes liés au placenta sont plus fréquents en cas de grossesse multiple.) Pour cela, vous allez devoir lui rendre visite plus souvent : par exemple, tous les 15 jours à partir de la semaine 20 et une fois par semaine à partir de la semaine 30.

« Dis, maman... »

Ne vous amusez pas à prendre des compléments de vitamines et de minéraux sans l'avis de votre médecin. Vos bébés ont besoin d'un apport régulier de certains nutriments, comme le fer, l'acide folique, le zinc, le cuivre, le calcium, et les vitamines B6, C, et D. Laissez votre médecin décider de ce qui sera le plus approprié. S'il s'avère que vos compléments ne vous réussissent pas (s'ils vous donnent des ballonnements, des brûlures d'estomac, ou même des irruptions cutanées), demandez-lui de vous en prescrire une autre marque. Les ingrédients de base contenus dans ces compléments sont tous les mêmes, mais les différentes marques n'utilisent pas les mêmes additifs de couleur, de texture, de parfum, etc.

Enfin, si vous attendez des jumeaux, des triplés, ou plus, ne refermez pas ce livre ! Toutes les informations qu'il contient s'adressent à vous également. La seule différence est que la prise de poids recommandée est plus élevée, que vos consultations seront plus fréquentes en fin de grossesse, et que votre projet de naissance sera peut-être différent (voir chapitre 14 pour plus d'informations sur les projets de naissance). Hormis cela, vous êtes une future maman comme les autres !

Grossesse et vie professionnelle

La période pendant laquelle vous avez pu garder votre grossesse secrète prend fin. Très bientôt (si ce n'est pas déjà le cas), votre ventre prendra une forme que vous ne pourrez plus faire passer pour « quelques kilos pris récemment » ! Il est probable qu'à ce jour, vous avez déjà annoncé la nouvelle de votre grossesse à votre famille et à vos amis, mais la plupart des femmes attendent le début du 2e trimestre pour faire leur annonce au travail.

Le bon moment pour annoncer sa grossesse à son boss n'est pas toujours facile à trouver. Cette bonne nouvelle pour vous n'en est pas forcément une pour lui, qui va devoir se passer momentanément de vos services. Il arrive donc souvent que ce moment soit source d'angoisse pour une future maman. Cependant, vous êtes protégée par la loi : tout d'abord, la déclaration de grossesse à l'employeur ne fait l'objet d'aucune obligation légale. De plus, aucun délai ne vous est imposé pour la faire. Mais dans les faits, il convient de ne pas trop tarder afin de permettre à votre entreprise de s'organiser en prévision de votre absence et surtout pour ne pas vous priver de certains droits. Toutefois, l'annoncer de vive voix ne suffit pas. Il faut y mettre les formes et aviser votre employeur par un courrier, qui doit être accompagné d'un certificat médical (à demander lors de votre première consultation de grossesse) confirmant votre état, précisant la date présumée de votre accouchement, et permettant de dater le début de votre congé de maternité. Ce courrier peut également être remis en mains propres.

Dès que votre grossesse est officiellement connue de votre entreprise :

- Vous avez droit automatiquement au congé de maternité légal, c'est-à-dire au minimum 16 semaines (dont 3 à prendre obligatoirement avant la naissance).
- Vous ne pouvez pas être licenciée, sauf pour faute grave. Et cette disposition vous protège au retour de votre congé maternité (pendant 4 semaines après la reprise du travail).
- Vous pouvez, à certaines conditions et avec un certificat médical, demander une modification de vos conditions de travail, voire un changement de poste si celui-ci s'avère trop pénible ou contre-indiqué.

- Vous pouvez également prétendre à un aménagement de vos horaires et à des autorisations d'absence pour effectuer vos visites et vos examens. Dans certaines entreprises, il existe même des dispositions particulières concernant les plages horaires des femmes enceintes. Renseignez-vous auprès de la direction du personnel.
- Enfin, si vous êtes en plein processus d'embauche, vous n'êtes pas légalement tenue de prévenir que vous êtes enceinte.

Il est indéniable qu'une grossesse freine temporairement la carrière professionnelle d'une femme, mais elle ne peut pas être la raison d'un licenciement si vous souhaitez continuer à travailler. Gardez surtout une chose en tête : attendre un bébé, et plus tard être maman, ne doit pas vous mettre à l'écart des primes, des promotions, ou des changements de statut. Votre employeur doit vous considérer exactement de la même manière que les autres membres de son équipe. (Voir chapitre 21 pour plus d'informations sur la grossesse et le monde du travail.)

Semaine par semaine

À partir du 4e mois, le visage de votre bébé a des traits plus humains. Ses yeux, qui jusque-là ressortaient sur les côtés de sa tête, se sont rapprochés. Sa peau extrêmement fine est recouverte d'un duvet (qui disparaîtra généralement après la naissance).

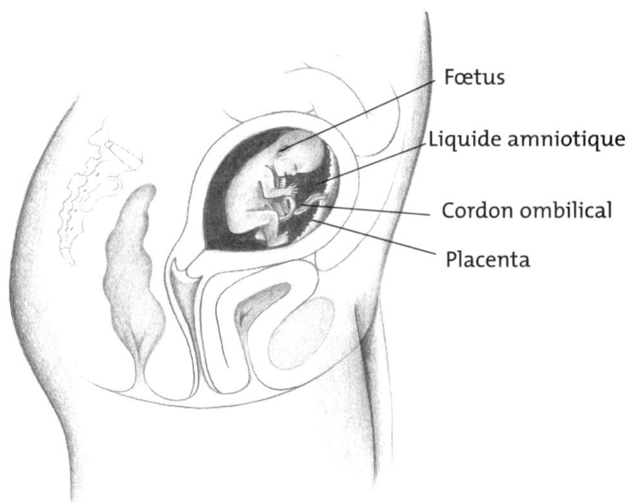

Un fœtus humain à 18 semaines. À ce stade, votre bébé mesure 13 cm et pèse 170 g environ.

Semaine 15

- Les vaisseaux sanguins sont facilement visibles sous la peau, qui est très fine et translucide.
- Les jambes sont plus longues que les bras.

Semaine 16

- Le fœtus peut serrer le poing, ouvrir la bouche, remuer les lèvres, et déglutir.
- Il arrive que le fœtus suce son pouce.
- À l'emplacement des cheveux, un fin duvet, appelé « lanugo », recouvre le crâne.
- Les ongles sont complètement formés.
- Le cœur bat entre 117 et 157 fois par minute.
- L'estomac produit des sucs digestifs.
- Les reins produisent de l'urine.

Semaine 17

- Le tissu adipeux brun commence à se former.
- Le rythme de croissance, jusque-là très rapide, commence à ralentir.
- Une matière adipeuse blanche commence à recouvrir les fibres nerveuses de la colonne vertébrale.
- Entre les semaines 17 et 20, l'ouïe se développe, le fœtus peut percevoir les sons des organes internes de sa mère et les bruits de l'extérieur.

Semaine 18

- Le squelette du fœtus peut être clairement délimité à la radiographie.
- Les oreilles dépassent de la tête.
- Le lanugo recouvre l'ensemble du corps.

Ce qu'il faut retenir

→ Au début du 2e trimestre, votre bébé pèse 30 grammes et mesure 8 centimètres environ, mais votre prise de poids s'élève déjà à près de 5 kilos.

→ Au 4e mois, à l'occasion de votre prise de sang mensuelle, vous pouvez passer un dépistage d'anomalies du fœtus appelé « triple test ». Il établit une probabilité chiffrée et, en fonction de son résultat, vous pouvez choisir de passer une amniocentèse.

→ Certaines préparations à l'accouchement, comme l'haptonomie, commencent dès le 4e mois ou nécessitent une inscription à l'avance : c'est le moment de choisir la méthode qui vous convient.

→ Il y a beaucoup de changements au programme ! Il se peut que vos seins commencent à produire du colostrum et que vous ayez des saignements de nez. Votre peau subit des modifications (de teint, de couleur, et de texture), ainsi que vos cheveux (qui peuvent s'épaissir et pousser plus vite) : ce sont là des signes normaux de la grossesse.

→ Si vous attendez des jumeaux ou plus, votre grossesse va commencer à se différencier des autres ce mois-ci.

→ C'est aussi le moment d'apprendre à votre employeur que vous attendez un enfant, puisqu'il peut dorénavant s'en rendre compte rien qu'à vous regarder !

Chapitre 11

5e mois : semaines 19 à 22

Dans ce chapitre

- → La consultation du mois : les examens de suivi
- → Les changements corporels : pertes vaginales, acné, peau sèche, et nombril distendu
- → Vos préoccupations se tournent vers les mouvements du fœtus, le don de sang de cordon, les précautions à prendre pour soulever des objets lourds, l'affluence de conseils, ainsi que les anxiétés et angoisses qui peuvent vous envahir
- → Les préparations à l'accouchement qui commencent ce mois-ci : le chant prénatal et la sophrologie
- → Le développement semaine par semaine

Vous voici arrivée dans le mois où Bébé passe à l'action : vous le sentez maintenant donner des coups de pied, se tourner, remuer, et sursauter. Hourra : votre petit compagnon de poche communique avec vous ! D'ailleurs tout le monde remarque sa présence, puisque vous avez désormais un vrai ventre de future maman.

La consultation du 5e mois

Au cours de la consultation du 5e mois, vous serez soumise aux mêmes examens de routine et aux mêmes questions que les autres fois : désormais, vous connaissez ça par cœur !

- **La pesée :** pas moyen d'y échapper ; alors enlevez vos chaussures et montez sur la balance ! À la fin du 5e mois, vous devriez peser entre 5 et 7 kilos de plus que votre poids initial. Si vous grossissez plus vite que vous ne devriez, reportez-vous aux chapitres 16 et 17 pour savoir comment mettre en place une alimentation saine et équilibrée.
- **La tension :** comme à chaque consultation, votre médecin prendra votre tension. Il continue de surveiller une éventuelle hausse soudaine pouvant indiquer un problème.
- **L'analyse d'urine :** vous commencez à avoir une bonne pratique du petit flacon et, une fois de plus, il va vous falloir bien viser ! Ce mois-ci encore, l'analyse servira à rechercher : (1) une infection, (2) les protéines, qui peuvent être un signe d'hypertension, et (3) le sucre, qui peut être un signe de diabète.
- **L'analyse sanguine :** comme chaque mois, votre médecin vous prescrira un bilan sanguin à réaliser en laboratoire.
- **La mesure de l'utérus :** votre médecin peut mesurer la taille de votre utérus en appuyant en haut de votre ventre pour en sentir le sommet. Au 5e mois, votre utérus arrive au niveau de votre nombril !
- **Le Doppler :** vous aurez peut-être encore une fois l'occasion d'entendre le cœur de votre bébé, qui bat plus fort encore ce mois-ci. Si vous souhaitez pouvoir écouter ce bruit merveilleux encore et encore (ou le faire écouter à vos amis et à votre famille chez vous), vous pouvez rapporter un petit magnétophone et l'enregistrer !

En fin de consultation, votre médecin vous remettra une prescription pour l'échographie du 2e trimestre, qui doit avoir lieu entre 22 et 24 semaines de grossesse.

Voca-bébé

L'**anémie** est une maladie du sang caractérisée par un nombre anormalement bas de globules rouges, qui sont les cellules destinées à transporter l'oxygène de vos poumons vers l'ensemble de votre organisme.

Vos questions : n'hésitez pas à poser à votre médecin toutes les questions que vous vous êtes posées ce mois-ci. Faites-lui part des inquiétudes que vous pouvez avoir. À la visite du 5e mois, vous pouvez lui demander de vous en dire plus sur *l'anémie*.

« Dis, maman… »

Si vous mangez des aliments riches en fer mais que vous les accompagnez d'une tasse de café, la caféine peut faire complètement disparaître de votre organisme le fer consommé.

À l'occasion de la prise de sang du 4e mois, un dépistage de bon nombre de problèmes a été effectué, dont celui de l'anémie, qui est une maladie caractérisée par un nombre anormalement bas de globules rouges. Peut-être avez-vous eu un résultat satisfaisant à ce moment-là, mais, arrivée à la 20e semaine (où le volume sanguin maternel en augmentation et le fœtus en développement induisent des plus grands besoins en fer), il se peut que vous ayez un début de carence en fer.

Si vous vous sentez extrêmement fatiguée, faible, essoufflée, que vous êtes pâle, et que vous ressentez des palpitations ou des étourdissements, peut-être souffrez-vous d'anémie ? Vous y êtes particulièrement exposée si : (1) vous avez eu plusieurs bébés en peu de temps, (2) vous attendez des bébés multiples, (3) vous avez eu des nausées matinales très fortes, et (4) votre alimentation est insuffisante.

Le traitement de l'anémie est simple. Votre médecin vous prescrira des compléments alimentaires enrichis en fer. Vous pouvez également augmenter votre apport en fer en utilisant des ustensiles de cuisine en fer, en mangeant plus d'aliments riches en fer comme les céréales complètes, les légumes secs, les légumes verts à feuilles vert foncé, le tofu, les épinards, les feuilles de betterave, le boulgour, le jus de pruneaux, les fruits secs, et en utilisant de la mélasse de cuisine.

« Dis, maman… »

Votre grossesse est une source de réjouissance grandissante, mais prenez garde à ne pas laisser votre compagnon de côté. Si vous n'avez plus d'attention que pour votre bébé, il peut se sentir délaissé et ignoré. Même si c'est aussi à lui de s'impliquer dans votre grossesse, prenez parfois le temps de la reléguer au second plan et accordez-lui toute votre attention – cela ne pourra vous faire que du bien, à vous deux.

Les changements corporels

Au 5e mois, le changement corporel le plus visible est tout simplement le fait que vous avez soudain pris beaucoup de volume ! Vous commencez à avoir une silhouette de femme enceinte et quelques adaptations de votre garde-robe s'imposent. Vous remarquerez aussi peut-être des modifications de vos pertes vaginales, de votre teint, de votre texture de peau, et de votre nombril.

Les pertes vaginales

Vous avez à peine eu le temps de commencer à vous réjouir de ne plus saigner tous les mois pendant la grossesse que des pertes vaginales fluides, d'une couleur laiteuse, et légèrement odorantes peuvent apparaître. Même si ces pertes sont parfois abondantes et peuvent durer tout le temps de la grossesse, elles n'ont rien d'inquiétant. On suppose que c'est un moyen pour le corps des futures mamans de se protéger des infections en nettoyant systématiquement le vagin.

Pour protéger vos vêtements, portez un protège-slip ou une serviette hygiénique, que vous changerez souvent. Veillez à avoir une bonne hygiène de la zone vaginale, portez des dessous en coton, et évitez les pantalons serrés et les survêtements en synthétique. Ne pratiquez pas la douche vaginale et n'utilisez pas de tampons ou de produits de toilette trop parfumés. Si ces pertes deviennent épaisses, de couleur jaune, très aqueuses, ou sanguinolentes, signalez-le à votre médecin : cela pourrait être mauvais signe.

L'acné

Si vous pensiez que vous n'alliez jamais plus bourgeonner comme une lycéenne, vous vous êtes peut-être trompée : les changements hormonaux de la grossesse peuvent entraîner une hausse des sécrétions de sébum. Cette hausse peut aboutir à l'apparition de boutons. La probabilité est plus grande encore si vous aviez tendance à avoir des éruptions prémenstruelles.

> **« Dis, maman... »**
>
> Si votre acné devient vraiment trop envahissante, parlez-en à votre médecin. Un dermatologue peut vous prescrire un traitement local très efficace.

Pour réduire l'apparition de ces boutons, suivez les conseils d'alimentation et d'hygiène appliqués aux adolescentes (dont les niveaux hormonaux en hausse leur causent les mêmes problèmes) : mangez sainement, buvez beaucoup d'eau, et lavez-vous le visage quotidiennement.

La peau sèche

Nombreuses sont les femmes dont la peau devient sèche, inconfortable, pendant la grossesse. Cela est tout particulièrement visible sur la peau du ventre, qui se distend à mesure que le bébé grandit. Si cet inconfort vous gêne trop, essayez ces remèdes simples :

- Ne vous grattez pas : cela ne fait qu'aggraver le problème !

Info grossesse

Si vous utilisez un humidificateur d'air chez vous pour éviter que l'air ne devienne trop sec, veillez à le nettoyer quotidiennement à l'eau de Javel. Si la vapeur contient des bactéries, elle peut être source de bien des problèmes.

- Évitez le savon : il élimine le film hydrolipidique de la peau et l'assèche davantage. Utilisez des produits sans savon.
- Ne prenez pas des bains ou des douches trop longs et ne vous lavez pas à l'eau trop chaude, qui dessèche la peau : une eau tiède ou modérément chaude suffit.
- Appliquez une crème hydratante juste après votre bain ou votre douche, idéalement sur la peau encore humide.
- Utilisez un humidificateur d'air chez vous si l'atmosphère y est particulièrement sèche.

Le nombril saillant

Votre ventre pousse en avant, et il se peut que vous découvriez un beau matin que votre nombril pointe maintenant vers l'extérieur et non plus vers l'intérieur. Ne vous en faites pas : cela est tout à fait naturel et votre nombril reviendra bien vite à sa place après votre accouchement. Si cela vous gêne parce qu'il forme une petite bosse sous vos vêtements, cachez-le en mettant tout simplement un pansement dessus.

Vos préoccupations

Ce mois-ci, vous guetterez sans doute les mouvements de votre bébé (« Est-ce qu'il bouge assez ? ») ; vous devrez aussi vous montrer prudente si vous devez soulever des choses lourdes (« Quel poids puis-je soulever sans danger ? »), faire des aménagements de votre garde-robe (« Quels sont les vêtements que je vais pouvoir continuer à mettre ? »), mais aussi faire le tri entre les conseils qu'on vous donnera de toutes parts (« Qui dois-je écouter ? »), et faire face à certaines angoisses (« Mon bébé se développe-t-il normalement ? »). Enfin, si vous avez choisi une préparation à l'accouchement par le chant prénatal ou la sophrologie, les premières séances auront probablement lieu ce mois-ci.

Bébé boxeur

Il est entré sur le ring : au cours du 5e mois, votre bébé vous manifestera sa présence par des petits coups de poing et de pied. (Il bouge depuis la semaine 9, mais vous ne pouviez pas le sentir avant.) C'est un moment absolument génial, mais vous pouvez passer à côté si vous n'y êtes pas attentive. Les femmes décrivent ces premiers mouvements comme une sensation de papillonnement dans le ventre, d'autres ressentent une sorte de tremblement ou un petit coup net. Vous pouvez même les prendre pour une sensation de faim ou pour des gaz.

Au bout d'un moment, vous pourrez reconnaître les moments où votre bébé dort et ceux où il est réveillé. Bien souvent, il se réveillera juste au moment où vous vous allongez pour vous reposer. Même si les apparences sont réunies pour que vous puissiez croire qu'il fait exprès de vous réveiller la nuit afin que vous y soyez entraînée avant sa naissance, c'est sans doute tout simplement que vous êtes plus attentive à ses mouvements quand vous êtes au repos que quand vous êtes occupée à autre chose. Mais aussi les bébés aiment le mouvement, qui les berce et les endort.

Si vous ne sentez pas votre bébé bouger ce mois-ci, dites-le à votre médecin, mais ne paniquez pas. Si ses battements de cœur s'entendent bien et que tous les autres signes vitaux sont stables, il n'y a pas de raison de s'inquiéter.

Soulever des objets lourds

Ce n'est pas vrai qu'il est dangereux pour le fœtus de soulever un objet lourd. Il n'y a aucun danger qu'il soit expulsé ou que le placenta se décolle de la paroi de l'utérus. Mais ce n'est pas pour autant une bonne idée de soulever des sacs de courses de 2 tonnes pour les mettre dans le coffre de votre voiture ! C'est votre dos qui n'apprécierait pas. Pendant la grossesse, les articulations du bassin, habituellement stables, se font plus mobiles afin de se préparer à l'accouchement. Cela, ajouté à la croissance de votre ventre, fait que votre centre de gravité est déplacé et que vous êtes déstabilisée, vous faisant chercher à rétablir l'équilibre en prenant une position cambrée pour marcher. Cette position pèse énormément sur les muscles du bas de votre dos, et soulever un poids important accentue encore cette pression.

Ménagez votre dos. Si vous avez déjà un jeune enfant, c'est le moment idéal pour l'initier aux joies du trotteur ou le laisser marcher plus souvent. Répartissez vos courses dans plusieurs sacs de petite taille. Demandez à quelqu'un de porter les sacs et valises très lourds à votre place. Vos muscles du bas du dos vont être de plus en plus mis à contribution à mesure que la grossesse avance essayez de leur alléger la tâche dès maintenant.

Le don de sang de cordon

Le *don de sang de cordon* (ou don de sang placentaire) est un sujet à aborder avec votre médecin avant l'accouchement. Le sang de cordon est le sang contenu dans le cordon ombilical de votre bébé au moment de la naissance, qui est généralement mis au rebut. Cependant, il a été démontré que ce sang est riche en cellules souches et de nombreux parents décident d'en faire don.

> **Voca-bébé**
>
> Le **don de sang de cordon** est un procédé qui consiste à faire don à la naissance du sang contenu dans le cordon ombilical, riche en cellules souches, afin qu'il soit conservé dans un but thérapeutique.

Les cellules souches sont en quelque sorte la matière première du sang et du système immunitaire. Elles peuvent se diviser pour former d'autres types de cellules. Les cellules souches présentes dans le sang de cordon et dans la moelle épinière peuvent se diviser pour se transformer en l'un des trois types de cellules sanguines existants : les globules rouges, les globules blancs, et les plaquettes. Elles ont la capacité de restaurer le fonctionnement du système de fabrication du sang et du système immunitaire. Elles sont donc très précieuses lorsque ces systèmes ont été endommagés par une radiothérapie ou une chimiothérapie. Lors d'une transfusion de cellules souches, les patients souffrant d'une maladie du sang ou de la moelle épinière (comme la leucémie) doivent tout d'abord subir une chimiothérapie et/ou une radiothérapie, afin d'éliminer de leur sang et de leur moelle épinière les cellules malades. C'est ensuite que des cellules souches issues d'un donneur sain sont transfusées au patient, dans l'organisme duquel elles vont se multiplier et devenir des cellules sanguines et de moelle épinière saines.

Les cellules souches sont actuellement utilisées dans le traitement d'environ 40 maladies mettant en danger la vie du malade, dont certains cancers (comme la leucémie) et certaines maladies immunitaires et génétiques. Les chercheurs travaillent actuellement sur la manière dont le sang de cordon peut être utilisé pour soigner d'autres problèmes médicaux comme les accidents cérébro-vasculaires, les maladies cardiaques, le diabète, et la dystrophie musculaire.

Comment ça marche ?

La collecte de ce sang est facile et indolore et n'interfère par sur la naissance ou les soins apportés au nouveau-né (elle s'effectue globalement de la même manière en cas de césarienne qu'en cas d'accouchement par voie basse). Une fois votre bébé né, mais avant l'expulsion du placenta, votre médecin ou sage-femme nettoie 10 à 20 centimètres de cordon ombilical à l'aide d'une solution antiseptique, puis insère une aiguille dans la veine ombilicale. Une fois le sang prélevé, il est conservé dans une poche scellée, et étiquetée. Le prélèvement prend généralement 2 à 4 minutes. Deux tubes de sang maternel sont également collectés à ce moment. Le procédé est indolore et non invasif. Il ne représente aucun risque pour vous ni pour votre enfant.

Les cellules de cet échantillon de sang de cordon doivent ensuite être traitées puis congelées dans les 48 heures par un laboratoire spécialement équipé pour la conservation de sang de cordon.

Pourquoi le faire ?

Certains parents choisissent de faire effectuer un prélèvement de sang de cordon afin de pouvoir en disposer si jamais leur enfant ou un membre de leur famille devait un jour en avoir besoin : les cellules souches de cordon ombilical ont une compatibilité de 100 % avec l'enfant donneur, de 25 % avec ses frères et sœurs, et peuvent être utilisées pour ses parents ou grands-parents. D'autres choisissent d'effectuer ce prélèvement en raison de l'espoir qu'il représente pour l'avenir de la science. Ce sang ne peut être prélevé qu'à la naissance, et nombreux sont ceux qui souhaitent ne pas rater cette occasion. Certains, enfin, font don de ce sang à une banque du sang.

Après des débuts plutôt lents, le don de sang de cordon est une pratique de plus en plus courante. À ce jour, cependant, en France, seulement une dizaine de maternités sont équipées pour le prélèvement de sang de cordon, et il existe très peu de banques de sang placentaire (trois en 2007). Mais les autorités sanitaires, et en particulier l'Agence de biomédecine, ont pris des dispositions pour accroître le nombre de ces établissements afin que cette pratique continue de se développer.

Le réseau français de sang placentaire possède environ 6 000 poches de sang de cordon. Elles peuvent être utilisées en France, mais aussi pour tout autre malade d'un pays étranger. Au total, dans le monde, on dispose de 220 000 poches de sang placentaire qui peuvent être adressées à tous les patients compatibles et qui en ont besoin.

Renseignez-vous auprès de votre médecin pour savoir s'il existe près de chez vous des établissements équipés pour le don de sang de cordon. Vous pouvez aussi vous renseigner auprès des organismes suivants :

- France Greffe Moelle, secrétariat des donneurs, Tél. : 01 55 93 65 34. Agence de la biomédecine : 1, avenue du Stade-de-France, 93212 Saint-Denis-la-Plaine Cedex
- Association Laurette-Fugain : www.laurettefugain.org

Il faut tout d'abord savoir qu'il existe des conditions pour pouvoir donner du sang de cordon. Ces conditions sont les suivantes :

- Accoucher dans une maternité habilitée.
- Passer un entretien avec un médecin spécialisé pendant la grossesse.
- Faire des analyses de sang trois mois après l'accouchement pour déceler un éventuel problème (infection) passé inaperçu auparavant.
- Donner des informations sur l'état de santé du nourrisson quelques mois après le don. Ce don est anonyme et gratuit. La mère donne son accord par écrit, mais peut toujours y renoncer jusqu'au dernier moment (même jusqu'à l'accouchement).

Quelques précautions à prendre vis-à-vis du don de sang de cordon

Il arrive souvent que, dans les maternités, les jeunes parents soient sollicités par des banques privées de sang de cordon ou envahis par leurs dépliants publicitaires. Les banques de sang vous proposent de prélever du sang du cordon ombilical de votre bébé et de le conserver à vie dans leurs établissements, moyennant un chèque de 1 000 à 6 000 Ð, selon les établissements. Dans le cas où votre enfant présenterait une maladie grave plus tard dans sa vie, comme la maladie d'Alzheimer ou de Parkinson, le sang conservé et les cellules souches qu'il contient permettraient de le guérir. Mais attention aux escroqueries ! Si le nouveau-né n'est pas atteint d'une maladie grave du sang, comme la leucémie, cela ne sert à rien de conserver le sang du cordon. Il n'y a d'ailleurs aucun moyen de savoir aujourd'hui quelle est la « durée de conservation » du sang de cordon, et donc de connaître l'état dans lequel sera ce sang 10 ou 50 ans après le prélèvement. Comme le transfert de sang, le sang de cordon peut être donné par une autre personne en cas de besoin. Le prélèvement du sang de cordon pour soi (ou pour usage familial) n'est conseillé que dans le cas de pathologies familiales très rares. Pour plus d'informations, vous pouvez consulter le site du Collège national des gynécologues et obstétriciens français : www.cngof.asso.fr.

Des conseils à n'en plus finir

Lorsque vous commencerez à vous habiller avec des vêtements de grossesse, des experts de la grossesse, soudainement, afflueront de toutes parts. Où que vous alliez, il y aura toujours quelqu'un pour vous dire ce que vous devriez faire et ce que vous ne devriez pas faire.

La plus grande partie de ces conseils viendront sans doute de votre mère ou de votre belle-mère. Sur ce terrain, mieux vaut connaître les règles du jeu si vous voulez avoir la moindre chance d'en sortir gagnante. Les gènes de ces femmes sont là, quelque part dans votre ventre il se peut donc qu'elles se sentent investies d'un droit divin à vous dire comment nourrir et protéger votre progéniture. (Avertissement : cette croyance se renforce encore après la naissance du bébé.) D'une certaine manière, elles n'ont pas tort. C'est leur descendance qui est en jeu avec votre grossesse, et elles parlent d'expérience. Elles ont déjà vécu tout cela et il semble qu'elles se soient bien débrouillées, à en juger par vous et votre compagnon ! Elles ont une expérience à partager et sans doute beaucoup de trucs et astuces à transmettre qui peuvent réellement vous faciliter la vie pendant cette grossesse. Donc, prenez dans leurs conseils ce qu'il y a de bon à prendre.

Si votre mère insiste pour que vous vous reposiez le week-end et que vous la laissiez venir chez vous faire votre lessive, ne luttez pas. Certes, vous n'êtes pas malade et vous êtes parfaitement capable de faire votre lessive vous-même mais si cela permet à votre mère de se sentir utile et impliquée dans cette grossesse, pourquoi pas ? Lorsqu'elle vous donne des conseils, ne vous fatiguez pas à la contredire ou à argumenter. Contentez-vous de lui dire merci. Beaucoup de choses ont changé depuis l'époque où elle a accouché, mais ses intentions sont bonnes. Vous pouvez l'écouter d'une oreille et tout laisser ressortir par l'autre, mais si vous acquiescez simplement en souriant, vous éviterez à votre famille bien des disputes inutiles. Et n'oubliez pas qu'il y a toujours une probabilité que, sur telle ou telle question, votre mère et votre belle-mère en sachent effectivement plus que vous.

Mais ce n'est pas tout : vos amis, eux aussi, y iront de leur petit conseil. Vos collègues, voisins, copains d'enfance, et même vos vagues connaissances voudront tous partager avec vous leur bon sens éclairé. Certains se mettront peut-être à vous traiter comme si vous étiez devenue aussi fragile que du cristal et que vous risquiez de vous briser à la moindre secousse ou au moindre coup. D'autres au contraire vous diront d'un air réprobateur que vous ne faites pas assez d'exercice et vous tanneront pour que vous vous inscriviez à des cours de gym, à des programmes de *fitness* et à des clubs de spa. D'autres encore tiendront à vous soumettre toutes sortes de régimes exotiques, d'herbes médicinales, et de remèdes ancestraux. Et un nombre incroyable de personnes insisteront pour vous raconter toutes les horreurs qu'elles gardent en mémoire de leur propre accouchement (avec force détails sanglants).

Côté papa

Il se peut que vous ayez à choisir votre camp si votre mère et votre compagne s'engagent dans un débat houleux sur la meilleure façon de vivre une grossesse. Même si votre mère est bien intentionnée, quelqu'un (vous, par exemple) devra sans doute s'interposer si ses conseils poussent votre compagne à bout.

Il va vous falloir faire un tri et apprendre à reconnaître les vrais bons conseils des mauvais. Si vous avez des amies de longue date en qui vous avez confiance et qui ont elles-mêmes été enceintes, vous pouvez les écouter sans crainte. Demandez-leur leur avis et partagez vos expériences. Une femme dont vous vous sentez proche et qui a récemment vécu les mêmes choses que vous pourra vous être d'un soutien précieux. Mais, face à tous vos autres « amis », il va vous falloir apprendre à faire la sourde oreille. Si vous vous retrouvez à écouter des histoires qui vous effraient ou vous agacent, n'hésitez pas à les interrompre. Dites simplement : « S'il te plaît, ne me raconte pas ça : je n'ai pas envie d'entendre tout ça. » Si vous avez des inquiétudes ou des questions, renseignez-vous auprès de sources fiables. Documentez-vous en faisant des recherches dans des livres et des magazines et si vous avez des questions importantes, gardez-les pour votre médecin.

D'autres conseils encore vous seront donnés par de parfaits inconnus. Lorsqu'on est visiblement enceinte, on est une proie facile pour qui a envie de d'avoir quelque chose à raconter. Au supermarché, au coin des rues, on vous posera des questions qui vous feront douter de la santé mentale de l'espèce humaine : « C'était prévu ou c'est un accident ? » ; « Vous avez pris beaucoup de poids ? » ; « Vous allez accoucher par voie basse ? ». Ces questions seront suivies d'histoires à dormir debout sur la grossesse et l'accouchement, accompagnées de conseils dont vous vous passeriez bien. Lorsque cela arrive, essayez de ne pas vous braquer. Même lorsque des inconnus tendent la main pour essayer de toucher votre ventre, restez courtoise. Si les questions et conseils d'inconnus vous importunent, la meilleure façon d'y échapper est de regarder votre montre, de vous exclamer que vous êtes en retard, et de partir bien vite. Si vous êtes coincée (par exemple, dans le bus ou dans une file d'attente), détournez la conversation de vous et posez à l'inconnu des questions comme « Vous avez des enfants ? Combien en avez-vous ? Quel âge ont-ils ? », et ainsi de suite jusqu'au moment où vous pourrez partir.

Vous êtes actuellement un aimant vivant qui attire tous les M et Mme Je-sais-tout. Tout à coup, ils se précipiteront tous pour vous dire quoi faire et ne pas faire. Ne vous laissez pas noyer sous le flot des conseils. Choisissez quelques personnes de confiance comme interlocuteurs et faites la sourde oreille à ce que vous disent tous les autres.

Côté papa

Vous n'échapperez pas non plus aux donneurs de conseils intempestifs ! Tous vos collègues auront leur mot à dire sur la grossesse de votre compagne. Ils vous diront avoir toutes les solutions à ses humeurs, ses angoisses, et ses problèmes médicaux. Souriez, acquiescez, mais surtout n'en répétez pas un mot à votre compagne à moins que ce soit quelque chose comme : « Elle est vraiment très belle ! »

Peurs et anxiété

La fabrication d'un bébé est un phénomène mystérieux, complexe, et délicat – il n'est donc pas étonnant que vous vous inquiétiez de ce qui pourrait mal se passer. Toutes ces informations sur les anomalies, les examens prénatals, et les fausses couches peuvent suffire à plonger toute future maman dans l'angoisse la plus totale. Ces peurs sont naturelles – mais inutiles dans la plupart des cas.

Si vous vous inquiétez tant pour la santé de votre bébé que vous en perdez le sommeil, il faut vous ressaisir. Un stress extrême peut être nuisible à vous comme à votre bébé.

Essayez de faire ce petit exercice mental chaque fois que votre esprit s'en va vagabonder sur le chemin de l'angoisse : arrêtez-le et mettez-le sur d'autres rails. Forcez-vous à couper court à ces pensées angoissantes ; ne laissez pas votre esprit s'y attarder plus longtemps. Puis redirigez-le vers une idée heureuse et agréable. Vous pouvez, par exemple, vous imaginer, lors d'une journée à la plage ou dans un jour futur, tenant un bébé en parfaite santé dans vos bras. Utilisez n'importe quelle image qui peut vous apaiser. C'est tout simple : arrêter net et prendre une autre voie.

Si vous n'arrivez pas à vous débarrasser de cette angoisse, parlez-en à votre médecin. Peut-être avez-vous de vraies raisons de vous inquiéter (des antécédents d'abus d'alcool ou de drogue, ou une alimentation insuffisante) ? Votre médecin pourra vous informer clairement et vous proposer des solutions pour protéger votre santé et celle de votre bébé au cours de ces 9 mois. Si vraiment l'angoisse persiste, votre médecin vous programmera peut-être une échographie (voir chapitre 6) afin que vous puissiez voir comment votre bébé se développe.

Toutes les futures mamans s'inquiètent de la santé de leur bébé, mais si vos craintes vous submergent, que vous en perdez le sommeil et l'appétit, et que vous n'arrivez plus à vous détendre, peut-être avez-vous besoin de l'aide d'un professionnel pour lutter contre votre anxiété ? Demandez conseil à votre médecin : il vous indiquera peut-être un psychothérapeute s'il pense que cela peut vous aider.

Côté papa

Attention à ce que vous dites : votre bébé vous écoute ! Parlez-lui ; ne vous sentez pas idiot : lisez-lui des histoires, chantez-lui des chansons, parlez-lui de la pluie et du beau temps si ça vous dit. Si votre bébé se familiarise avec votre voix dès maintenant, vous serez agréablement surpris, dans quelques mois, de voir que votre nouveau-né reconnaît le son de votre voix et qu'il est attiré par lui.

Préparation à l'accouchement

Selon la méthode de préparation à l'accouchement que vous aurez choisie, il se peut que les premières séances commencent ce mois-ci. C'est le cas du chant prénatal et de la sophrologie. (Reportez-vous au chapitre 25 pour en savoir plus sur ces différentes méthodes.)

Semaine par semaine

Au 5e mois, le squelette de votre bébé est principalement constitué de cartilage souple, qui ne durcira que plus tard. Il se peut qu'il passe pas mal de temps à sucer son pouce.

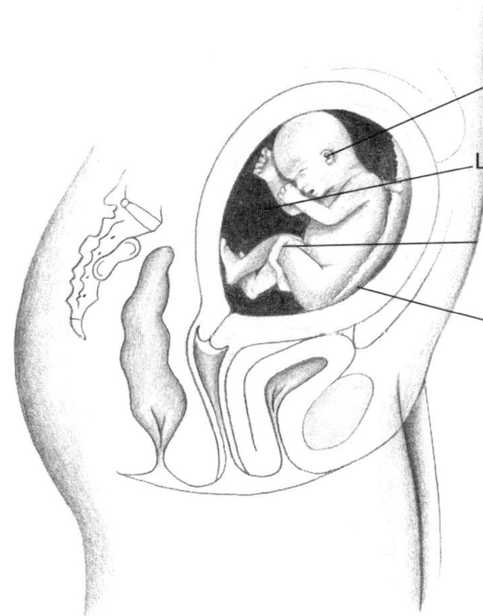

Un fœtus humain à 22 semaines. À ce stade, votre bébé mesure environ 16 cm et pèse 250 g.

Semaine 19

- Les différentes parties de la jambe sont maintenant proportionnées au reste du corps.
- Vous pouvez sentir le fœtus donner des coups de pied, bouger les bras, et remuer ses doigts et orteils.

Semaine 20

- La peau est recouverte d'une substance appelée « vernix caseosa », qui se forme pour protéger la peau du bébé du liquide amniotique.
- Des sourcils très fins apparaissent.

Semaine 21

- Les différentes parties du corps, tissus et organes, continuent leur maturation.

Semaine 22

- Les paupières sont très bien développées.
- Les ongles sont entièrement développés.

Au cours de ce 5e mois, beaucoup de choses se transforment. Votre corps évolue d'une manière qui ne laisse plus aucun doute sur votre état et vous portez un bébé remueur qui communique avec vous. Des angoisses peuvent vous empêcher de trouver le sommeil. Mais il y a de bonnes nouvelles : vous avez fait plus de la moitié du chemin !

Ce qu'il faut retenir

- → Si vous commencez à montrer des signes d'anémie, votre médecin vous prescrira probablement des comprimés de fer. L'anémie est un déficit de globules rouges qui résulte du besoin accru de votre organisme en fer.
- → Ce mois-ci, parmi les changements corporels qui peuvent apparaître, on trouve les pertes vaginales, l'acné, la sécheresse cutanée, et le nombril sorti ou distendu.
- → Ce mois est celui au cours duquel vous sentirez votre bébé rouler, tourner, et faire des bonds !
- → Au cours de ce mois, vous passerez votre troisième consultation obligatoire et votre médecin vous prescrira l'échographie du 2e trimestre, à effectuer entre la 22e et la 24e semaine de grossesse.
- → C'est au 5e mois que commencent généralement les séances de préparation à l'accouchement pour celles qui ont choisi le chant prénatal et la sophrologie.
- → Ce 5e mois est le moment de vous renseigner sur le don de sang de cordon. C'est aussi un mois riche en changements corporels. Certaines futures mamans connaissent des craintes bien compréhensibles.

Chapitre

12

6e mois : semaines 23 à 26

Dans ce chapitre

- La consultation du 6e mois : pesée, tension, croissance utérine, battements de cœur du fœtus, et examen glycémique
- L'échographie du 2e trimestre : l'échographie morphologique
- Les changements corporels : un bébé qui bouge de plus en plus, une température corporelle en hausse, et des étourdissements
- Les préoccupations du 6e mois
- Le développement du fœtus semaine par semaine

Ce mois est le dernier du 2e trimestre. Même si les poumons de votre bébé sont toujours remplis de liquide amniotique, il commence à faire des mouvements respiratoires – signe que la fin approche ! Ce mois est une période particulière : le gros ventre de future maman que vous avez maintenant fait effet de pancarte sur laquelle tout le monde pourrait lire « Je vais avoir un bébé ! ».

La consultation du 6e mois

Lors de cette consultation, vous serez soumise aux mêmes examens de routine que d'habitude, mais vous passerez également un test de glycémie.

- **La pesée :** vous avez désormais pris 8 à 10 bons kilos au total ! C'est l'ensemble de votre corps qui prend du volume : votre visage, vos bras, vos cuisses, et vos fesses gonflent et vous rappellent à tout instant que vous êtes enceinte. Cependant, la majeure partie de ce poids n'est pas celui du bébé (qui pèse environ 250 grammes). Continuez à manger sainement et tenez-vous à l'écart des calories vides du sucre et des aliments industriels qui font prendre des kilos difficiles à déloger.
- **La tension :** comme chaque fois, votre médecin prendra votre tension. Il continue de surveiller une éventuelle hausse soudaine, qui pourrait indiquer des problèmes.
- **L'analyse d'urine :** à vos flacons ! Comme chaque mois, vous effectuerez une analyse d'urine afin de détecter : (1) une infection, (2) les protéines, qui peuvent être révélatrices d'hypertension, et (3) le sucre, qui peut être un signe de diabète.
- **L'analyse sanguine :** comme chaque mois, votre médecin vous prescrira un bilan sanguin à effectuer en laboratoire. En plus du bilan sanguin habituel, un dépistage de l'hépatite B est systématiquement effectué au 6e mois, afin que votre bébé puisse être vacciné dès sa naissance si vous avec contracté la maladie.
- **La mesure de l'utérus :** au 6e mois, votre utérus devrait arriver juste au-dessus du nombril.
- **Le Doppler :** c'est le moment le plus appréciable de ces consultations – celui où vous pouvez entendre les battements de cœur de votre bébé. Avec ce petit appareil portable, votre médecin peut vous faire entendre ce bruit de la petite vie qui grandit en vous.
- **Vos questions :** avant que la consultation se termine, sortez le petit carnet sur lequel vous avez noté vos questions et posez-les. Faites part de vos préoccupations à votre médecin, posez-lui toutes les questions qui vous sont venues depuis la consultation précédente. Puis écoutez attentivement ses explications. Il vous parlera peut-être du test de glycémie, au programme de ce 6e mois.

La plupart des femmes enceintes passent un test de glycémie entre la 24e et la 28e semaine de grossesse, afin de dépister un éventuel diabète gestationnel. (Voir le chapitre 4 pour plus d'informations sur les effets du diabète sur le fœtus et le chapitre 6 pour plus de détails sur cet examen.) Même si le test de glycémie est prescrit à la grande majorité des femmes enceintes, sachez que vous êtes plus exposée à un diabète gestationnel si vous faites partie de l'une de ces catégories :

- Vous avez eu un diabète gestationnel lors d'une grossesse précédente.
- Vous avez déjà eu un bébé de poids élevé à la naissance.

- Vous êtes en grande surcharge pondérale.
- Vous avez plus de 35 ans.
- Vous faites de l'hypertension.
- Vous avez un parent, un frère, ou une sœur qui est diabétique.
- Vous avez précédemment donné naissance à un enfant mort-né ou à un enfant atteint de malformations.

« Dis, maman... »

N'oubliez pas que le premier test de glycémie n'est qu'un examen de dépistage. Si votre résultat montre une glycémie élevée, ne soyez pas trop inquiète. Environ 85 % de celles dont le résultat est positif à cet examen ont des résultats normaux au test d'hyperglycémie provoquée oral (HGPO).

Le dépistage du diabète gestationnel se fait en deux étapes. La première est un examen qui consiste à absorber une solution sucrée, puis à faire une prise de sang 1 heure après afin d'évaluer votre taux de glycémie à ce moment. Si ce niveau est anormal (ce qui correspond à environ 20 % des cas), vous êtes soumise à un second examen, appelé HGPO, afin de vérifier les résultats.

La deuxième échographie : l'échographie morphologique

Réalisée entre 22 et 24 semaines d'aménorrhée, la deuxième échographie est la plus longue des trois : elle dure entre 3/4 d'heure et 1 heure. Le fœtus est totalement formé, ; l'échographe a donc beaucoup de choses à voir. Elle vous déroutera probablement car vous ne pourrez pas apercevoir votre bébé en entier : il est devenu trop grand !

Souvent, la taille du fœtus oblige le médecin à réaliser l'échographie abdominale. Il peut aussi commencer par une échographie vaginale (plus précise) et finir par une échographie abdominale pour la vision d'ensemble. Il est donc recommandé de n'appliquer aucune crème sur le ventre dans les 48 heures qui précèdent l'examen – ce qui peut gêner la visibilité en créant un « brouillard » sur l'écran. Au cours de cet examen, on évalue tout d'abord la croissance fœtale : est-ce que Bébé grandit bien ? Il détermine donc :

- la quantité de liquide amniotique ;
- la taille du fœtus (longueur de l'abdomen, du fémur, périmètre crânien) ;

Le médecin vérifie également la bonne position du placenta et examine le cordon ombilical. Tous les organes vitaux sont contrôlés : cœur, foie, reins, vessie, appareil urinaire... C'est l'examen clé pour le dépistage des malformations fœtales. Les malformations dépistées sont celles du cœur, du système digestif, du système sanguin (bonne disposition des vaisseaux), de l'appareil urinaire, des membres, du système nerveux (examen des hémisphères cérébraux), et de la colonne vertébrale. On recherche certaines malformations comme, par exemple, le bec-de-lièvre. L'épaisseur de la nuque est à nouveau vérifiée pour dépister une éventuelle trisomie 21.

Enfin, pour certains parents, cette échographie est très attendue car ils vont pouvoir connaître, s'ils le souhaitent, le sexe de leur bébé ! Fille ou garçon ? C'est LA grande question de la deuxième échographie. En France, 70 % des couples veulent connaître le sexe de leur enfant. À ce stade, tout dépend du bon vouloir de Bébé : s'il ne bouge pas trop et s'il est dans une position « visible », l'échographe pourra vous donner la réponse. S'il est pudique, il faudra attendre la troisième échographie.

Pour ceux et celles qui souhaitent ménager le suspens jusqu'à l'accouchement, prévenez le médecin dès le début de l'examen. Cela lui évitera d'en dire trop, car l'information qu'il a sous les yeux pourrait lui échapper. Après une époque où, en majorité, les parents étaient tout à la fois impatients et émerveillés de connaître le sexe avant la naissance, les médecins rencontrent de plus en plus souvent, maintenant, des parents souhaitant faire durer le mystère jusqu'à l'accouchement.

Les changements corporels

Ce mois-ci, votre grossesse s'affiche aux yeux de tous et il n'est plus possible de passer inaperçue ! Votre bébé, de son côté, ne risque pas non plus de se faire oublier et vous rappelle sa présence en s'agitant et en donnant des petits coups. Ne vous inquiétez pas si vous commencez à ressentir de temps à autre des bouffées de chaleur ou des étourdissements : ce sont deux choses tout à fait normales.

« Dis, maman... »

Il est normal que vous soyez absorbée par tous les changements physiques et émotionnels que votre grossesse vous fait traverser, mais prenez le temps de savoir ce qu'il en est pour votre compagnon. Demandez-lui s'il a des inquiétudes ou des préoccupations particulières. Les hommes ne demandent parfois qu'à y être invités pour se confier un peu plus et s'engager dans le dialogue.

La gym tonique de Bébé

Ces petits papillonnements de vie que vous étiez si émerveillée de sentir le mois dernier vont probablement se transformer en coups énergiques et en sursauts bien nets ce mois-ci. Et si, au cours de la journée, vous ne trouverez pas votre bébé si agité, c'est la nuit qu'il sera le plus en forme, lorsque vous vous allongerez enfin pour chercher le sommeil. Votre petit gymnaste commencera alors à faire des pirouettes en tous sens, sans aucune considération pour le fait que vous essayez de dormir. Cet esprit de contradiction apparent, il va falloir vous y habituer : il continuera longtemps après la naissance de votre bébé !

Le corps en surchauffe

Si vous vous mettez à transpirer plus que d'habitude, sachez que ce n'est qu'un effet de plus des hormones de la grossesse. Pendant la grossesse, votre métabolisme basal (c'est-à-dire la dépense énergétique de votre corps au repos) augmente de 20 %. Cela peut vous donner très chaud ! Même celles qui s'emmitouflent dans un gros pull à longueur d'année et qui dorment avec deux couvertures en hiver se retrouvent tout à coup à repousser la couette et à rester en T-shirt par temps frisquet.

Gardez cela en tête lorsque vous faites vos achats de vêtements de grossesse : il vaut mieux porter plusieurs couches qui peuvent être retirées lorsque votre corps commence à chauffer. Choisissez des vêtements pas trop serrés au cou et aux poignets et qui vous laissent la place de respirer (et de transpirer). Privilégiez aussi les matières qui respirent et absorbent la transpiration (comme le coton) et évitez celles qui retiennent la chaleur (comme le polyester et la laine).

Si vous vous retrouvez en nage, prenez le temps de vous rafraîchir et vous mettre à l'aise. Prenez un bain ou une douche quotidiennement, utilisez un déodorant, et saupoudrez-vous de talc après votre toilette. Assurez-vous aussi de boire suffisamment pour remplacer toute l'eau que vous perdez en transpiration.

Ça tourne, ça tourne

Pour diverses raisons, votre *pression artérielle* sera fluctuante au cours de la grossesse, ce qui peut entraîner des étourdissements (en particulier si vous vous levez trop vite). Si cela vous arrive, ne vous en faites pas : les étourdissements de la grossesse ne vont que rarement jusqu'à l'évanouissement (voir chapitre 9 pour plus de détails sur les vertiges et étourdissements).

Voca-bébé

La **pression artérielle** est la pression nécessaire du sang dans vos artères afin que vos organes soient suffisamment alimentés en sang.

Vos préoccupations

Au 6e mois, beaucoup de choses vous occupent l'esprit : la crainte de la naissance prématurée, les rêves étranges, les rapports sexuels, et une étourderie soudaine de votre part sont autant de sujets d'interrogation. Par ailleurs, il se peut que trouver des vêtements à vos mesures et confortables soit un casse-tête !

La naissance prématurée

Il y a 20 ans, un enfant né au 6e mois de grossesse était considéré comme une fausse couche. Il n'y avait aucun espoir de survie. Mais grâce aux nouvelles techniques, aux avancées du matériel médical et des médicaments, et aux vastes recherches effectuées depuis, les *grands prématurés* d'aujourd'hui (les bébés nés avant la 26e semaine de grossesse) ont environ 50 % de chances de survie (et en particulier ceux qui atteignent presque la 26e semaine). Même si ce sont là de bonnes nouvelles, l'accouchement prématuré au 6e mois est toujours extrêmement dangereux.

Voca-bébé

Les **grands prématurés** sont les enfants nés avant la 26e semaine de grossesse.

Certaines femmes savent d'avance qu'elles sont exposées à un accouchement prématuré (voir chapitre 25 pour plus de détails). Ce sont des grossesses à risques qui sont surveillées de très près afin de détecter tout signe de travail prématuré, et elles savent à quoi s'attendre et quoi faire dans ce cas. Mais 60 % des femmes qui accouchent prématurément n'ont pas de facteur de risque connu qui pourrait les y préparer et ne s'y attendent pas du tout. C'est pourquoi il vous faut connaître les signes d'un travail prématuré, afin que vous puissiez prévenir votre médecin immédiatement si vous pensez que votre bébé a l'intention de montrer le bout de son nez en avance. Il existe des traitements dits « agents tocolytiques » qui peuvent diminuer les contractions utérines, permettant ainsi souvent de retarder la naissance.

Les symptômes d'un accouchement prématuré

- Crampes ressemblant aux douleurs prémenstruelles, soit constantes, soit intermittentes.
- Sensation de lourdeur ou de pression sur le rectum.
- Douleurs dans le bas du dos.
- Crampes (parfois accompagnées de diarrhées).
- Modification des pertes vaginales. Elles peuvent devenir plus épaisses, plus aqueuses, ou sanguinolentes.
- Contractions.

Les rêves

Si vous vous réveillez chaque matin en vous souvenant très nettement avoir fait des rêves par dizaines, bienvenue au club ! Nombreuses sont les futures mamans dont les rêves se multiplient pendant la grossesse. Il y a deux raisons simples à cela :

- Dans la journée, vos pensées sont si focalisées sur votre grossesse que toutes les autres dimensions de votre vie sont refoulées vers votre subconscient.
- Les désagréments de la grossesse perturbent votre sommeil et vous avez plus de réveils nocturnes que d'habitude. Lorsque vous vous réveillez en pleine nuit, vous pouvez surprendre votre rêve en train de se terminer, juste en fin de cycle du sommeil – c'est le moment auquel vous avez le plus de chances de vous souvenir de ce dont vous avez rêvé.

Les rêves des femmes enceintes sont tout aussi indéchiffrables que les autres. Vous pouvez interpréter vos rêves comme des présages ou les considérer comme de simples fantaisies de l'esprit. Dans la plupart des cas, ce ne sont que l'expression saine et normale de vos peurs et angoisses, et ils servent à les évacuer.

Si, pendant la grossesse, vos rêves se font plus marquants et plus fréquents que d'habitude, ne vous en faites pas : tout cela est parfaitement normal et il n'y a aucune raison de vous inquiéter. Même vos cauchemars sont révélateurs de vos sentiments et de vos émotions pendant cette période unique. Soyez à l'écoute, mais n'ajoutez pas à la dose quotidienne de stress en imaginant que vos rêves vous envoient des messages que vous ne comprenez pas.

L'étourderie

Vous arrive-t-il, ces derniers temps, d'entrer dans une pièce en ayant tout à coup oublié ce que vous étiez venue y faire ? d'oublier des rendez-vous importants ? Vous avez l'impression que votre mémoire est trop encombrée pour prendre en compte de nouvelles informations ? C'est normal : vous êtes enceinte. Cette confusion mentale est le résultat de votre focalisation intense sur le petit être que vous fabriquez. Des changements hormonaux radicaux se produisent, qui affectent votre capacité de concentration et votre mémoire. Ne cherchez pas à lutter – cela ne fera que vous embrouiller un peu plus. Organisez-vous pour faire avec.

Si vous ne pouvez plus compter sur votre mémoire, essayez ces quelques trucs :

- **Ayez le réflexe « liste » !** Notez ce que vous avez à faire chaque jour. Faites une liste de courses détaillée. Écrivez tout : vous n'oublierez plus rien.

- **Faites-vous aider.** Demandez à votre compagnon et à vos collègues de vous rappeler les dates et rendez-vous importants. Deux mémoires valent mieux qu'une, et pendant la grossesse c'est une sécurité nécessaire.
- **Allégez-vous la tâche.** Enceinte ou pas, lorsqu'on a trop à penser, on a tendance à s'embrouiller. Et pendant la grossesse, il est encore plus difficile de tout gérer si on est débordée. Efforcez-vous de laisser de côté les projets qui ne sont pas absolument nécessaires. Apprenez à déléguer. Entraînez-vous à dire non.
- **Dormez plus.** Si vous jouez au veilleur de nuit, vous n'avez aucune chance d'avoir les idées claires le lendemain. Votre esprit a besoin d'un bon sommeil réparateur pour être clair, attentif, et efficace.

Tout cela vous aidera à vous sentir moins dispersée, mais il n'y aura pas de miracle. Vous devez vous attendre à ce que votre mémoire soit un peu moins efficace pendant la grossesse. Par la suite, les nuits de sommeil interrompu par les appels de votre bébé vous donneront tout un lot de nouvelles excuses pour avoir le cerveau en compote !

Info grossesse

Même si la grossesse peut momentanément diminuer vos capacités intellectuelles, elle peut aussi entraîner par la suite une amélioration durable de vos performances. De nouvelles études tendent à montrer que les hormones produites pendant la grossesse et l'allaitement entraînent un enrichissement important des parties du cerveau servant à la mémorisation. Des scientifiques ont déterminé qu'il s'agit de changements permanents, qui augmentent de façon importante les capacités d'apprentissage. (Cela explique peut-être pourquoi les mamans semblent toujours tout savoir !)

Votre garde-robe

C'est désormais officiel : vous avez un ventre de femme enceinte, et tout le monde peut s'en rendre compte. Vous ne pouvez plus le cacher sous des pulls amples : il vous faut des vêtements de grossesse. Pour commencer à constituer votre nouvelle garde-robe, vous allez sans doute vous retrouver dans un magasin spécialisé. Les vendeuses s'y montreront très attentives et sympathiques. Elles savent ce que vous vivez, elles prêteront une oreille compréhensive à vos tracas, et elles vous laisseront parler tant que vous voulez de votre grossesse, tout en continuant à vous montrer des articles (eh oui : pour la plupart, elles travaillent à la commission). Tout le monde est content, dans cette histoire : elles ont l'occasion de vous vendre quelque chose, et vous, vous avez l'attention dont vous avez tant besoin. Mais attention : il est facile de se laisser griser par l'idée d'une nouvelle garde-robe et d'oublier que ces vêtements ne resteront dans votre armoire que pendant 3 à 4 mois ! Le mieux est d'acheter quelques basiques qui s'accordent bien avec tout, et que vous pouvez superposer – surtout si un changement de saison s'annonce avant la fin de votre grossesse.

Les magasins spécialisés sont l'endroit idéal pour acheter certains articles comme un maillot de bain de grossesse, des dessous, et des soutiens-gorge. Tout le reste peut se trouver à moindre coût ailleurs, comme par exemple :

- Dans les grands magasins. Même si le choix n'y est pas très vaste, vous pouvez y acheter la plupart des basiques qu'il vous faut et faire pas mal d'économies. Si vous avez le temps de fouiller et de dénicher l'article qui vous convient au milieu des froufrous à nœuds et rubans, vous trouverez sans doute votre bonheur.
- Auprès de vos amies. Vos proches et amies qui ont de jeunes enfants peuvent être une ressource très appréciable. Ne soyez pas timide : demandez-leur si vous pouvez leur emprunter les vêtements de grossesse dont elles n'ont pas actuellement besoin. Si vous avez cinq amies dont chacune vous prête une tenue, vous aurez fait une économie de l'ordre de 200 euros et vous serez équipée du jour au lendemain !
- Les dépôts-ventes. Vous y trouverez des vêtements de grossesse d'occasion à prix mini. Gardez à l'esprit que vous n'allez pas garder ces vêtements le restant de votre vie vous cherchez simplement de quoi vous habiller en attendant que Bébé arrive.
- Les sites de vente en ligne. Les vêtements de grossesse, comme tout, sont vendus sur Internet pour les amatrices de shopping virtuel. Vous trouverez même sur e-Bay une section destinée aux vêtements de grossesse d'occasion.

Acheter des vêtements de grossesse est très réjouissant, mais il est facile de se laisser aller à acheter impulsivement des articles qui resteront au placard. (Reportez-vous au chapitre 21 pour en savoir plus sur les bons choix à faire.)

Trois dans un lit : et les câlins ?

Maintenant que la présence de votre bébé se fait sentir par la place qu'il prend et les mouvements qu'il fait, il se peut que cela vous mette un peu mal à l'aise pour faire l'amour. Tout d'abord, sachez que vous ne risquez en aucun cas de faire mal au bébé. Hormis dans certains cas de grossesses à risques, les rapports sexuels n'ont aucune incidence sur le bébé, qui est bien à l'abri dans sa bulle. Si vous vous appuyez sur votre gros ventre en faisant l'amour, cela n'a rien de dangereux non plus – bien que cela puisse être assez inconfortable. Ce 6e mois est idéal pour expérimenter de nouvelles positions.

Nombreux sont les couples qui trouvent plus confortable que la femme prenne place au-dessus de l'homme. Les positions permettant une pénétration par le côté ou par l'arrière permettent également de ne pas trop appuyer sur votre ventre et peuvent apporter de la nouveauté dans votre vie sexuelle. (Pour en savoir plus sur la sexualité pendant la grossesse, reportez-vous au chapitre 22.)

Côté papa

Si faire l'amour avec votre compagne enceinte vous donne des inquiétudes ou vous gêne, dites-le ! Trop nombreux sont les futurs papas qui « par prudence » réduisent la fréquence des rapports sexuels parce qu'ils pensent que c'est mieux pour leur compagne et pour le bébé. Reportez-vous aux informations du chapitre 22 et vous apprendrez que certaines femmes ont plutôt plus d'appétit sexuel lors de la grossesse et que toutes les femmes enceintes (hormis celles qui encourent un risque de fausse couche ou d'accouchement prématuré) peuvent faire l'amour en toute sécurité.

La préparation à l'accouchement : début des séances en maternité

Les mois ont passé et vous avez beaucoup rêvé, imaginé la naissance de votre enfant. Il est maintenant temps de passer à la réalité. Les 8 séances de préparation à l'accouchement dite « classique » remboursées par la Sécurité sociale commencent généralement au 6e mois. Elles vont tout d'abord vous permettre de réaliser que tout cela est bel et bien réel : la grossesse mène effectivement à l'accouchement et vous allez découvrir en détail son déroulement. Même s'il existe plusieurs méthodes de préparation à l'accouchement (voir chapitre 25), toutes ont le même objectif : vous préparer à un accouchement serein et satisfaisant. Bien sûr, chaque naissance est unique, mais ces cours permettent à ceux qui vont devenir parents pour la première fois de partager les « secrets » de l'accouchement communs à toutes les naissances.

- Vous apprendrez comment se passe la phase de travail, comment la reconnaître, et quoi faire lorsqu'elle commence.
- Vous y rencontrerez d'autres futurs parents afin de partager vos préoccupations et interrogations.
- Vous y apprendrez des techniques vous aidant à maîtriser l'anxiété et la douleur lors de l'accouchement.

- Le rôle que peut prendre le père y sera abordé.
- On vous expliquera (souvent à l'aide de matériel : films, schémas) la façon exacte dont le bébé sort de votre corps.
- Vous apprendrez à connaître les aspects techniques liés à l'accouchement : les différents types d'anesthésie les cas dans lesquels sera pratiquée une césarienne, et les soins apportés au nouveau-né après sa naissance.

Ne manquez pas cette chance. Les cours de préparation à l'accouchement se déroulent généralement à raison de 1 séance par semaine pendant 8 semaines, et les papas y sont les bienvenus. Ils vous permettront d'arriver le jour J rassurée, confiante, et chaque minute de préparation à l'accouchement vous apportera une aide précieuse.

Semaine par semaine

Au 6e mois, le cerveau de votre bébé se développe rapidement et son ouïe est désormais bien développée. (Il a même été démontré qu'avant la naissance, les bébés manifestent une préférence pour la musique classique plutôt que pour le rock.)

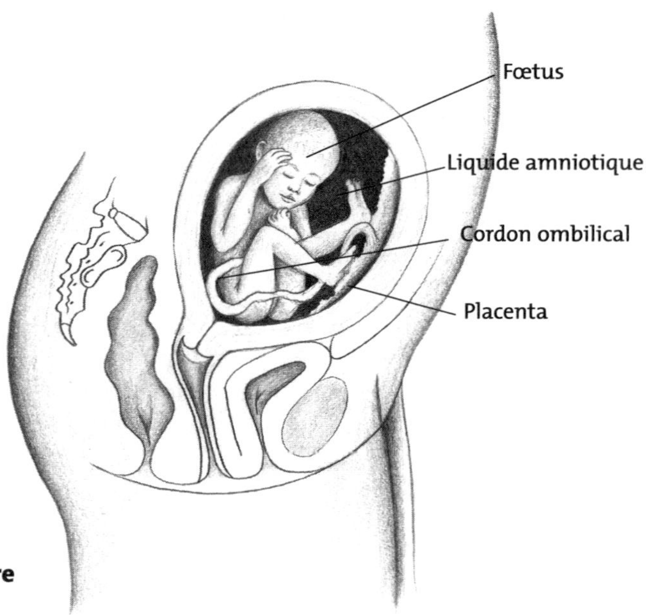

Un fœtus humain à 26 semaines.
À ce stade, votre bébé pèse 250 g et mesure 23 cm environ.

Semaine 23

- Les sourcils et les cils se forment.
- Les lèvres se dessinent plus nettement.

- Les yeux continuent de se développer, mais ils n'ont pas terminé leur pigmentation.
- Les premiers signes de dents apparaissent sous la gencive.

Semaine 24

- Les vaisseaux sanguins des poumons se développent.
- La tête est toujours grosse proportionnellement au reste du corps.
- Le bébé peut déglutir.

Semaine 25

- Le corps est plus dodu.
- La peau commence à se plisser.
- Si le bébé naissait maintenant, il essaierait de respirer.
- Les papilles gustatives se forment.

Semaine 26

- Le visage et le corps ont l'apparence d'un enfant à la naissance.
- Le bébé commence à faire des mouvements respiratoires, même s'il n'y a pas d'air dans les poumons.
- Il réagit au toucher.

En cette fin de 2e trimestre, prenez le temps de profiter de votre grossesse. Elle sera bientôt terminée et tous ces jours que vous aurez consacrés à la fabrication d'un petit être humain ne seront plus qu'un vague souvenir : chérissez-les tant qu'ils sont là.

Ce qu'il faut retenir

- En plus des examens de suivi de votre consultation mensuelle, votre médecin vous prescrira probablement un test de glycémie, généralement effectué entre la 24e et la 28e semaine de grossesse.
- Le 6e mois est celui de la deuxième échographie, dite « morphologique ». C'est un examen essentiel pour s'assurer de la santé de votre bébé, pour dépister certaines anomalies, et c'est aussi l'occasion de connaître le sexe de votre bébé.
- Les petits mouvements presque imperceptibles que vous guettiez le mois dernier se transforment en véritables coups de poing et de pied, dont vous ne pouvez plus douter que ce sont ceux de votre bébé, qui remue désormais énergiquement.
- Les bébés qui naissent au 6e mois ont une chance de survie (en particulier ceux qui atteignent la 26e semaine).
- Les rêves d'une femme enceinte peuvent être très intenses, mais ils sont rarement des présages à prendre au sérieux.
- Il est temps de sortir les vêtements de grossesse. Votre ventre ne peut plus passer inaperçu !
- À mesure que votre ventre grossit, il se peut que vous deviez faire preuve d'imagination et d'innovation pour trouver une position confortable pour faire l'amour.
- Les séances de préparation « classique » à l'accouchement en maternité commencent : elles sont remboursées par la Sécurité sociale et les papas y sont les bienvenus. Ne passez pas à côté : elles vous aideront à arriver détendue le jour de l'accouchement.

Chapitre 13

7e mois : semaines 27 à 30

Dans ce chapitre

- → La consultation du mois : examens de suivi
- → Ce que vous pouvez faire en cas de vergetures, d'œdème, d'indigestions, et de brûlures d'estomac
- → L'échauffement pour le jour J : contractions de Braxton Hicks et position du fœtus
- → La santé du fœtus, les mesures de sécurité en fin de grossesse
- → Le développement du fœtus semaine par semaine

Bienvenue au dernier trimestre de votre grossesse ! Au cours de ces trois derniers mois, votre fœtus va prendre la taille d'un bébé et terminer de se préparer à la naissance. C'est à la fois la période la plus joyeuse et la plus anxieuse. Vous oscillerez probablement entre l'impatience immense de voir votre bébé arriver et l'angoisse que vous inspire ce moment. Quoi qu'il en soit, ce 7e mois vous met sur la dernière ligne droite avant de devenir maman !

La consultation du 7e mois

Elle comprend les mêmes examens de suivi que les consultations précédentes : vous commencez à connaître la chanson ! Si vous attendez des jumeaux, que vous êtes dans une grossesse à risques, ou tout simplement que vous en ressentez le besoin, les choses vont s'accélérer et vous serez sans doute amenée à consulter plus souvent votre médecin.

- **La pesée :** À la fin du 7e mois, vous devriez voir pris entre 8 et 10 kilos depuis le début de votre grossesse. Si vous avez surveillé votre alimentation et que vous avez mangé raisonnablement au cours de ces derniers mois, ne vous relâchez pas maintenant que vous êtes si près du but ! Si jamais vous vous surprenez à vous dire : « Qu'est-ce que ça change maintenant ? Je ne peux plus grossir beaucoup puisqu'il ne reste que 3 mois ! », arrêtez-vous et rappelez-vous à quel point le poids de votre bébé n'est qu'une toute petite partie du poids que vous avez pris (il pèsera sans doute quelque 1,5 kilos à la fin de ce mois). L'essentiel des kilos de grossesse au 3e trimestre est constitué du liquide amniotique, du placenta, des muscles utérins, du volume sanguin et de fluides corporels supplémentaires, des seins, et de la graisse venue entourer les organes internes. Tous ces kilos-là sont naturels et nécessaires, mais vous devez continuer à éviter de prendre des kilos de graisse inutiles. (Reportez-vous aux chapitres 16 et 17 où vous trouverez des conseils pour mettre en place une alimentation saine et équilibrée.)
- **La tension :** votre médecin prendra une nouvelle fois votre tension. Il continue de guetter d'éventuels changements soudains qui pourraient indiquer un problème.
- **Analyse d'urine :** c'est devenu la routine pour vous ! Comme chaque mois, vous effectuerez une analyse d'urine afin de détecter : (1) une infection, (2) les protéines, qui peuvent être révélatrices d'hypertension, et (3) le sucre, qui peut être un signe de diabète.
- **Analyse sanguine :** comme chaque mois, votre médecin pour prescrira un bilan sanguin à réaliser en laboratoire.
- **La mesure de l'utérus :** en appuyant sur votre ventre, votre médecin peut sentir le sommet de votre utérus et le mesurer. A 7 mois, il devrait arriver juste sous vos côtes.
- **Le Doppler :** est-il possible de se lasser d'écouter ce bruit-là ? Vous aurez une fois de plus l'occasion d'entendre les battements de cœur de votre bébé, qui sont plus forts que jamais.
- **Vos questions :** après une relative accalmie au 2e trimestre, vous aurez sans doute la mauvaise surprise de constater que l'inconfort est de retour au 3e trimestre. Il se peut

que vous soyez fatiguée en permanence, que les problèmes digestifs réapparaissent, et que vous ayez le sommeil perturbé. N'hésitez pas à poser vos questions à votre médecin. S'il y a quelque chose qui vous rend la vie difficile, faites-le-lui savoir.

Les changements corporels

L'accalmie du 2e trimestre est terminée. Les changements corporels du 3e trimestre peuvent à nouveau vous plonger dans l'inconfort. Vous aurez peut-être affaire aux vergetures, aux « fausses » contractions, aux gonflements, à la « ligne noire », aux indigestions, et aux brûlures d'estomac.

Les vergetures

À quoi allez-vous ressembler avec des vergetures ? Eh bien, peut-être allez-vous devoir vous convaincre qu'elles ont un certain charme, parce que environ 50 % des femmes enceintes en ont ? Ces marques, qui forment des stries de couleur pâle à rouge foncé ou violette sur la peau, apparaissent lorsque votre épiderme se distend à mesure que votre ventre grossit. Elles peuvent apparaître sur toutes les parties du corps, mais c'est sur les seins, les hanches, le ventre, et les cuisses qu'elles se forment le plus souvent. Si vous avez la peau mate et que votre mère ou votre sœur a des vergetures, il y a de fortes probabilités pour que vous en ayez aussi.

Ne vous alarmez pas de ces marques de maternité il n'y a pas grand-chose que vous puissiez faire contre et il est de toute façon peu probable que vous vous mettiez en Bikini ces prochains temps. Certaines femmes appliquent des crèmes spéciales destinées à les atténuer. Elles permettent de soulager la sensation d'étirement, mais aucune crème existante sur le marché n'a été médicalement prouvée efficace pour réduire des vergetures. Généralement, sur les femmes à peau claire, les vergetures finissent par prendre une teinte blanc argenté.

Info grossesse

Un dermatologue peut traiter toutes les vergetures qui restent après une grossesse. Certains médecins prescrivent des traitements en application locale contenant des préparations comme l'acide glycolique. D'après une étude récente, l'acide rétinoïque pourrait réduire les vergetures de 14 % en longueur et de 8 % en largeur. Des traitements au laser sont également utilisés, qui permettent de rendre les vergetures moins visibles.

Des coups dans les côtes

Votre petit athlète continue ses acrobaties. Lorsqu'il appuie plus longuement, il se peut même que vous arriviez à attraper le petit pied qui se promène sous votre peau. Au cours de ce mois, vous sentirez peut-être de temps à autre quelque chose cogner contre vos côtes, juste en dessous de l'un ou l'autre de vos seins. C'est un signe très clair que votre bébé est en position de naissance, la tête en bas et les pieds pointés vers votre cage thoracique.

Les fausses contractions

Le corps est une machine très perfectionnée : bien avant le terme de votre grossesse, les muscles de votre utérus commencent à s'entraîner pour l'accouchement ! Ils vont en effet avoir beaucoup à faire le jour J. Lorsque votre bébé sera prêt à sortir, ils se contracteront puis se relâcheront par intervalles réguliers, afin de le pousser dans le canal utérin. Cela demande une puissance musculaire énorme. Et comme lors de tout événement physique majeur qui demande un effort musculaire, l'utérus a besoin d'être préparé à l'avance. Votre corps fait automatiquement travailler les muscles de l'utérus au cours du 3e trimestre, en effectuant des fausses contractions, aussi appelées *contractions de Braxton Hicks*. Lors de ces contractions d'entraînement, vous sentez votre utérus se durcir soudainement, puis se relâcher progressivement. Certaines femmes disent que la sensation est comparable à celle d'une bande élastique qui serait tendue autour du ventre, puis relâchée. Les contractions de Braxton Hicks ne sont pas douloureuses elles ne font ressentir qu'un léger inconfort. À mesure que vous approchez de votre terme, il se peut qu'elles se fassent de plus en plus fréquentes et intenses. Les femmes qui ont déjà été enceintes auparavant les ressentent plus tôt dans leur grossesse et de façon plus nette.

Voca-bébé

Les **contractions de Braxton Hicks** sont des contractions d'entraînement qui préparent les muscles de l'utérus à expulser un bébé.

Les gonflements

Alors même que vous pensiez ne pas pouvoir prendre plus de volume, vous remarquerez peut-être que vos pieds, vos mains, votre visage, et vos chevilles se mettent à gonfler. C'est parce que vous faites de la rétention d'eau (autrement appelée « œdème » – voir chapitre 5 pour plus de détails). Ces gonflements sont généralement plus marqués en fin de journée et par temps chaud. Paradoxalement, la meilleure chose à faire pour empêcher l'eau de continuer à s'accumuler dans vos tissus est de boire beaucoup. Cela permet de drainer le système. Si des gonflements apparaissaient du jour au lendemain, appelez votre médecin : ils peuvent indiquer un problème d'hypertension.

La ligne noire

Vers le 7e mois, vous remarquerez peut-être qu'une ligne noire verticale est apparue au milieu de votre ventre. Elle sera d'autant plus visible si vous êtres brune. Le terme technique désignant cette ligne est « linea nigra », et elle disparaîtra après la naissance.

Indigestions et brûlures d'estomac

Si vous aviez déjà souffert d'indigestions et de brûlures d'estomac avant votre grossesse, vous savez que manger épicé ou en trop grande quantité peut vous laisser en proie à de très désagréables sensations. Eh bien, rien n'a changé. Il vaut toujours mieux prendre garde à ce que vous mangez si vous voulez éviter ces problèmes digestifs. La seule différence, c'est que ces indigestions et acidités sont dues à la place occupée par votre bébé. Au cours des trois derniers mois de votre grossesse, il se peut que votre bébé appuie sur votre estomac ce qui peut vous gêner pour manger et digérer normalement. Les indigestions et brûlures d'estomac deviennent alors de l'ordre du quotidien.

Pour apaiser les sensations d'indigestion et de brûlure d'estomac, tentez les stratégies suivantes :

- Prenez cinq petits repas plutôt que trois gros au cours de la journée.
- Évitez les plats épicés, la friture, et les boissons gazeuses.
- Portez des vêtements amples (dessous et collants compris).
- Si les brûlures d'estomac vous incommodent de nuit, pendant votre sommeil, surélevez le haut de votre corps afin de limiter les remontées acides de l'estomac dans l'œsophage.
- Demandez l'avis de votre médecin avant de prendre un médicament contre les brûlures d'estomac ou les indigestions. Certains sont parfaitement inoffensifs pendant la grossesse, d'autres pas.
- Tant de femmes souffrent d'indigestions et de brûlures d'estomac pendant leur grossesse que de nombreux mythes sont apparus au fil du temps. L'un de ces mythes, par exemple, affirme qu'une femme enceinte qui a des brûlures d'estomac mettra au monde un enfant entièrement chevelu. N'écoutez pas ces histoi-

Info grossesse

Les brûlures d'estomac apparaissent lorsque le muscle qui sépare l'estomac de l'œsophage se relâche, laissant les aliments et les acides gastriques remonter dans l'œsophage. Cela irrite la paroi très sensible de l'œsophage, induisant une sensation de brûlure ou d'acidité.

res la seule chose que l'on sache avec certitude sur les brûlures d'estomac pendant la grossesse, c'est qu'on s'en passerait bien.

Vos préoccupations

En ce début de 3e trimestre, vous aurez tant de choses en tête que vous en serez un peu submergée ; il vous sera donc un peu difficile de ne rien perdre de vue de ce que vous souhaitez faire et des décisions que vous avez à prendre. C'est le moment idéal pour commencer à tenir un journal, si vous ne le faites pas déjà.

La santé du fœtus

Au 7e mois, alors que votre bébé semble si éveillé et si actif, il se peut que vous vous inquiétiez si vous le sentez tout à coup moins bouger dans votre ventre. Si vous pensez qu'il bouge moins qu'il le devrait, essayez ce test simple :

1 - Buvez un verre de jus d'orange,ou prenez un petit en-cas.

2 - Comptez le nombre de mouvements que vous sentez dans les 2 heures qui suivent.

> **Voca-bébé**
>
> L'**examen de réactivité fœtale** évalue le rythme cardiaque du fœtus.

Si vous comptez au moins 10 mouvements au cours de ces 2 heures, c'est que votre bébé va très bien. Il a peut-être juste arrêté momentanément de faire des pirouettes pour se reposer un peu. Mais si vous ne sentez pas au moins 10 mouvements, contactez votre médecin.

Si le niveau d'activité de votre bébé est jugé inquiétant par votre médecin, il se peut qu'il procède à un *examen de réactivité fœtale*.

Cet examen peut être pratiqué à tout moment au cours du 3e trimestre, si le médecin souhaite évaluer le rythme cardiaque de votre bébé (qui se situe généralement entre 120 et 160 battements par minute). Il arrive même qu'il soit effectué tous les jours lors du dernier mois de certaines grossesses particulièrement compliquées et risquées.

Pour enregistrer le rythme cardiaque du fœtus, on fixe un détecteur à ultrasons (appelé « Doppler ») sur votre ventre, à l'endroit où il sera le plus facile d'entendre les battements de cœur du fœtus. Les battements de cœur s'inscrivent sur une bande de papier graphique, qui défile dans un appareil de monitoring. Un second détecteur (appelé « tocodynamomètre ») est fixé en haut de votre ventre, au sommet de l'utérus. Ce détecteur mesure la fréquence et l'intensité des contractions utérines. On demande à la mère d'appuyer sur un bouton qui marquera sur la bande de papier le moment où elle sent le bébé bouger. Le rythme cardiaque du fœtus doit normalement s'accélérer à la suite des mouvements qu'il fait. C'est pourquoi cet examen peut durer de 20 à 40 minutes : il faut pouvoir évaluer plusieurs mouvements du bébé. Et s'il est tranquillement en train de dormir, l'examen peut durer encore plus longtemps.

Votre sécurité

Au dernier trimestre, vous n'avez plus un équilibre aussi assuré qu'auparavant. Votre centre de gravité s'est déplacé vers l'avant, vos articulations sont moins stables, et vous ne pouvez presque plus voir vos pieds. Tout cela fait que vous avez plus de risques de tomber si vous ne faites pas attention.

Même si l'on voit encore régulièrement à la télévision des futures mamans perdre leur bébé après avoir fait une chute tragique (ou avoir été poussées) dans l'escalier, il faut savoir que tomber lorsqu'on est enceinte n'est pas aussi dangereux pour le bébé qu'on le pensait autrefois. Votre bébé est enfermé dans une bulle extraordinairement résistante aux chocs. Il est protégé par le liquide amniotique, d'épaisses membranes, l'utérus qui est un muscle très flexible, et la cavité abdominale qui est constituée de muscles, d'os, et de graisse. Il faudrait un accident spectaculaire pour briser cette forteresse !

Qui plus est, si vous étiez amenée à subir un accident suffisamment grave pour causer un problème, c'est sans doute le placenta qui serait endommagé (le placenta – souvenez-vous – est l'organe fixé sur la paroi utérine, par lequel le bébé s'alimente et évacue ses déchets). Un choc violent sur le ventre peut amener le placenta à se décoller de la paroi utérine. Ce problème nécessite une prise en charge immédiate. Si vous remarquez que vous avez des saignements vaginaux, que vous perdez du liquide amniotique, que vous ressentez des douleurs au ventre ou des contractions après un accident, appelez votre médecin immédiatement. Il vous dira sans doute de le rejoindre en urgence.

Si vous commencez à ne plus vous sentir très stable sur vos pieds, faites attention aux choses dans votre entourage qui pourraient être dangereuses, comme par exemple :

- Pour éviter de glisser et de tomber dans votre salle de bains, assurez-vous que le fond de votre baignoire est tapissé d'un revêtement ou d'un tapis antidérapant. Si vous avez du mal à entrer ou à sortir de la baignoire, demandez de l'aide à votre compagnon ou ne prenez un bain qu'en présence de quelqu'un dans la maison, qui peut vous aider si vous tombez.

- Ne grimpez sur rien. Si vous avez besoin d'attraper quelque chose en hauteur, laissez l'escabeau (ou, pire encore, la chaise) là où il (elle) est et demandez de l'aide à votre compagnon ou à un(e) ami(e). Gardez les pieds au sol !

- Ne mettez plus n'importe quelles chaussures. Il est temps d'abandonner complètement les chaussures à talons. Mais aussi de vous méfier des pantoufles amples et des sandales. Et prenez garde aux sols mouillés et glissants.
- Sécurisez le périmètre ! Repérez toutes les zones dangereuses, comme les fils électriques dans le passage, les tapis non fixés au sol, les choses posées sur les marches d'escalier, et les couloirs et escaliers mal éclairés.
- Tenez compte du temps qu'il fait. S'il pleut, prenez garde à ne pas glisser. S'il fait froid, gare au verglas. Si les feuilles tombent, marchez à pas prudents : elles peuvent être très glissantes. S'il neige, restez chez vous !

Vous pouvez aussi éviter les chutes en dormant plus : au 3e trimestre, vous avez toutes probabilités d'être plus fatiguée et donc maladroite qu'à votre habitude – ce qui vous expose aux accidents.

La naissance prématurée

Si votre enfant naît au 7e mois de grossesse, il aura de très bonnes chances de survie. La tête d'un enfant né au 7e mois de grossesse est proportionnellement très grosse par rapport à son corps. Sa peau est fripée et de teinte rouge violacé. Elle est aussi très transparente, et ses veines et artères de surface sont visibles. Sans les couches de graisse dont sont entourés les enfants nés à terme, ces prématurés apparaissent comme très maigres. Leurs globes oculaires sont saillants sous leurs paupières, qui n'ont bien souvent pas de cils. Leurs oreilles sont collées à la tête et contiennent peu ou pas de cartilage. Leurs ongles ne sont que des ébauches très souples et leur plante de pieds est entièrement lisse. Un enfant né au 7e mois de grossesse n'a également aucune tonicité musculaire il ne se tient donc pas dans la position fœtale habituelle, mais plutôt avec les bras et jambes à plat sur les côtés. Si on soulève un de ses membres puis qu'on le relâche, il retombe immédiatement sur le matelas.

Semaine par semaine

Au 7e mois, presque toutes les parties du corps du fœtus sont en place. Votre bébé passe beaucoup de temps à grimacer, à avoir le hoquet, à pleurer, à s'agiter, et à vous donner des coups de coude.

Un fœtus humain à 30 semaines. À ce stade, votre bébé pèse 1,5 kg et mesure 38 cm environ.

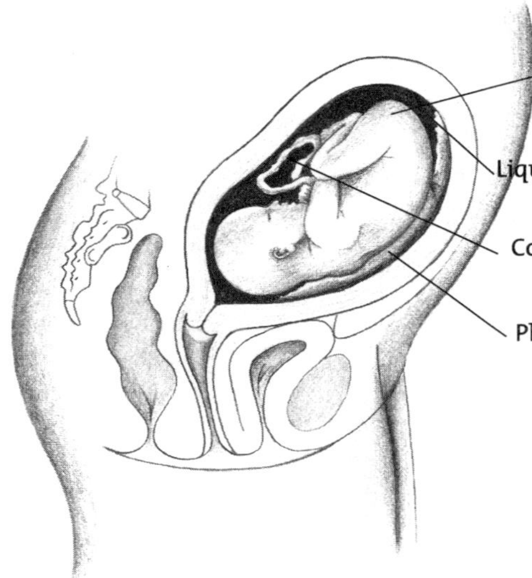

Semaine 27

- Le réseau nerveux de l'oreille se termine.
- Le fœtus fait des mouvements respiratoires. Même si c'est de l'eau et non de l'air qu'il inspire et expire (in utero, les bébés respirent par le nez en aspirant du liquide amniotique, qui pénètre dans les poumons, puis est rejeté dans la poche amniotique), c'est un bon exercice pour ses poumons.
- La rétine oculaire n'ayant pas terminé de se former, un problème appelé « rétinopathie du prématuré » peut apparaître chez les enfants nés à ce stade.

Semaine 28

- Le tissu cérébral continue de se développer.
- Le bébé commence à rêver.
- Les yeux s'ouvrent et se ferment.
- Le bébé a des phases régulières de sommeil et d'éveil.
- Bien que les poumons ne soient pas encore matures, ils sont capables de fonctionner pour permettre de vivre en cas de naissance prématurée (généralement avec l'aide d'un respirateur).

Semaine 29

- Votre bébé peut tourner la tête pour chercher la provenance d'une lumière vive.
- Les couches de graisse continuent à se former.
- Des ongles apparaissent.

Semaine 30

- Chez le fœtus garçon, les testicules, jusque-là situés près des reins, se déplacent vers l'aine afin de rejoindre le scrotum.
- Chez le fœtus fille, le clitoris paraît volumineux et saillant parce qu'il n'est pas encore recouvert par les plis de peau des lèvres.
- La tête continue de grossir.

Ce qu'il faut retenir

→ Le 7e mois marque le début du 3e trimestre.

→ Après la semaine 28, il se peut que vous soyez amenée à consulter votre médecin plus souvent.

→ Parmi les réjouissances au programme du 3e trimestre, on compte les vergetures, les fausses contractions, l'œdème, les indigestions, et les brûlures d'estomac.

→ La santé du fœtus peut être vérifiée par un examen de réactivité fœtale.

Chapitre 14

8e mois : semaines 31 à 34

Dans ce chapitre

- La consultation du 8e mois : pesée, tension, mesure de l'utérus, battements de cœur du bébé, et quelques considérations sur les contractions de Braxton Hicks
- Le rendez-vous avec l'anesthésiste
- S'accommoder des changements corporels : mal de dos et respiration courte
- La troisième échographie : l'échographie de croissance fœtale
- L'impatience, les relations sexuelles, le choix d'une doula (accompagnatrice d'accouchement), l'élaboration d'un projet de naissance
- Le développement semaine par semaine

Le 8e mois vous met sur la dernière ligne droite. Vous êtes près du but, mais il va falloir encore un peu de patience : il y a encore tant à faire avant de l'atteindre !

La consultation du 8e mois

Si vous voyez votre médecin plus souvent, vous pouvez surveiller d'un peu plus près l'évolution de votre bébé – et celle de votre corps !

- **La pesée :** il faut voir les choses en face : vous êtes énorme ! Mais votre prise de poids devrait se stabiliser à 500 grammes par semaine environ – vous devriez donc avoir pris au total entre 12 et 15 kilos à la fin de ce 8e mois. Gardez à l'esprit que les kilos superflus sont un facteur supplémentaire d'inconfort et de manque de mobilité. Ils aggravent les problèmes tels que varices, mal de dos, douleurs dans les jambes, et perturbation du sommeil. Même si les femmes qui prennent 20 ou 25 kilos donnent parfois naissance à des bébés costauds, leur bébé pèse généralement les 3 à 4 kilos habituels, tout comme celles qui n'en prennent que 12.
- **La tension :** comme chaque fois, votre médecin prendra votre tension. Il faut continuer à surveiller une éventuelle hausse soudaine, qui peut indiquer un problème.
- **L'analyse d'urine :** comme chaque mois, vous effectuerez une analyse d'urine afin de détecter : (1) une infection, (2) les protéines, qui peuvent être révélatrices d'hypertension, et (3) le sucre, qui peut être un signe de diabète.
- **La mesure de l'utérus :** à la fin du 8e mois, votre utérus devrait arriver quelques centimètres en dessous de l'endroit où vos côtes se rejoignent au milieu (près du cœur). Votre médecin vous palpera très attentivement pour vérifier la position de votre bébé. Il devrait maintenant se présenter tête vers le bas, en prévision de la naissance.
- **Le Doppler :** vous aurez sans doute une nouvelle fois l'occasion d'entendre les battements de cœur de la petite vie qui se prépare en vous.
- **Vos questions :** au cours de cette consultation, vous aurez peut-être des interrogations à formuler sur les fausses contractions (voir chapitre 13 pour plus de détails). À mesure que votre terme approche, elles peuvent se faire plus intenses et il peut arriver que vous vous inquiétiez en pensant que vous allez accoucher ! Appelez immédiatement votre médecin si elles surviennent plus de 4 fois au cours de la même heure, et/ou si elles s'accompagnent de douleurs dans le ventre ou au dos, ou encore si vous constatez des pertes vaginales inhabituelles.

La consultation d'anesthésie

Cette consultation, obligatoire et remboursée par la Sécurité sociale, a généralement lieu au cours du 8e mois. Son objectif est de préparer l'accouchement. Même si vous ne voulez pas de péridurale, vous devrez quand même vous rendre à cette consultation. Pourquoi ? Tout d'abord, vous pouvez changer d'avis le jour J. Ensuite, parce qu'un accouchement ne se déroule pas toujours comme prévu et qu'une anesthésie générale peut s'avérer nécessaire. C'est le cas lorsque la future maman n'est pas sous péridurale et qu'une césarienne est décidée en urgence en cours de travail si le rythme cardiaque du bébé ralentit ou quand le col de l'utérus refuse de s'ouvrir.

Cet entretien se déroule de la manière suivante : l'anesthésiste commence par prendre connaissance de votre dossier médical (bilans sanguins compris) et vous pose des questions : « Avez-vous déjà eu une anesthésie ? S'est-elle bien passée ? Prenez-vous des médicaments ? Lesquels ? Êtes-vous allergique ? Avez-vous de l'asthme ?... »

Cet interrogatoire, complété par un examen du dos, est destiné à déceler d'éventuelles contre-indications à la péridurale : troubles de la coagulation sanguine (l'aiguille risquerait alors de produire un hématome qui comprimerait les terminaisons nerveuses et pourrait provoquer une paralysie), anomalies de la colonne vertébrale (une déformation comme la scoliose rend difficile le repérage de l'endroit précis où piquer), ou infection cutanée (des germes pourraient être introduits dans « l'espace péridural », compris entre les 3e et 4e vertèbres lombaires).

En fin de consultation, le médecin vous remet un document d'information sur la péridurale. S'il n'a pas le temps de répondre à toutes vos questions, la sage-femme qui assure les cours de préparation à l'accouchement pourra vous renseigner. Dans certaines maternités, des séances spécial péridurale sont même organisées.

Sachez également que, même si l'anesthésiste a donné son feu vert pour une péridurale, il peut toujours y avoir des contre-indications de dernière minute. Si, le jour de l'accouchement, par exemple, vous avez une forte fièvre (au-delà de 39 °C) ou qu'entretemps apparaissaient des troubles de la coagulation, vous ne pourriez pas bénéficier d'une péridurale. C'est pourquoi on vous fera le jour de votre arrivée à la maternité (ou au maximum 48 heures avant l'accouchement) un bilan sanguin pour vérifier que tout va bien. D'où l'intérêt – même s'il existe des alternatives à la péridurale, comme l'administration de dérivés de morphine – de suivre une bonne préparation à l'accouchement au cas où la péridurale ne pourrait être envisagée.

Les changements corporels

Les inconforts dus à la grossesse risquent fort de se multiplier ce mois-ci. Les problèmes digestifs peuvent s'accentuer, les varices se gonfler encore, et les maux de tête ou difficultés à se concentrer se faire plus fréquents. Tout cela est dû au fait que votre organisme doit satisfaire les besoins grandissants de votre bébé à mesure qu'il poursuit sa croissance. La seule bonne nouvelle, c'est que vous n'en avez plus pour longtemps ! Au cours de ce 8e mois, quelques problèmes peuvent survenir, comme le mal de dos ou l'essoufflement.

Le mal de dos

À mesure que votre ventre a grossi, vous avez probablement modifié votre posture pour porter le poids supplémentaire vers l'avant. Cela exerce une grande pression sur les muscles du dos et entraîne des douleurs. Au 8e mois, en fin de grossesse, ce mal de dos peut devenir difficilement supportable ; non seulement vous portez un poids de plus en plus lourd, mais en plus il se peut que la tête du bébé appuie sur le bas de votre colonne vertébrale.

Pour prévenir ou atténuer ces douleurs lombaires, tenez-vous droite, que ce soit en position assise ou debout. Ne laissez pas vos épaules retomber lorsque vous êtes assise, ou votre dos se courber vers l'avant lorsque vous êtes debout. Oubliez les talons hauts : ils ne suffisent absolument pas pour soutenir vos jambes et vous permettre de porter ce poids supplémentaire. Évitez de rester debout trop longtemps sans bouger. Si vous y êtes obligée, veillez à avoir à votre portée un endroit où poser le pied en hauteur, comme un tabouret. Surélever la jambe de cette manière permet de soulager un peu la pression exercée sur votre colonne vertébrale. Dormez sur un matelas ferme. Si le vôtre est trop mou, mettez une planche en dessous afin d'assurer à votre dos un meilleur soutien. Faites travailler vos muscles du dos. Reportez-vous au chapitre 20, dans lequel sont décrits des exercices qui vous aideront à fortifier vos muscles du bas du dos.

Info grossesse

Un bain chaud est non seulement relaxant, mais c'est aussi un bon remède en cas de mal de dos. La chaleur augmente la circulation sanguine – ce qui apporte plus d'oxygène et de nutriments vers la zone douloureuse. Elle accélère aussi la circulation de l'endorphine, qui est un antalgique sécrété par le corps, vers cette zone. Par ailleurs, la chaleur soulage la tension musculaire si souvent à l'origine du mal de dos. Des compresses chaudes, une bouillotte ou une bouteille d'eau chaude, ou encore un bain chaud peuvent aider à apaiser le mal de dos des femmes enceintes. (En revanche, évitez l'eau très chaude, –disons de plus de 39 °C – et n'y restez pas plus de 10 minutes. Cela peut être néfaste pour votre bébé.)

Le mal de dos de la grossesse est principalement dû à une mauvaise position ou à une pression exercée sur la colonne vertébrale. À mesure que l'utérus grossit, il peut venir pousser contre le nerf de la colonne vertébrale (le nerf sciatique), entraînant des douleurs (parfois très vives) qui partent du bas du dos et descendent dans la fesse et jusque dans la jambe. Avec un peu de chance, la douleur disparaîtra lorsque le bébé changera de position, mais elle dure parfois pendant toute la fin de la grossesse. Demandez l'avis de votre médecin avant de prendre des antalgiques – et, en attendant, un peu de repos et une compresse chaude peuvent vous soulager.

Le mal de dos lors d'une grossesse est parfois le signe qu'il se passe quelque chose (une vertèbre déplacée, un calcul rénal, ou un travail prématuré). À mesure que votre corps se prépare à l'accouchement, il se peut que vous ressentiez une douleur diffuse et persistante au dos (parfois accompagnée de crampes). Si c'est le cas, appelez votre médecin, même si vous ne pensez pas être sur le point d'accoucher.

L'essoufflement

Votre utérus prend tellement de place qu'il appuie contre votre diaphragme (le muscle plat et large qui vous sert à respirer). Cela peut entraîner une difficulté à respirer profondément. Même si cette sensation est désagréable, ne vous inquiétez pas : cela ne peut pas priver votre bébé d'oxygène. Pendant la grossesse, votre système respiratoire se modifie de façon à vous assurer, à vous et à votre bébé, un apport encore plus grand que d'habitude en oxygène.

« Dis, maman... »

Même s'il est normal d'avoir la respiration plus courte au 3e trimestre, appelez votre médecin si vous avez une sensation d'étouffement, que votre respiration devient haletante, si vos lèvres et doigts bleuissent, si vous ressentez une douleur à la poitrine, ou que votre pouls s'accélère.

Pour apaiser la sensation d'essoufflement, soyez attentive à votre position. Afin d'alléger la pression exercée sur votre diaphragme, tenez-vous bien droite. Si vous avez du mal à respirer lorsque vous êtes allongée dans votre lit, essayez de placer quelques oreillers supplémentaires sous votre tête et vos épaules afin des les surélever.

Cet inconfort respiratoire disparaîtra sans doute 2 à 3 semaines avant l'accouchement, lorsque le bébé sera descendu vers la zone pelvienne (et se sera éloigné du diaphragme) pour se préparer à naître.

La troisième échographie : l'échographie de croissance fœtale

La troisième et dernière échographie se fait à environ 32 semaines d'aménorrhée. Pour la majorité des futures mamans, c'est un dernier rendez-vous par écran interposé avec Bébé : la prochaine rencontre se fera en chair et en os !

Mais cet examen est aussi capital pour la surveillance de la santé de votre bébé. Il sert à observer :

- **Les mensurations du fœtus.** Comme à chaque fois, le médecin commence par promener son capteur sur toute la superficie de votre abdomen. Le fœtus est déjà trop gros pour être vu dans son intégralité, mais en s'arrêtant sur le crâne, les fémurs, le médecin parvient à prendre des mesures. Ces données sont indispensables pour s'assurer que le bébé poursuit sa croissance normalement.

- **Sa morphologie interne.** Le médecin poursuit son examen en s'attardant sur les organes qui ont pu développer une pathologie depuis l'échographie du 2e trimestre, notamment le cerveau, le cœur, et les reins. Il vérifie, par exemple, que les communications qui se sont établies entre le cœur et les oreillettes sont normales ou encore que les reins fonctionnent correctement.

- **Le bien-être fœtal.** Autre aspect important de l'échographie du 3e trimestre : s'assurer que le bébé bouge bien, qu'il fait des mouvements de la main, que son visage s'anime, et qu'il déglutit normalement – ce qui signifie aussi qu'il respire bien. Un examen doppler permet de vérifier la qualité des échanges entre la mère et l'enfant et donc l'alimentation du fœtus via le placenta.

La troisième échographie sert également à faire des « repérages » pour le jour de l'accouchement. Le médecin vérifie donc :

- **La présentation du bébé.** Il a déjà la tête en bas dans le segment inférieur de l'utérus ? Parfait ! Prêt pour le grand voyage, il restera vraisemblablement dans cette position jusqu'à l'accouchement. S'il se présente en siège (tête en haut, fesses vers la sortie), ou en position transversale, ne vous inquiétez pas. Il peut encore se retourner et une nouvelle échographie vers la semaine 37 permettra de s'en assurer.

- **La position du placenta.** Le placenta qui vous relie à votre enfant depuis le début de la grossesse a quelquefois la mauvaise idée de se placer entre le fœtus et le col de l'utérus, empêchant ainsi le bébé de descendre : il s'agit d'un problème appelé « placenta *praevia* ». Mais là encore, ce n'est pas forcément définitif et une nouvelle échographie dans quelques semaines permettra de voir si le placenta a changé de position. Si ce n'est pas le cas, l'accouchement devra se faire par césarienne et vous aurez, vous et le médecin, le temps de vous y préparer.

Enfin, dans certains cas, cette échographie sert à prévoir l'après-naissance : lorsqu'elle révèle une pathologie cardiaque ou rénale, par exemple, elle permet aussi de prévoir des soins ou une surveillance particulière à la naissance. Si c'est le cas, le médecin peut alors vous mettre en contact avec un spécialiste afin que vous puissiez envisager la prise en charge du bébé pour qu'il bénéficie des soins adaptés dès sa naissance.

Vos préoccupations

Vous avez tant à penser et à faire ce mois-ci ! Peut-être serez-vous en proie à l'impatience d'en finir avec la grossesse ou aurez-vous du mal à trouver une position confortable pour dormir, mais aussi pour faire l'amour ? Si vous choisissez de vous faire accompagner par une doula, c'est également le moment d'y penser, mais c'est aussi celui d'élaborer votre projet de naissance. Tout ça en même temps !

L'impatience

Vous en avez assez d'être enceinte ? Vous vous sentez prête à passer à autre chose et à devenir maman ? Il faut reconnaître que ces 9 mois seront sans doute les plus longs de votre vie, et à ce stade de la grossesse il n'est pas inhabituel qu'une future maman en vienne à pleurer d'impatience. Votre corps enflé vous encombre. Vous subissez au quotidien les désagréments de la constipation, des brûlures d'estomac et des indigestions, des crampes dans le mollet et du mal de dos, vous avez les pieds et les chevilles enflés, de fausses contractions, et vous êtes fatiguée. Et la liste n'est pas exhaustive… Ce n'est pas marrant !

Ne culpabilisez pas si vous n'avez pas un moral au top ce mois-ci. Ce n'est pas parce que vous souhaitez en finir avec la grossesse que vous n'aurez pas la patience nécessaire pour être une bonne mère. Vous êtes simplement humaine, fatiguée, et prête à passer à l'étape suivante de votre vie.

Faire l'amour

Si vous n'arrivez pas à dormir, peut-être y a-t-il une autre façon de vous occuper au lit ! Si vous êtes encore d'humeur à faire l'amour (ce qui n'est pas le cas de toutes les futures mamans au 8e mois de grossesse), demandez à votre médecin quels sont les effets positifs ou négatifs des relations sexuelles et de l'orgasme à ce stade. Dans la plupart des cas, vous pouvez faire l'amour en toute sécurité jusqu'au tout dernier moment.

Dans certains cas, cependant, il est préférable d'éviter la pénétration au cours du dernier mois et quelques et en particulier dans les conditions suivantes :

- Vous êtes exposée à un accouchement prématuré (parce que vous attendez des bébés multiples, que votre col a commencé à s'ouvrir, ou que vous avez des antécédents d'accouchement prématuré).
- Vous êtes atteinte de placenta *praevia*, ou d'hématome rétroplacentaire (anomalies du placenta).
- Vous avez des saignements inexpliqués.
- Vous avez rompu la poche des eaux.

Si vous ne pouvez pas avoir de rapport sexuel pendant le 8e et 9e mois de grossesse, cela ne veut pas dire que vous ne pouvez pas faire l'amour. Vous pouvez en toute sécurité recevoir un massage intégral et faire des caresses expertes à votre compagnon. (Voir chapitre 22 pour plus d'informations sur la sexualité pendant la grossesse.)

Côté papa

Faire l'amour pendant la grossesse est toute une découverte ! Certains hommes adorent, d'autres se bloquent. Les désagréments physiques des deux derniers mois de grossesse rendent l'idée même de faire l'amour insupportable à certaines femmes. Ne le prenez pas personnellement si votre compagne refuse vos avances : nombreuses sont les femmes qui se sentent comme ça à ce stade. Si, au contraire, vous avez perdu votre désir, ne vous en voulez pas. Cela, aussi, est parfaitement naturel. Parlez-en à votre compagne. Si le fait que vous avez peur de lui faire mal ou de faire mal au bébé pendant le rapport vous bloque complètement, dites-le. Mais n'abandonnez pas toute démonstration affective – tenez-lui la main, caressez-lui le dos, embrassez-la. Toutes ces choses la rassureront sur votre amour.

Le choix d'une doula

Si vous êtes particulièrement anxieuse à l'idée d'accoucher, peut-être devriez-vous envisager de faire appel aux services d'une *doula* (une femme qui exerce en privé et accompagne les mamans avant, pendant, et après l'accouchement). La plupart des femmes sont accompagnées de leur mari ou d'une amie de confiance le jour de l'accouchement, mais ces accompagnateurs-là sont plutôt inexpérimentés et peuvent s'avérer d'une aide limitée. Si vous accouchez à l'hôpital, vous aurez l'aide d'une sage-femme ; cependant cette sage-femme devra aussi s'occuper d'autres femmes que vous, et quand son service se terminera, c'est une autre qui viendra la remplacer. Si votre accouchement se prolonge, il se peut que votre équipe de soutien, elle aussi, finisse par fatiguer et par stresser. C'est pourquoi de plus en plus de femmes trouvent qu'il est rassurant de se faire accompagner d'une doula pour donner naissance à leur enfant.

Voca-bébé

Une **doula** est une professionnelle expérimentée dans l'accompagnement des mères et des pères au moment de la naissance.

La plupart des doulas sont des professionnelles qualifiées et ont accompagné des centaines de femmes pour mettre au monde leur bébé. Leurs tarifs incluent généralement leur présence auprès de vous pendant l'accouchement, ainsi que plusieurs visites avant et après. Vous pouvez vous renseigner sur les doulas qui exercent près de chez vous en contactant l'Association des doulas de France, 6, square Baden-Powell, 35 000 Rennes. Ou sur Internet : www.doulas.info.

Info grossesse

Des recherches ont montré que les femmes accompagnées d'une spécialiste de l'accouchement expérimentée avaient une phase de travail moins longue, moins de complications, et un meilleur équilibre psychologique post-partum. On pense que la présence d'une personne attentive et expérimentée aux côtés d'une mère en train d'accoucher fait diminuer la sécrétion d'hormones du stress, qui peuvent causer des complications.

Parlez à votre bébé

Un fœtus en développement commence à entendre à environ 30 semaines. à partir de ce moment, les chercheurs ont montré qu'un bébé peut distinguer la voix de sa mère de celle d'un inconnu.

Dans une étude menée récemment, une soixantaine de femmes enceintes ont été séparées en deux groupes et le rythme cardiaque de leur bébé a été enregistré avant, pendant, et après la lecture d'un poème de 2 minutes enregistré sur un magnétophone placé au-dessus de leur ventre. Le rythme cardiaque a augmenté d'environ 5 battements par minute chez 21 des 30 fœtus ayant entendu un enregistrement de la voix de leur mère. Le rythme cardiaque a diminué d'environ 4 battements par minute chez 21 des 30 fœtus ayant entendu un enregistrement de la voix d'un inconnu. Cette découverte passionne les chercheurs, qui voient là une preuve que le fœtus est capable d'attention, de mémoire ,et d'apprentissage. D'autres études sont en cours afin de déterminer si cette capacité de reconnaissance de la voix joue un rôle dans le lien mère/enfant.

Alors n'hésitez pas à parler à votre bébé. Lisez-lui des histoires, chantez-lui des chansons, et parlez-lui. Ce que vous lui dites n'a aucune importance : il ne comprend pas encore de mots. C'est le son de votre voix qui fait naître chez lui des émotions.

Un projet de naissance

Un projet de naissance est une liste écrite de vos besoins et préférences pour le jour de votre accouchement et votre séjour en maternité. Cette pratique est très en vogue, et la plupart des manuels de grossesse comportent des informations à ce sujet. Un projet de naissance vous aidera à définir vos souhaits pour les différentes phases de votre accouchement, mais ce n'est pas un contrat ou un ensemble rigide d'instructions auxquelles doivent se soumettre les sages-femmes et médecins. Après tout, ce sont à eux que vous avez choisi de vous en remettre et vous leur faites confiance dans leurs choix médicaux. L'objectif d'un projet de naissance n'est pas d'apprendre à votre médecin à mettre un enfant au monde, même si certains manuels disent que votre projet de naissance doit indiquer à votre médecin si vous souhaitez une intraveineuse pendant la phase de travail ou si vous souhaitez un monitoring interne ou externe du fœtus. Mais comment pouvez-vous savoir ce qui sera médicalement nécessaire lors de la naissance de votre enfant ? Le plus souvent, ce type de décision doit être pris en fonction de vos besoins sur le moment.

Cependant, un bon projet de naissance vous permettra de réfléchir aux choses dont vous avez effectivement le contrôle. C'est toujours une bonne idée de se familiariser à l'avance avec les possibilités existantes. Donc, si vous souhaitez élaborer un projet de naissance, prenez le temps de vous informer sur le déroulement des différentes phases d'un accouchement. Avant de mettre votre projet sur papier, cependant, commencez par lire la 5e partie de ce livre, qui contient les informations dont vous devez tenir compte.

> **Côté papa**
>
> Prenez attentivement connaissance du projet de naissance de votre compagne. Le jour de l'accouchement, ce sera à vous de veiller à ce que ses souhaits soient honorés lorsque c'est possible. Assurez-vous aussi que vos souhaits à vous soient écrits dans ce projet. Si vous voulez être présent tout le temps de l'accouchement et si vous souhaitez « attraper » votre bébé à sa sortie du canal utérin, dites-le !

La liste figurant ci-dessous vous aidera à vous organiser. Abordez chaque question et décidez de ce que vous souhaitez mettre dans votre projet de naissance. Lorsque vous l'aurez terminé, soumettez-le à votre médecin afin de le parcourir ensemble. Il pourra vous dire si ce que vous demandez est possible. Il est préférable d'en parler dès maintenant, plutôt que pendant votre accouchement.

Lorsque vous aurez répondu par écrit à toutes ces questions, vous aurez un projet de naissance défini à montrer à votre médecin. Emportez-le avec vous où que vous accouchiez : cela aidera votre médecin et le personnel de santé qui s'occupera de vous à mieux comprendre vos besoins.

Pour définir un projet de naissance

La phase de travail

- Souhaitez-vous pouvoir marcher pendant la phase de travail ?
- Y a-t-il un endroit pour que le papa puisse se reposer ou dormir un peu pendant le début du travail ?
- Le lavement ou le rasage du pubis font-ils partie des pratiques habituelles de l'hôpital ?
- Souhaitez-vous prendre des antalgiques pendant la phase de travail ? Désirez-vous avoir une péridurale ?
- Souhaitez-vous que votre travail soit accéléré médicalement s'il se prolonge ?

La délivrance

- De qui souhaitez-vous la présence auprès de vous lors de la naissance de votre enfant ?
- Souhaitez-vous un accouchement naturel ?
- Si vous souhaitez une prise en charge de la douleur pendant votre accouchement, quel type d'anesthésie souhaitez-vous ?
- Souhaitez-vous filmer ou photographier la naissance de votre enfant ?

Après la naissance

- Souhaitez-vous tenir votre enfant immédiatement après sa naissance ou souhaitez-vous attendre qu'il ait été pesé et nettoyé ?
- Souhaitez-vous allaiter votre enfant immédiatement après sa naissance ?
- Souhaitez-vous avoir une chambre simple ?
- Avez-vous des souhaits particuliers concernant votre alimentation ?
- Souhaitez-vous que votre bébé dorme dans votre chambre ?

Semaine par semaine

Ce mois-ci, vous vous sentez (et êtes sans doute) énorme ! Votre bébé continue de s'entourer de graisse et de prendre du poids – environ 250 grammes par semaine ! Il prendra d'ailleurs plus de la moitié de son poids de naissance dans les 7 semaines précédant sa naissance.

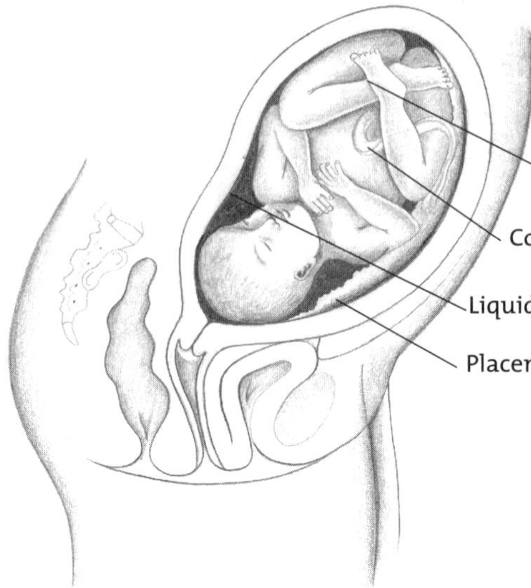

Un fœtus humain à 34 semaines. À ce stade, votre bébé pèse environ 2,5 kg et mesure près de 40 cm du sommet du crâne jusqu'aux orteils.

Semaine 31

- Les poumons et les voies digestives sont presque arrivés à maturité.
- Le bébé peut voir dans l'utérus (si vous placez une source de lumière vive près de votre ventre, il se peut qu'il tourne la tête pour la suivre du regard ou qu'il tende la main pour essayer de la toucher).
- Les cils et les sourcils sont terminés.

Semaine 32

- Des couches de graisse se forment sous la peau.
- Les membres ont leurs proportions définitives par rapport à la taille de la tête.
- De l'eau circule dans la vessie du bébé.
- Il se peut que les mouvements du bébé se fassent moins fréquents et moins énergiques parce qu'il commence à manquer de place.

Semaine 33

- Le bébé s'entraîne à respirer en avalant du liquide amniotique pour faire travailler ses poumons.
- Certains bébés sont entièrement chevelus, d'autres n'ont qu'un léger duvet.
- Les testicules des garçons descendent vers le scrotum.

Semaine 34

- Le squelette se durcit, même si le crâne reste souple afin de pouvoir passer dans le canal utérin.
- La peau est moins rouge et moins fripée.
- Les ongles de pieds sont présents et les ongles des mains ont atteint l'extrémité des doigts.

Au 8e mois, il se peut que vous commenciez à trouver la grossesse un peu lassante. Il est temps de passer à la maternité ! Soyez patiente et laissez encore un peu de temps à votre bébé pour se faire un corps plus dodu avant sa grande entrée.

Ce qu'il faut retenir

→ En fin de grossesse, vous serez peut-être amenée à consulter votre médecin plus souvent. Au cours de la consultation du 8e mois, votre médecin vous pèse, prend votre tension, mesure votre utérus, et le rythme cardiaque du fœtus. C'est le moment d'aborder avec lui le sujet des fausses contractions.

→ Avant l'accouchement, vous devez prendre rendez-vous avec l'anesthésiste de votre maternité. Ce rendez-vous est obligatoire même si vous ne souhaitez pas de péridurale : si une césarienne devait être pratiquée en urgence, une anesthésie serait nécessaire.

→ Il se peut que les besoins croissants sur votre organisme de votre bébé, qui continue de grossir, entraînent pour vous quelques désagréments, en particulier le mal de dos et l'essoufflement.

→ Entre 32 et 34 semaines, vous effectuerez votre troisième échographie. C'est le dernier rendez-vous avec Bébé avant sa naissance ! Il est essentiel pour s'assurer de sa santé et préparer votre accouchement.

→ Ce mois-ci, vous serez probablement lassée de votre état. Vous vous préoccuperez aussi sans doute de votre vie amoureuse.

→ C'est le moment de rechercher une doula, si vous souhaitez être accompagnée lors de votre accouchement par une de ces professionnelles de la naissance.

→ Définissez un projet de naissance qui vous aidera à réfléchir aux différents aspects de votre accouchement, puis soumettez ce projet à votre médecin.

Chapitre 15

9e mois : semaines 35 à 40

Dans ce chapitre

- La consultation du 9e mois : examens de suivi et dépistage du streptocoque B
- Les changements corporels : la descente du bébé, les envies fréquentes d'uriner, la pression sur la zone pelvienne, les hémorroïdes, et le retour à la normale pour la digestion et la respiration
- La différence entre pré travail, faux travail, et vrai travail, mais aussi les achats nécessaires pour le bébé et ce qu'il faut mettre dans votre valise de maternité
- Le développement du fœtus semaine par semaine

Et voilà : vous y êtes ! Vous êtes arrivée en fin de parcours. Ce 9e mois est à la fois le plus exaltant de tous car vous vous apprêtez à tenir votre enfant dans vos bras, mais aussi le plus angoissant puisque vous vous demandez, à chaque sensation ressemblant de près ou de loin à une contraction, si le travail a commencé. Vous avez aussi beaucoup à faire. Alors relevez vos manches et préparez-vous à franchir bientôt la ligne d'arrivée.

La consultation du 9e mois

Ce mois-ci encore, vous serez peut-être amenée à consulter votre médecin plus souvent, si nécessaire. Surtout si vous faites partie des mamans qui ont plusieurs « fausses alertes » avant d'entrer véritablement en phase de travail ! En plus des examens de suivi habituels, votre médecin vous examinera pour voir si votre *col de l'utérus* commence à *s'effacer* ou à *se dilater* en prévision de l'accouchement.

Voca-bébé

Le **col de l'utérus** est l'entrée de votre utérus, son sas de sécurité en quelque sorte ! Il peut **s'effacer** (s'affiner) ou se **dilater** (s'ouvrir) afin de laisser passer le bébé dans le canal utérin. Cela peut commencer quelques jours à quelques semaines avant le début du travail ou en même temps que le travail.

- **La pesée :** les femmes se souviennent toujours avec précision du poids qu'elles ont pris à chacune de leurs grossesses. Si vous avez été très, très raisonnable, vous aurez pris en tout 12 à 18 kilos depuis le début de votre grossesse. Si vous avez pris plus, il n'est pas trop tard pour corriger ça. Mangez moins de sucre et plus de fruits et de légumes à partir d'aujourd'hui, et au cours de ce mois vous devriez prendre très peu de poids.
- **La tension :** elle sera mesurée comme à chaque consultation. C'est un moment où il est important de la surveiller, puisqu'une hausse ou une baisse soudaine pourrait indiquer un problème.
- **L'analyse d'urine :** juste au moment où vous commenciez à savoir viser parfaitement dans un petit flacon, voilà que c'est terminé ! Ce mois-ci, vous allez pour la dernière fois tendre à quelqu'un vos précieuses urines, qui seront analysées pour rechercher, comme toujours, une infection, des protéines (qui peuvent être un signe d'hypertension), et du sucre (qui peut être un signe de diabète).
- **La mesure de l'utérus :** le corps féminin est une chose incroyable. Votre utérus a atteint 1 000 fois son volume d'origine. Il arrive désormais juste en dessous de vos côtes.
- **Le Doppler :** comme à chaque visite, votre médecin écoutera le cœur de votre bébé. La puissance, l'emplacement, et le rythme des battements de cœur sont très significatifs de son état de santé. Et qui plus est, vous ne vous lassez pas d'entendre ce bruit merveilleux...
- **Vos questions :** il est important de poser vos questions à votre médecin ce mois-ci, car c'est sans doute la dernière fois que vous le voyez avant l'accouchement. Posez-lui toutes les questions de dernière minute qui vous tiennent à cœur. Si vous êtes particulièrement tête en l'air en ce moment, prenez des notes en écoutant ses réponses,

sinon vous risquez de passer la porte de chez vous en vous demandant ce qu'il a bien pu vous dire sur les signes de faux travail...

S'il n'en parle pas de lui-même, demandez à votre médecin de vous parler de la recherche de *streptocoque B*. Le streptocoque B est une bactérie naturellement présente dans le vagin ou le rectum chez 10 à 35 % des adultes. Elle est inoffensive et sa présence passe inaperçue, sauf dans les cas où elle est transmise d'une mère à son bébé. Elle peut alors entraîner une méningite (inflammation du cerveau ou de la moelle épinière), des infections bactériennes sanguines, des pneumonies infantiles, et même une mort fœtale.

Voca-bébé

Le **streptocoque B** est une bactérie présente dans la zone vaginale ou anale. Un dépistage de cette bactérie est souvent effectué chez les femmes enceintes.

Les risques de transmettre cette infection à un bébé sont plus grands s'il naît prématurément, si la mère perd les eaux de façon précoce, ou s'il y a un délai important entre la rupture de la poche des eaux et la naissance de l'enfant.

En France, afin de lutter contre cette infection, qui touche aujourd'hui 4 à 8 bébés sur 1 000, l'ANAES (Agence nationale d'accréditation et d'évaluation en santé) préconise le dépistage systématique du streptocoque B dans les voies génitales de la mère avant la naissance, entre 34 et 38 semaines de grossesse.

Si votre médecin souhaite vous soumettre à cet examen, vous constaterez qu'il se déroule de façon très simple. À l'aide d'un bâtonnet à embout ouaté, le médecin fait un prélèvement sur les zones anale et vaginale. Les cellules prélevées sur le bâtonnet sont envoyées en laboratoire, afin d'être analysées. Si le résultat est positif, il ne faut pas vous inquiéter. On vous donnera des antibiotiques au moment de l'accouchement afin d'éviter que votre bébé soit contaminé. Et c'est tout. C'est très simple, mais aussi très important.

Les changements corporels

Le changement le plus visible et le plus important ce mois-ci, c'est la taille de votre ventre. Il est énorme : après tout, il y a un bébé entièrement développé qui vit là-dedans ! Probablement votre bébé commencera-t-il sa descente dans le bassin, mais vous aurez aussi peut-être plus souvent envie d'uriner, des hémorroïdes, puis, enfin, vous connaîtrez le faux travail... et le vrai !

La grande descente

La *descente* et l'*engagement* sont les termes utilisés pour désigner le moment où le bébé commence à avancer dans le bassin (la structure osseuse à l'entrée du canal utérin). Lors d'une première grossesse, la descente peut se produire entre 2 et 4 semaines avant le début du travail. Lors des grossesses suivantes, elle se produit généralement juste avant le début du travail. Mais chaque femme est différente. Vous vous rendrez peut-être compte que votre bébé est descendu si votre ventre est tout à coup plus bas et pointe vers l'avant.

Voca-bébé

La **descente** du bébé (on dit aussi qu'il s'« **engage** ») se produit lorsque la partie du corps du bébé située vers le bas (généralement, la tête) commence à avancer dans le bassin en prévision de sa naissance.

Une fois votre bébé descendu, vous remarquerez un certain nombre de changements dans votre corps. La bonne nouvelle, c'est que, lorsque votre bébé descend, l'utérus cesse d'appuyer sur votre estomac et sur vos poumons. Vous pouvez de nouveau manger et respirer normalement ! La mauvaise nouvelle, c'est que marcher peut devenir un exercice bien difficile (ce qui se comprend aisément lorsqu'on sait que la tête de votre bébé se trouve pratiquement entre vos jambes). Il se peut aussi que vous commenciez à ressentir des fourmillements ou un engourdissement dans la zone pelvienne. Cette sensation, qui peut durer jusqu'à la naissance du bébé, est due au fait que votre bébé appuie sur les nerfs de vos jambes et de votre bassin.

L'envie fréquente d'uriner

« Dis, maman... »

N'essayez pas de remédier à votre envie fréquente d'uriner en buvant moins ! Votre corps a besoin de beaucoup d'eau pour accomplir la tâche extraordinaire qu'est la fabrication d'un enfant.
La seule chose que vous puissiez faire pour améliorer un peu votre sort est de vous pencher en avant lorsque vous urinez : cela permettra de vider la vessie complètement.

Vous vous souvenez, au tout début de votre grossesse, quand vous faisiez constamment des allers et retours aux toilettes parce que vous aviez tout le temps envie de faire pipi ? Eh bien, ce mois-ci, ça va être la même chose ! Lorsque le bébé descend dans le bassin, au 9e mois, il arrive qu'il appuie sur la vessie et que vous ressentiez donc le besoin d'aller aux toilettes plus souvent que d'habitude.

Les hémorroïdes

À mesure que le bébé descend dans le bassin, il est possible qu'il fasse ressortir vos hémorroïdes. Et cette douleur-là est bien la dernière chose dont vous avez besoin au moment où vous vous apprêtez à accoucher ! Aussi douloureuses que puissent être les hémorroïdes, consolez-vous en vous disant que c'est le cas de beaucoup de femmes au 9e mois de grossesse.

Pour apaiser la douleur, vous pouvez utiliser tous les médicaments sans ordonnance que vous utiliseriez si vous n'étiez pas enceinte. Les crèmes et pommades anti-hémorroïdes peuvent vous soulager. Essayez également d'appliquer une compresse imbibée d'hamamélis ou même une poche de glace si vous supportez le froid. Vous pouvez également sans danger prendre un antalgique, comme le paracétamol.

N'omettez pas de signaler ce problème à votre médecin. S'il est suffisamment grave, il vous adressera peut-être à un chirurgien colorectal, qui tentera éventuellement un traitement par « ligature élastique ». En resserrant la base d'un paquet d'hémorroïdes, on peut faire diminuer la douleur et les saignements (en particulier en fin de grossesse ou pendant l'accouchement). S'il sait que vous souffrez d'hémorroïdes, votre médecin choisira aussi peut-être de vous administrer une dose un peu plus importante d'anesthésiant pendant l'accouchement afin que vous ne cumuliez pas la douleur des contractions et celle des hémorroïdes.

Vos préoccupations

Il y a beaucoup à penser au cours de ce dernier mois ! Inévitablement, votre accouchement sera la toute première de vos préoccupations. Vous avez trois types de signes à apprendre à distinguer : ceux du *pré travail*, ceux du faux travail, et ceux du vrai travail. Vous allez aussi sans doute faire de multiples achats afin d'équiper votre petit nouveau venu.

L'échauffement

Ce mois-ci, votre corps se prépare lentement, chaque jour, à l'accouchement, afin d'être prêt lorsque ce moment arrivera pour de bon. Les signes de pré travail qui indiquent que vous êtes en phase de préparation physique à l'accouchement sont les suivants :

- La descente : la tête du bébé descend de quelques centimètres dans le bassin.
- Une augmentation des pertes vaginales et/ou l'apparition de pertes muqueuses brunes ou teintées de sang.
- Une augmentation du nombre et de l'intensité des fausses contractions (voir chapitre 13 où elles sont décrites).

- Un soudain instinct de ménagère qui vous pousse à nettoyer le fond des placards et à réorganiser votre cuisine. Si vous vous sentez tout à coup débordante d'énergie et avez des envies irrépressibles de faire un grand ménage, c'est sans doute vos instincts primaires qui se réveillent pour vous pousser à préparer la maison à accueillir un nouvel arrivant !

Voca-bébé

Le **pré travail** est le moment précédant le début du vrai travail, pendant lequel votre corps se prépare à l'accouchement.

La répétition générale

Dans les séries télévisées, les femmes enceintes mettent tout à coup les mains sur leur ventre en ouvrant grand les yeux de surprise et s'exclament : « C'est le moment ! » Malheureusement, le travail ne commence généralement pas si soudainement que ça. Vous allez probablement passer beaucoup de temps ce mois-ci à regarder votre montre pour mesurer la fréquence et la durée de vos contractions, à saisir votre valise, puis à vous arrêter net sur le pas de la porte, vous rendant compte que les *contractions* se sont arrêtées. C'est le *faux travail* !

Le faux travail ressemble à s'y méprendre au vrai. C'est pour cette raison que des centaines de femmes enceintes qui se sont précipitées à la maternité sont renvoyées chez elles avec pour instruction d'attendre encore un petit peu. C'est une situation un peu gênante, bien sûr (surtout si vous avez réveillé votre compagnon, vos parents, et votre médecin pour leur annoncer la nouvelle), mais c'est un grand classique. Lorsque vous avez des contractions, vous pouvez arriver à savoir, généralement, que le vrai travail n'a pas commencé si vous pouvez répondre oui à ces quatre questions :

Voca-bébé

Les **contractions** sont des spasmes du muscle de l'utérus destinés à vous aider à pousser le bébé dans le canal utérin. Le **faux travail** consiste en des contractions qui vous font penser que le vrai travail a commencé alors que ce n'est pas le cas. C'est une fausse alerte d'accouchement.

- Les contractions sont-elles d'intensité stable (et non de plus en plus fortes) ?
- Les contractions surviennent-elles à intervalles irréguliers (par exemple à 2 minutes d'intervalle, puis 7 minutes, puis 4 minutes) ?
- La douleur se situe-t-elle dans le bas de votre ventre et non dans le bas de votre dos ?
- Les contractions s'arrêtent-elles lorsque vous vous déplacez ou que vous changez de position ?

Si votre réponse est oui, alors c'est que vous

n'êtes pas encore en vrai travail. Lorsque les contractions de vrai travail commenceront, il vous sera impossible de marcher ou de parler au moment où votre utérus se durcira. Ce sera alors effectivement le moment de prendre vos affaires pour partir à la maternité !

L'entrée en scène

Ce serait tellement bien s'il y avait des symptômes de travail évidents qui permettraient à toutes les futures mamans de savoir exactement quand le travail commence ! Mais la phase de travail est différente pour chaque femme – et pour certaines femmes, c'est une expérience différente à chacune de leurs grossesses. Tout ce que vous pouvez faire, c'est apprendre à reconnaître les signes qui indiquent que le processus s'est enclenché et que le jour J approche.

Si vous répondez oui à l'une de ces trois questions, vous êtes peut-être entrée en phase de *travail* :

- Les contractions surviennent-elles à intervalles réguliers, de plus en plus rapprochées, et de plus en plus intenses ?
- Avez-vous des douleurs dans le bas du dos (qui peuvent être accompagnées de sensations de crampes semblables aux douleurs des règles) ?
- Votre poche des eaux s'est-elle rompue ? La rupture de la poche des eaux est le moment où la membrane contenant le liquide amniotique s'ouvre. Lorsque cela arrive, du liquide amniotique se met à couler du vagin et on peut croire que vous vous êtes fait pipi dessus (c'est toujours un super-moment lorsqu'on est en public). Si cela se produit alors que les contractions de travail n'ont pas encore commencé, c'est que vous devriez entrer en phase de travail sous 24 à 48 heures. Il est très important que la zone vaginale soit très propre à ce moment, parce que le bébé n'est plus protégé des microbes extérieurs. Ne prenez pas de bain et n'ayez pas de rapport sexuel. N'utilisez pas de tampon pour stopper le flux de liquide amniotique.

Voca-bébé

Le **travail** est le processus par lequel le corps se prépare à l'accouchement.

Demandez à votre médecin de vous expliquer à quel moment vous devez partir pour la maternité. Il vous dira de chronométrer vos contractions. Si vous avez déjà des contractions assez fréquentes et intenses, dites-le-lui. Il vous expliquera également qu'il ne faut pas craindre d'accoucher par accident sur le tapis du salon. Dans le monde

Côté papa

C'est le moment de vous assurer que vous connaissez bien le chemin de chez vous à la maternité. Repérez la route en détail afin d'arriver sans encombre le jour J.

entier, la plupart des femmes qui accouchent pour la première fois arrivent à la maternité en temps et en heure. Si vous écoutez attentivement les signaux que vous envoie votre corps, vous saurez reconnaître le moment de partir lorsqu'il arrivera.

Le shopping de Bébé

Faites-vous partie de ces mères qui n'achètent rien pour leur bébé tant qu'il n'est pas arrivé à bon port et qu'elles ne connaissent pas son sexe ? Ou faites-vous partie de celles qui ont déjà acheté tout ce dont l'enfant aura besoin pour les 5 ans à venir avant même sa naissance ? Quoi qu'il en soit, il va vous falloir équiper un minimum votre bébé. En faisant vos courses, rappelez-vous ces quelques conseils :

Siège auto : la loi impose que les enfants âgés de moins de 10 ans soient attachés dans un siège auto adapté à leur âge lors de tout trajet en voiture. C'est une sécurité tellement importante que, dans certaines maternités, on ne vous laissera pas repartir en voiture avec votre enfant si vous n'êtes pas équipés pour faire le trajet jusqu'à chez vous. Sur ce sujet, vous devez donc raisonner en parents responsables avant même que votre enfant soit né.

Il faut donc acheter un siège auto ce mois-ci, avant votre accouchement. C'est un achat important qui nécessite que vous fassiez des comparaisons attentives. Il peut aussi être judicieux de vous entraîner à le fixer et à le sortir de la voiture. Attention : les sièges « premier âge » peuvent s'utiliser dos à la route sur le siège passager, mais il faut les placer à l'arrière si votre voiture est équipée d'un Airbag, qui pourrait étouffer le bébé s'il se gonflait derrière lui en cas de choc !

Il existe deux catégories de sièges auto utilisables à la naissance :

- Les sièges de groupe 0+ : de la naissance à 13 kg (environ 9 mois). Ils se fixent dos à la route.
- Les sièges de groupe 0+/1 : de la naissance à 18 kg (environ 3 ans). Ils se fixent dos à la route pour les premiers mois, puis face à la route lorsque le poids de l'enfant atteint 10 kg.

Berceau : les normes européennes exigent que les berceaux et lits à barreaux soient conformes aux critères suivants :

- L'espacement entre les barreaux doit être inférieur à 7 cm. S'il possède des roulettes, celles-ci doivent être bloquantes. Si le berceau a été fabriqué avant 1985, attention : il se peut qu'il ne soit pas conforme à ces exigences !

- Évitez les berceaux avec des motifs découpés dans l'épaisseur des montants. La tête du bébé peut s'y trouver coincée.
- Dévissez ou retirez les décorations d'angle – les vêtements de votre bébé peuvent se prendre dedans et il peut s'étrangler.
- Le matelas doit être bien ajusté : l'espace entre le matelas et les parois doit être inférieur à 1 centimètre. Si ce n'est pas le cas, remplacez le matelas.

Si vous utilisez un berceau à bascule, assurez-vous qu'il soit équipé de cales afin que le bébé ne puisse pas être renversé. Et rappelez-vous que vous ne pouvez pas l'utiliser pendant plus de 3 mois. À partir de cet âge, votre bébé sera trop grand pour rester sans surveillance dans un berceau ou dans un couffin.

Transat : ces sièges inclinés pour bébés sont très pratiques. Ils permettent à votre bébé de vous regarder vous déplacer dans la maison et le maintiennent dans une position où vous pouvez le nourrir. (Mais ils ne peuvent en aucun cas être utilisés comme siège auto !) Malheureusement, de nombreux accidents se produisent avec ces transats, en particulier lorsqu'ils tombent d'une table. Choisissez un transat avec une base large antidérapante qui l'empêchera de se renverser. Ne laissez jamais votre bébé seul dans un transat et posez toujours le transat au sol, jamais sur un meuble.

Poussette : choisissez une poussette bien stable, qui ne peut pas se renverser. En grandissant, votre bébé commencera à s'agiter et à se tourner, et la poussette doit rester bien fermement au sol. Choisissez-la aussi avec un pare-soleil et des roues avant pivotantes. Les modèles inclinables qui permettent à Bébé de s'allonger pour dormir sont également très appréciables.

Vêtements et layette : qui n'aurait pas envie d'acheter une tonne de ces adorables petits vêtements ? Aussi tentant que cela puisse être, sachez que les petites robes miniatures et ensembles coordonnés ne sont pas ceux que le bébé portera le plus et qu'ils seront rapidement trop petits. Mieux vaut concentrer vos achats sur des vêtements pratiques au quotidien, qui incluront :

- Au moins six pyjamas en une pièce (ou grenouillères), à fermeture sur le devant, en matière extensible. Ce sont les vêtements que les nouveau-nés mettent le plus : ils les portent nuit et jour.
- Une douzaine de brassières ou bodys, à fermeture sur le devant.
- Au moins six paires de chaussettes ou chaussons en matière souple (ceux qui sont resserrés autour de la cheville tiennent mieux que les chaussettes).

- Des couches. Vous ne seriez pas les premiers parents à rentrer chez eux avec un nouveau-né pour réaliser 1 heure après que les bébés ont besoin de couches ! Achetez-les maintenant. Si vous utilisez des couches jetables, sachez qu'il existe désormais des modèles comportant une ouverture ombilicale : ces modèles sont un bon choix pour les trois premières semaines, où le cordon de votre bébé devra s'assécher. Si vous utilisez des couches lavables, il vous faudra six couches externes imperméables ou culottes de protection et plusieurs dizaines de doublures internes absorbantes.
- Un chapeau. En fonction de la saison, ce sera un chapeau en laine ou un chapeau de soleil, mais, quoi qu'il en soit, il est important de protéger la tête de votre bébé.
- Une combinaison de neige si vous habitez dans une région froide.

C'est tout ce dont vous avez besoin pour l'instant. Une fois le bébé à la maison, vous découvrirez une multitude d'autres achats à faire. Mais cette liste de choses essentielles vous permettra de vous sentir bien équipée dans les premiers temps, au moins pour l'arrivée du bébé.

« Dis, maman… »

Il peut sembler une bonne idée d'envelopper votre bébé dans une couverture pour le trajet de retour de la maternité, mais si vous rentrez en voiture, il fera le voyage dans son siège auto et ses jambes devront être dégagées afin de pouvoir l'y attacher. Plutôt que d'essayer de faire passer la couverture entre les lanières ou de vous retrouver coincée avec un nid d'ange, optez plutôt pour une combinaison bien douillette qui vous permettra d'attacher facilement Bébé dans son siège auto.

La valise de maternité

Faire sa valise pour partir à la maternité n'est pas du tout la même chose que de faire sa valise pour partir en vacances. Votre séjour ne durera que quelques jours et vous le passerez principalement au lit. La différence avec les autres séjours que vous avez pu également passer au lit, c'est que votre compagnon ne sera pas avec vous sous les couvertures ! Qui plus est, il faut aussi faire les bagages du petit individu qui ne sera pas là à l'aller, mais qui sera là au retour. Pour son premier trajet vers chez lui, il faudra prévoir :

- Une tenue pour rentrer à la maison. Le mieux est une grenouillère.
- Un chapeau et un manteau s'il fait froid.

Pour vous, une valise de taille moyenne suffira amplement à contenir :

- Des vêtements pour votre trajet de retour. Attention : vos jeans d'avant-grossesse seront encore trop petits ! Prenez vos vêtements de grossesse, une robe ample, un pantalon, ou une jupe à la taille extensible. Il vous faudra un certain temps avant de retrouver votre silhouette initiale ; alors ne vous affolez pas si vous avez encore besoin de vos vêtements de grossesse pendant le mois qui suit la naissance de votre bébé. Emportez une paire de chaussures plates que vous pouvez enfiler sans vous baisser. Les hauts talons et les chaussures à lacets sont de très mauvaises idées !
- Un soutien-gorge d'allaitement si vous envisagez d'allaiter. Ces soutiens-gorge peuvent s'ouvrir sur le devant afin de dégager facilement le téton sans avoir à être retirés complètement chaque fois que vous mettrez Bébé au sein.
- Les culottes que vous avez portées pendant votre grossesse. Votre ventre sera encore gonflé et vous saignerez abondamment après votre accouchement. Il est donc inutile d'en acheter de nouvelles, qui ne seront pas à la bonne taille et finiront probablement tachées.
- Deux chemises de nuit ou pyjamas. (Là encore, inutile de vous soucier de votre élégance : ils finiront tachés avant la fin de votre séjour.)
- Une robe de chambre et des chaussons. Ils vous seront tout particulièrement utiles lorsque vous déambulerez dans les couloirs de la maternité ou pour vos trajets à la salle de bains si celle-ci n'est pas dans votre chambre. (Laissez vos mules fantaisie à la maison il se peut que vous n'ayez pas un équilibre très sûr et il vaut mieux avoir les pieds bien à plat sur le sol.)
- Une trousse de toilette contenant brosse à dents, dentifrice, shampoing, crème pour le visage, savon, brosse à cheveux, déodorant, et un peu de maquillage si vous souhaitez vous faire une beauté le jour de votre retour à la maison.
- De la lecture. Si votre accouchement s'éternise, vous serez bien contente d'avoir quelque chose pour vous distraire.
- Votre carnet d'adresses. Vous aurez sans doute de nombreux coups de téléphone à passer après la naissance de votre bébé.

« Dis, maman... »

Si vous allaitez votre bébé, achetez des coussinets d'allaitement. Ce sont des coussinets absorbants en tissu ou jetables à placer dans votre soutien-gorge si vos seins coulent entre deux tétées. Ils vous permettront de laver votre soutien-gorge moins souvent. (Tout ce qui peut vous permettre de faire moins de lessive à votre retour à la maison est bon à prendre !)

N'emportez pas d'objets de valeur comme des bijoux, de l'argent, ou des cartes de crédit. Et faites-vous une faveur : laissez votre travail à la maison. On voit parfois certaines jeunes mamans pianoter furieusement sur leur ordinateur portable quelques heures seulement après leur accouchement. C'est un moment privilégié : prenez le temps de le savourer.

« Dis, maman... »

Pendant l'accouchement, vous aurez sans doute à prendre de longues inspirations qui peuvent vous déshydrater et vous assécher les lèvres. Il est judicieux d'avoir avec vous du baume à lèvres.

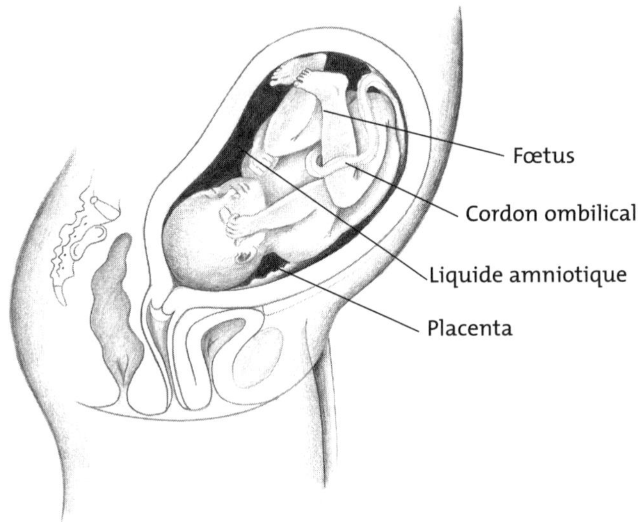

Un fœtus humain à 40 semaines. À ce stade, votre bébé pèse 3 à 4 kg et mesure 45 à 55 cm.

Semaine par semaine

Les dernières semaines de la grossesse permettent à votre bébé de se fortifier avant la naissance.

Semaine 35

- Les bébés nés à la 35e semaine ont 99 % de chances de survie. Les poumons sont entièrement développés et les problèmes respiratoires, qui, avant, pouvaient tuer ces prématurés, sont aujourd'hui facilement traités.

Semaines 36 et 37

- Le bébé continue de s'entourer d'une couche de graisse qui l'aidera à réguler sa température corporelle après sa naissance.

Semaine 38

- Votre bébé est maintenant arrivé à terme. C'est-à-dire que, s'il naît aujourd'hui, il sera considéré comme un bébé entièrement développé. (Sont considérés comme prématurés les bébés qui naissent avant la semaine 38.)

Semaine 39

- Le bébé perd son duvet corporel appelé « lanugo » ainsi que son vernix caseosa, c'est-à-dire l'enduit protecteur qui recouvre sa peau afin de la protéger. Il en avale des morceaux avec le liquide amniotique, qu'il expulsera avec ses premières selles, une substance noire appelée « méconium ».
- Tous les organes sont prêts à fonctionner en dehors de l'utérus.
- Les poumons sont le dernier organe à arriver à maturité. Ils sont désormais entièrement développés.

Semaine 40

- Bingo ! Voici enfin la semaine où votre bébé a toutes les chances de faire son entrée. Mais peut-être est-il déjà là ou peut-être attendra-t-il encore la semaine prochaine ? Souvenez-vous qu'une date de terme est rarement exacte (seulement 5 % des bébés naissent le jour précis de leur date de terme). Pendant quelques jours encore, il est considéré comme normal que la grossesse se prolonge. Après, on parle de *dépassement* de terme.

Voca-bébé

Un bébé né après la semaine 40 a **dépassé** son terme.

Quel mois ! Même la plus calme des mères peut devenir folle d'impatience à cette période. Mais vous pouvez essayer de vous distraire de cette grossesse qui semble ne jamais devoir finir en continuant d'aller faire les boutiques à la recherche d'adorables affaires de bébé que vous utiliserez très bientôt.

Ce qu'il faut retenir

- → En plus des examens de routine, lors de votre consultation du 9e mois, vous effectuerez peut-être un dépistage du streptocoque B.
- → Au cours du 9e mois, votre bébé commencera à descendre dans votre bassin. Cette descente (on dit aussi que le bébé « s'engage ») vous permettra de manger et de respirer de nouveau facilement, mais elle peut entraîner de l'inconfort pour marcher. De plus, la descente peut être à l'origine d'une pression sur la zone pelvienne, d'hémorroïdes, et de fréquentes envies d'uriner.
- → Ce mois-ci, vous allez sans doute connaître trois sortes de travail : le pré travail, le faux travail, et le vrai travail. Il est important de savoir les reconnaître.
- → Vous allez devoir faire des achats pour équiper votre bébé, et en particulier : un siège auto, un berceau, un transat, une poussette, des vêtements, et des couches.
- → Préparez votre sac pour la maternité afin d'être prête lorsque viendra le moment où votre bébé dira : « Me voilà, j'arrive ! »

QCM

1 – Quelle est en général la durée d'une grossesse ?

❑ **A** - 38 semaines
❑ **B** - 39 semaines
❑ **C** - 40 semaines

2 – Au cours de quel mois le cœur et le rein du fœtus se forment-ils ?

❑ **A** - 1er mois
❑ **B** - 2e mois
❑ **C** - 3e mois

3 – Quel animal de compagnie peut transmettre la toxoplasmose ?

❑ **A** - le chien
❑ **B** - le chat
❑ **C** - le hamster

4 – Le dernier délai pour la première consultation médicale est fixé à :

❑ **A** - 6 semaines d'aménorrhée
❑ **B** - 10 semaines d'aménorrhée
❑ **C** -15 semaines d'aménorrhée

5 – Quelle mesure est prise lors de la première échographie ?

❑ **A** - la longueur cranio-caudale
❑ **B** - le diamètre crânien
❑ **C** - la clarté nucale

6 – À quel mois a lieu le triple test ?

❑ **A** - au 4e mois
❑ **B** - au 5e mois
❑ **C** - au 6e mois

7 – Que prescrivent les médecins en cas d'anémie ?

❑ **A** - de la vitamine C
❑ **B** - du magnésium
❑ **C** - du fer

8 – Combien de séances de préparation à l'accouchement sont prises en charge par la Sécurité sociale ?

❑ **A** - 4
❑ **B** - 6
❑ **C** - 8

9 – Quel poids une femme enceinte devrait-elle avoir pris à la fin du 7e mois de grossesse ?

❑ **A** - entre 6 et 8 kilos
❑ **B** - entre 8 et 10 kilos
❑ **C** - entre 10 et 12 kilos

10 – La troisième échographie permet de vérifier :

❑ **A** - la présentation du bébé
❑ **B** - la position du placenta
❑ **C** - le bien-être fœtal

11 – Quel changement observe-t-on après la descente du bébé ?

❑ **A** - une gêne respiratoire
❑ **B** - des difficultés pour marcher
❑ **C** - des difficultés pour uriner

12 – Jusqu'à quelle semaine un bébé est-il considéré comme prématuré ?

❑ **A** - 35e semaine
❑ **B** - 36e semaine
❑ **C** - 38e semaine

Réponses

1 : C - 2 : B - 3 : B - 4 : B - 5 : A et C - 6 : A - 7 : C - 8 : C - 9 : B - 10 : A, B et C - 11 : B - 12 : C

Nombre de bonnes réponses ❑

Si vous avez au moins 10 bonnes réponses, passez au chapitre suivant, sinon... faites quelques révisions !

Partie

3 Alimentation et médicaments : ce qui est bon, ce qui est mauvais

C'est bien connu : la santé de votre bébé dépend de ce que vous apportez à votre corps. C'est donc le moment d'examiner de près votre alimentation et de définir une façon de vous nourrir encore mieux pour apporter à votre petit protégé toutes les vitamines et tous les nutriments dont il a besoin pour arriver au monde en pleine santé. La pyramide alimentaire que vous trouverez dans cette partie vous aidera à trouver une alimentation saine et équilibrée. Vous apprendrez aussi pourquoi les graisses, la friture, le sucre, les calories vides, et même les sushi ou les salades César sont nuisibles à votre santé.

C'est aussi le moment d'être très prudente avec les compléments alimentaires et les médicaments. Vous trouverez dans cette partie un récapitulatif de ce que vous pouvez prendre ou pas, et aussi les raisons pour lesquelles il est important de demander à votre médecin son avis avant de prendre tout complément ou médicament.

Pendant la grossesse, vous vous apercevrez également que la santé de votre bébé ne dépend pas seulement de votre alimentation : même l'air que vous respirez doit être pris en compte dans le tableau général. Les pesticides, les agents de nettoyage, la fumée, la pollution, et même les micro-ondes sont autant de dangers potentiels. Vous saurez pourquoi.

Chapitre 16

Une alimentation saine

Dans ce chapitre

- La pyramide de l'équilibre alimentaire revisitée : ce qu'il vous faut, à vous et à votre bébé
- Les compléments alimentaires de grossesse
- La magie de l'eau
- L'alimentation végétarienne et la grossesse

C'est très simple : la santé de votre bébé dépend de ce que vous apportez à votre corps. L'alimentation est un aspect de votre grossesse qui vous donne un très large champ d'action sur la santé physique et mentale de votre enfant. Vous avez là une grande responsabilité. Vous devez commencer à considérer votre alimentation comme la matière qui sert à construire des os, des nerfs, et des organes plutôt que simplement comme ce qui vous permet de satisfaire votre faim et vos envies. Vous sentez-vous prête à mettre en œuvre un bon régime alimentaire de grossesse ? Ce chapitre vous aidera à savoir choisir ce qui est bon pour vous et pour votre bébé.

Du sommet à la base

Le ministère de la Santé américain a défini une pyramide alimentaire qui montre très clairement les proportions nécessaires à respecter entre les différentes familles d'aliments afin de manger parfaitement équilibré. Elle reste valable pendant la grossesse. C'est un excellent repère pour vous permette de savoir ce qui est bon ou mauvais pour vous.

La pyramide alimentaire

Dans la pyramide de l'équilibre alimentaire, les aliments qui ont la plus grande valeur nutritionnelle sont placés à la base et ceux qui ont la moins grande valeur au sommet.

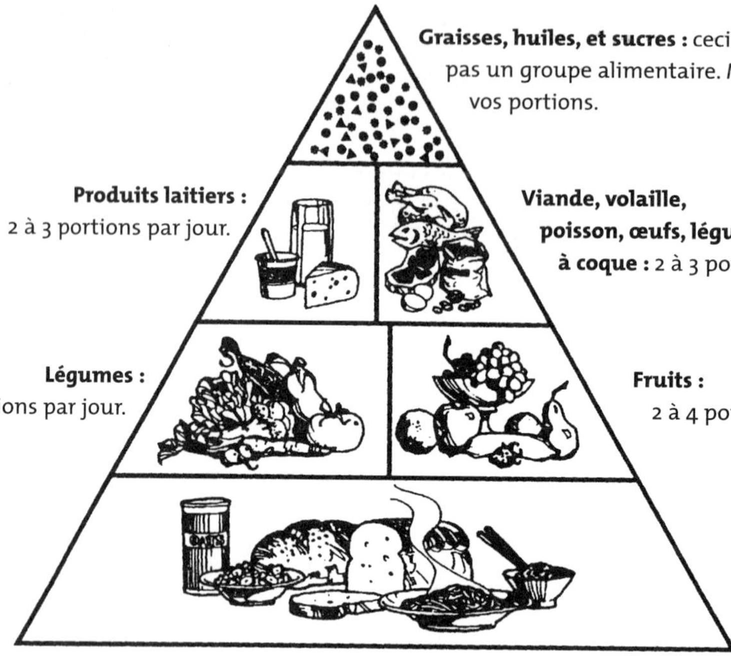

Une base solide avec les céréales complètes

La pyramide de l'équilibre alimentaire le montre clairement : la base de votre alimentation lors de votre grossesse doit reposer sur le pain, les céréales, le riz, et les pâtes. (À noter que les gâteaux, biscuits, et pâtisseries ne sont pas du pain). Pour avoir votre dose de céréales, adoptez le blé complet, les flocons d'avoine, l'orge, et le riz (pour n'en citer que quelques-unes). Ces céréales sont une source essentielle de fibres (indispensables dans la lutte contre la constipation à laquelle la plupart des femmes enceintes ont affaire !). Elles sont également très riches en vitamines et minéraux. Il est officiellement recommandé de manger 6 à 11 portions de ce groupe alimentaire chaque jour. C'est plus que la quantité recommandée pour tous les autres groupes alimentaires.

1 portion, cela peut être :

- 1 tranche de pain complet, 3 biscottes, ou 1 galette de maïs (tortilla)

- 1/2 tasse de céréales cuites, de pâtes, ou de riz
- 1/2 tasse à une tasse de céréales prêtes à manger

Afin de comporter les six portions recommandées, vous pouvez, par exemple, manger dans la journée :

- 1 tasse de muesli au petit déjeuner
- 1 sandwich fait avec 2 tranches de pain complet pour le déjeuner
- I petit pain aux céréales en milieu d'après-midi
- 3 biscottes complètes au dîner

« Dis, maman… »

Prenez pour principe que ce qui se coupe en 2 compte pour 2 portions. Ainsi le petit pain d'un hamburger, ou d'un hot dog, ou le muffin anglais comptent double.

Veillez à choisir des produits complets. Les produits raffinés comme le riz ou le pain blanc ne sont pas aussi bons pour vous et votre bébé que leur version complète, qui contient plus de protéines et de fibres, et moins de lipides que les produits traités.

« Dis, maman… »

Pour savoir si vous prenez des quantités correspondant à une portion ou à plusieurs, il vous faut un verre mesureur, gradué sur le côté. Vous en trouverez dans tout magasin qui vend des ustensiles de cuisine, au même rayon que les planches à découper et les couteaux. C'est un outil de cuisine essentiel lorsqu'on essaie d'avoir un apport suffisant en nutriments tout en surveillant son poids. Vous seriez peut-être étonnée, par exemple, d'apprendre que 1 assiette de pâtes servie dans un restaurant équivaut à environ 4 ou 5 portions de céréales dans la pyramide alimentaire.

Plein pot sur les légumes

Votre mère avait raison : il faut bien manger ses légumes pour bien grandir et être en bonne santé. Maintenant que c'est vous la mère, il va vous falloir faire le plein de ce que la nature a de meilleur à offrir (et non pas seulement de frites). Les légumes frais sont une source essentielle de vitamines, de minéraux, de fibres, de glucides complexes, d'*enzymes* et d'*antioxydants*.

La pyramide de l'équilibre alimentaire recommande de manger 3 à 5 portions de légumes par jour. Une portion peut correspondre à :

Voca-bébé

Les **enzymes** sont des protéines produites par le corps qui actionnent toutes les cellules vivantes de l'organisme. Ils sont les catalyseurs de toutes les fonctions corporelles. Les **antioxydants** sont des substances naturellement présentes dans le corps ainsi que dans certains aliments et qui combattent les radicaux libres, responsables du vieillissement des cellules et qui peuvent causer de nombreuses maladies et affections si on ne s'en protège pas.

- 3/4 de tasse de jus de légumes
- 1/2 tasse de légumes crus ou cuits
- 1 pomme de terre de taille moyenne
- 1 petite salade

Vous pouvez, par exemple, atteindre la quantité de légumes quotidienne recommandée en prenant sur une journée :

- 1 verre de jus de tomate au petit déjeuner
- plusieurs bâtonnets de carottes au déjeuner
- 1 salade et 1 pomme de terre à la vapeur au dîner

Moins les légumes seront cuits, plus ils vous apporteront de nutriments. Les crudités sont donc à privilégier, suivies des légumes cuits légèrement à la vapeur. Si vous faites bouillir vos légumes, de précieux minéraux et vitamines s'évaporeront avec l'eau de cuisson.

N'oubliez pas les fruits

Il existe un proverbe anglo-saxon qui dit que manger une pomme par jour évite de tomber malade (littéralement, « une pomme par jour éloigne le médecin »). Étant donné tous les bienfaits que renferment les fruits, il est bien possible que la sagesse populaire ait raison sur ce point. Les fruits sont gorgés des nutriments dont votre bébé a besoin, en particulier de vitamine A, de vitamine C, de fibres, et de glucides. La pyramide de l'équilibre alimentaire indique qu'il faut en consommer 2 à 4 portions par jour. 1 portion peut, par exemple, être :

- 1 fruit entier, comme 1 pomme, 1 banane, ou 1 orange.
- 3/4 de tasse de jus de fruits, comme du jus de pomme ou du jus d'orange
- 1/2 tasse de fruits crus ou cuits, de framboises ou de groseilles

Côté papa

Si votre compagne fait un effort pour essayer de se nourrir sainement en pensant à la santé de votre bébé, faites l'effort avec elle. Lorsqu'elle croque dans une pomme pendant que vous regardez la télévision ensemble, ne mangez pas de votre côté un paquet de chips.

Jouez le jeu et mangez également un fruit. Non seulement ce sera encourageant pour elle, mais ce sera très bénéfique pour votre santé et cela vous permettra d'être plus résistant à la fatigue lorsque votre bébé arrivera.

Vous avez un vaste choix pour assurer à votre corps la quantité de fruits recommandée sur une journée. Ils peuvent, par exemple, être répartis de la façon suivante :

- 1 banane en rondelles ajoutée à votre bol de céréales au petit déjeuner
- mettez 1 pomme dans votre sac afin de l'avoir sous la main lorsque vous aurez un petit creux

Les fruits préparés, comme les sorbets, les barres céréalières aux fruits, et les biscuits aux fruits, ne contiennent généralement qu'une quantité infime – voire nulle – de vrais fruits. (Et ne songez même pas à faire rentrer les pâtes de fruits dans cette catégorie !)Ce n'est pas là qu'il faut chercher les nutriments apportés par les fruits.

Les produits laitiers

À l'étage suivant de la pyramide, on trouve le lait, les yaourts, et le fromage. Ces produits laitiers constituent une partie de votre alimentation quotidienne à ne pas négliger. Ils apportent à votre bébé en développement des nutriments importants comme le calcium, la vitamine D, et le phosphore – qui sont tous essentiels à la formation des dents, des os, des muscles, et des nerfs de votre bébé.

Le calcium est particulièrement important pour les femmes enceintes. Des recherches ont montré que, pendant la grossesse, 13 milligrammes de calcium sont transmis au bébé par heure – soit 250 à 300 milligrammes par jour – via le placenta. Cela signifie qu'à la naissance, le bébé aura accumulé 25 000 milligrammes dans son corps. Son besoin de calcium est si important qu'il vous le « dérobera » en puisant dans vos os s'il n'en reçoit pas assez par ce que vous mangez. Cela peut avoir des conséquences négatives à long terme sur votre santé.

C'est pourquoi les femmes enceintes ont un besoin en calcium de l'ordre de 1 000 milligrammes par jour. Cette dose est facilement atteinte si vous consommez 1 yaourt allégé,

> **« Dis, maman... »**
>
> Le lait entier, le demi-écrémé, et l'écrémé contiennent tous approximativement la même quantité de calcium et de protéines. Ce qui les différencie est la quantité de graisses saturées qu'ils contiennent, mais ils ont le même contenu nutritionnel.

250 ml de jus d'orange enrichi en calcium, ou 1 verre de lait écrémé au cours de la journée.

1 portion de produits laitiers peut correspondre à :

- 1 tasse de lait, de lait en poudre, ou de yaourt nature
- 1/2 tasse de fromage blanc
- 1/2 tasse de crème glacée
- quelques cubes d'emmental
- 2 cuillères à café de fromage à tartiner

Vous pouvez, par exemple, atteindre les 2 à 3 portions quotidiennes recommandées en consommant dans la journée :

- 1 tasse de lait écrémé avec vos céréales au petit déjeuner
- 1 tranche de fromage dans votre sandwich à déjeuner
- 1 noisette de beurre sur du pain en milieu d'après-midi

Si vous entrez dans un café et que vous ne pouvez résister à prendre 1 tasse de café, optez pour 1 décaféiné au lait ou 1 café allongé additionné de lait écrémé, qui vous apportera 1 dose de calcium.

Le groupe des protéines

Les acides aminés qui fabriquent les protéines sont les briques qui constituent les cellules vivantes de votre corps – et celles du corps de votre enfant également. Les protéines occupent une bonne partie du troisième étage de la pyramide alimentaire où l'on trouve la viande, le poisson, la volaille, les œufs, les légumes secs (lentilles, flageolets), et les fruits à coque (noix, noisettes). Veillez à consommer vos 2 à 3 portions quotidiennes recommandées : des recherches ont établi un lien entre faible poids de naissance et consommation insuffisante de protéines par la maman pendant la grossesse. Les protéines sont particulièrement importantes aux 2e et 3e trimestres.

1 portion peut correspondre à :

- 50 à 80 grammes de blanc de poulet ou de dinde
- 50 à 80 grammes de bœuf, d'agneau, de veau, ou de porc maigre

- 50 à 80 grammes de thon ou de crevettes
- 1 gros œuf
- 1/2 tasse de haricots rouges ou blancs
- 1/4 de tasse de noix
- 2 cuillérées à soupe de beurre de cacahuète

Attention à la taille de vos portions : elles sont étonnamment petites dans cette catégorie. 1 steak de 50 à 80 grammes mesure environ 5 centimètres sur 10 et 1 centimètre d'épaisseur. Si vous mangez un morceau de viande qui fait deux fois cette taille (ce qui reste plus petit que les morceaux généralement servis au restaurant), vous avez quasiment comblé vos besoins pour la journée.

Info grossesse

Les protéines et le calcium sont tous deux des nutriments importants, mais il arrive qu'ils s'annulent mutuellement. Des recherches ont montré que des protéines en excès peuvent causer un appauvrissement de l'organisme en calcium. Cela s'explique par le fait que les protéines, riches en soufre, ajoutent des acides dans le corps. Les acides s'évacuant par les os, ils peuvent dissoudre le calcium, qui est alors éliminé dans les urines. Quelle que soit la quantité de calcium que vous absorbez, vos os n'en fixeront pas assez si vous consommez trop de protéines. Limitez vos prises aux 2 ou 3 portions quotidiennes recommandées de viande, poisson, volaille, œufs, légumineuses, et fruits à coque. C'est amplement suffisant !

Vous pouvez atteindre vos 2 ou 3 portions de protéines quotidiennes recommandées en consommant, par exemple, dans la journée :

- 1 œuf dur dans votre sandwich à déjeuner
- 1/2 blanc de poulet grillé au dîner

Les mauvais élèves de la nutrition

Au sommet de la pyramide alimentaire, on trouve les graisses, les huiles, et les sucres : tout ce que vous adorez et tout ce à quoi vous devriez éviter de céder. Ces aliments occupent la plus petite partie de la pyramide parce que ce sont ceux que vous devez consommer en plus petite quantité.

Les graisses et les huiles ont été désignées comme les ennemis d'une alimentation saine, mais en réalité elles ne sont nuisibles que lorsqu'on en consomme trop et du mauvais type. Un peu de graisse dans votre alimentation participe à la formation d'une peau souple et saine de votre bébé, ainsi qu'à son sens de la vue. Mais attention aux excès (ne pas dépasser 4 portions par jour) ! De nombreux produits laitiers et sauces contiennent de la matière grasse. Voici quelques exemples de portions dans lesquelles vous en trouverez :

- 1 cuillérée à café d'huile de colza, d'olive, de maïs, de carthame, de soja, ou d'arachide
- 10 cacahuètes
- 2 cuillérées à café de beurre de cacahuète
- 1 cuillérée à café de beurre
- 1 cuillérée à café de margarine
- 1 cuillérée à café de mayonnaise
- 1 cuillérée à soupe de mayonnaise allégée
- 1 cuillérée à soupe de fromage crémeux
- 1 cuillérée à soupe de sauce de salade
- 3 rondelles de saucisson

Cette liste montre que, si vous prenez 10 rondelles de saucisson à déjeuner, vous ne pouvez plus consommer de matière grasse dans la journée. Si vous ne voulez pas dépasser la limite recommandée, vous devriez dans ce cas vous passer de beurre sur vos tartines au petit déjeuner et oublier la mayonnaise que vous envisagiez de mettre dans votre sandwich à déjeuner. Et vous seriez même privée de sauce dans votre salade au dîner... (Voir chapitre 17 pour en savoir plus sur les bonnes et mauvaises graisses, et les graisses de substitution.)

Les sucres, eux, sont à proscrire et ne font pas partie du tout des aliments

« Dis, maman... »

Il ne faut vous soumettre à aucun régime amincissant pendant votre grossesse. Il est nécessaire pour vous et votre bébé que votre alimentation soit équilibrée et contienne des glucides, des protéines, et de la matière grasse. Les régimes pauvres en glucides sont donc à proscrire : ils peuvent entraîner une fonte musculaire et une déshydratation, et fabriquer des composés chimiques appelés « corps cétoniques », qui peuvent traverser le placenta et endommager sérieusement la santé du fœtus.

recommandés. Le sucre dont votre corps a besoin, en fait, se trouve en quantité largement suffisante dans les fruits et les glucides complexes (par exemple, dans les pommes de terre et les céréales complètes). Votre corps (et votre bébé) n'a pas besoin du type de sucre contenu dans les bonbons, les gâteaux, les tartes, les sodas, etc. Bien entendu, ce n'est pas un dessert sucré de temps à autre qui pourra faire du mal à votre bébé mais gare aux excès ! Faites preuve de bon sens et, avant de plonger la main dans une boîte de biscuits, demandez-vous : « Est-ce que ça va apporter quelque chose de bon à mon bébé ? » Si la réponse est non, c'est que vous avez affaire à quelque chose qui ne fera que vous faire grossir sans participer à la croissance d'un bébé en bonne santé physique et mentale.

Élaborer un menu

En rassemblant les exemples de portions quotidiennes présents dans les paragraphes précédents pour chaque catégorie de la pyramide de l'équilibre alimentaire, on aboutit au menu suivant, qui peut vous servir de repère. Il contient les portions quotidiennes recommandées...

Petit déjeuner :

- 3/4 de tasse de jus de tomate
- 1 tasse de muesli avec 1 banane coupée en rondelles et 1 tasse de lait écrémé

Déjeuner :

- 1 sandwich au fromage et à l'œuf dur fait avec 2 tranches de pain complet
- plusieurs bâtonnets de carottes

Goûter :

- 1 pomme
- 1 petit pain aux céréales beurré

Dîner :

- 3 biscottes beurrées
- 1 petite salade assaisonnée de 2 cuillérées à soupe de vinaigrette allégée
- 1 pomme de terre vapeur avec 1 cuillérée à café de beurre
- 1/2 blanc de poulet grillé

Ce type de menu vous apporte tout ce dont vous avez besoin, sans les calories excessives des aliments sucrés et/ou de fabrication industrielle.

Les compléments alimentaires

Idéalement, vous devriez puiser tous les nutriments dont vous avez besoin dans votre alimentation. Mais lors de la grossesse, vous êtes soumise à des fringales et à des aversions, ainsi qu'à des nausées matinales il est donc judicieux de prendre des compléments de vitamines et minéraux. Il faut les voir comme une sécurité face aux jours où vous n'arrivez pas à avaler assez de nourriture pour combler les besoins de votre bébé. Généralement, ces compléments (parfois appelés « vitamines *prénatales* ») vous seront prescrits par votre médecin et contiennent tous les nutriments dont vous et votre bébé avez besoin. Les femmes qui ont des besoins particuliers, comme celles qui souffrent de diabète ou d'anémie, peuvent se faire prescrire des compléments encore plus complets pour combler leurs besoins nutritionnels quotidiens.

Voca-bébé

Le terme **prénatal** désigne la période située entre la conception et l'accouchement : celle pendant laquelle vous êtes enceinte.

Pour ce qui est de la quantité de compléments alimentaires qu'il vous faut, conformez-vous à la prescription de votre médecin. Le mieux est parfois l'ennemi du bien. Un excès de certains nutriments peut être nuisible à votre bébé. Ne soyez pas tentée de croire que, si une chose est bonne, plus on en prend, mieux c'est. Ne prenez que ce que votre médecin vous a prescrit.

Info grossesse

L'acide folique (issu de la vitamine B) est un des seuls nutriments dont l'effet préventif a été démontré face aux malformations du tube neural, comme le spina-bifida (déformation de la colonne vertébrale), qui affecte 1 bébé sur 1 000 environ. Il a été démontré que les femmes qui prennent la dose quotidienne recommandée d'acide folique en début de grossesse réduisent de 50 % les risques de certaines malformations encourus par leur bébé. L'acide folique est naturellement présent dans le jus d'orange, les légumes verts à feuilles, et les légumes secs. Cependant, il est difficile d'atteindre l'apport recommandé quotidien de 400 grammes par l'alimentation uniquement. Les compléments alimentaires contenant de la vitamine B sont donc recommandés aux femmes enceintes.

Soyez également prudente vis-à-vis de tous les compléments alimentaires que vous pouvez acheter sans ordonnance.(Reportez-vous au chapitre 18 où vous en saurez plus sur les compléments à base de gingko biloba, d'échinacées, de ginseng, et sur les modérateurs d'appétit.) Et signalez à votre médecin tout complément alimentaire que vous prenez.

L'eau

Votre corps a besoin d'un apport régulier en liquide, mais pas de n'importe quel liquide ! Les sodas et le café sont en réalité mauvais pour votre santé (comme l'explique le chapitre suivant). Les jus de fruits contiennent de l'eau et des nutriments, mais la plupart contiennent également beaucoup de sucre, dont vous devez limiter votre consommation en ce moment. Et les boissons alcoolisées sont à proscrire absolument pendant ces 9 mois (voir le chapitre suivant pour savoir pourquoi). Que reste-t-il donc ? L'eau !

L'eau est votre alliée pendant la grossesse. C'est le désaltérant absolu dont votre corps a besoin. Elle ne contient aucune calorie. L'eau vous apporte une hydratation continue – ce qui permet à toutes les cellules de votre organisme de fonctionner de manière optimale. Elle permet de lutter contre la constipation en assurant un milieu humide dans vos intestins. Elle peut éliminer les toxines qui s'accumulent dans le corps et finissent par vous faire tomber malade. Elle permet de réduire les gonflements des pieds, des chevilles, et des doigts. Et elle fait baisser le risque d'infections urinaires.

Buvez des jus de fruits avec modération et au moins 8 grands verres d'eau par jour. Ce n'est pas aussi difficile que ça y paraît : gardez une bouteille d'eau à portée de main en permanence, et vous vous apercevrez qu'en buvant régulièrement quelques gorgées vous atteindrez facilement cette quantité. L'eau contenue dans le thé et le café, cependant, ne compte pas : en réalité, elle vide votre corps de son eau et ne fait qu'accroître votre besoin en eau pure. Augmentez votre consommation d'eau, et votre corps comme votre bébé vous en seront reconnaissants !

Quelques conseils pour les végétariennes

Les alimentations végétariennes, lorsqu'elles ne reposent pas sur des plats de fabrication industrielle, comportent tout ce qu'il faut de nutriments pour combler les besoins des futures mamans. Le secret est de manger très varié et d'éviter le sucre et les aliments gras (rien d'original à cela !).

Une des inquiétudes les plus répandues chez les futures mamans végétariennes est que leur alimentation puisse manquer de protéines (présentes en grande quantité dans la viande), de fer (également présent dans la viande), et de vitamine B12 (présente seulement dans les produits d'origine animale et les aliments enrichis en vitamine B12). Si vous êtes végétarienne, vous n'avez aucune inquiétude à vous faire si vous choisissez d'autres aliments contenant ces nutriments.

Les protéines : parmi les sources de protéines dont disposent les futures mamans végétariennes, on trouve les légumineuses (légumes secs), les céréales, les produits au soja (le tofu et le lait de soja, par exemple), les fruits à coque et produits dérivés (le beurre de cacahuète, par exemple), les céréales, les lentilles, le tempeh (produit alimentaire à base de soja fermenté), et les produits fermiers (fromage blanc, œufs, lait, yaourt, et fromage). Quelques aliments de consommation courante comme les légumes verts, les pommes de terre, les pâtes, et le maïs comptent également dans l'apport de protéines.

Il y a quelques années, une théorie répandue disait qu'il était nécessaire de consommer ensemble certaines sources de protéines végétales afin d'obtenir un apport satisfaisant en protéines. Aujourd'hui, on sait que ce n'est pas nécessaire : si vous avez une alimentation variée et un apport suffisant en calories, vous n'avez pas à vous soucier des associations de produits contenant des protéines.

Le fer : les céréales complètes, les légumes secs, les légumes verts à feuilles, la mélasse alimentaire, le tofu, les épinards, les feuilles de betterave, le boulgour, le jus de pruneau, et les fruits secs sont des sources satisfaisantes de fer.

Voici quelques astuces qui vous permettront d'optimiser votre apport en fer lorsque vous les consommerez :

- Veillez à mettre chaque jour à votre menu des produits riches en vitamine C (comme le jus d'orange). Cette vitamine aidera votre organisme à absorber le fer.
- En cuisinant dans une poêle en fonte, vous pouvez augmenter la teneur en fer de votre repas.
- Évitez les boissons caféinées comme le café, le thé, et les colas : elles interfèrent sur la capacité de l'organisme à absorber le fer.

En suivant ces quelques conseils, vous pourrez booster votre apport en fer.

Le calcium et la vitamine B12 : ces nutriments sont présents en quantité largement suffisante dans l'alimentation *lacto-ovo-végétarienne* (celle qui autorise la consommation de produits laitiers). En revanche, si vous êtes *végétalienne*, il se peut que votre alimentation contienne ces deux nutriments en quantité insuffisante. Pour augmenter votre apport de calcium, choisissez des produits enrichis en calcium (dans lesquels il a été ajouté lors de la fabrication), comme c'est le cas de certains jus d'orange et laits de riz ou de soja. Augmentez également votre consommation d'aliments riches en calcium comme le chou vert frisé, le chou vert, les feuilles de moutarde, les feuilles de navet, le brocoli, et le tofu enrichi en calcium.

Vous pouvez également avoir besoin de compléments alimentaires d'au moins 150 à 200 milligrammes de calcium. Cherchez sur l'étiquette le carbonate de calcium : il s'agit de la forme la plus facilement absorbée par l'organisme. Si vous n'êtes pas sûre que vos compléments contiennent du carbonate, faites ce simple test : mettez-en 1 comprimé dans un verre de vinaigre. S'il met plus de 10 minutes à se dissoudre, utilisez une autre marque : ce n'est pas du carbonate de calcium.

Voca-bébé

Les végétariens sont répartis en deux groupes : les **végétaliens,** qui ne mangent aucun produit d'origine animale, y compris les œufs, la viande, le poisson, et la volaille ; et les **lacto-ovo-végétariens**, qui ne mangent pas de viande, de poisson, ou de volaille, mais qui consomment certains produits d'origine animale, comme le lait, le fromage, et les œufs.

Côté papa

Si votre compagne est végétarienne mais pas vous, il se peut que vous vous inquiétiez que son alimentation ne soit pas bonne pour le bébé. Soyez rassuré : une alimentation végétarienne comportant en quantité suffisante des aliments des deux premiers niveaux de la pyramide de l'équilibre alimentaire est parfaitement nutritive.
En revanche, si vous constatez que votre compagne consomme la plus grande partie de ses calories en gâteaux, en biscuits, en frites, et en sodas, alors vous devriez intervenir et l'encourager à suivre une alimentation plus saine.

Les végétaliens ont particulièrement du mal à consommer assez de vitamine B12, parce que celle-ci est principalement présente dans les produits d'origine animale. Il est cependant vital d'arriver à vous en assurer un apport suffisant, car la vitamine B12 est un nutriment essentiel au développement du fœtus. La vitamine B12 est nécessaire à toutes les cellules qui synthétisent l'ADN, y compris celles du système nerveux.

Parmi les aliments source de vitamine B12 dont disposent les végétaliens, on trouve certaines marques de levure alimentaire et de lait de soja, et les céréales enrichies en vitamine B12. (Le tempeh et les algues peuvent contenir de la vitamine B12, mais leur teneur varie et n'est pas forcément fiable.) Le mieux est de vous assurer un apport en vitamine B12 avec des compléments alimentaires d'origine non animale. Veillez à informer votre médecin que vous êtes végétalienne, afin qu'il vous prescrive un complément alimentaire contenant une dose adaptée de vitamine B12.

Vous savez depuis toujours qu'une alimentation équilibrée permet d'avoir des os solides, des organes et des nerfs de bonne qualité, et un corps en bonne santé générale. Aujourd'hui, le moment est venu de réaliser l'importance qu'il y a à bien manger afin de créer ces systèmes corporels. Votre bébé compte sur vous pour manger des aliments sains afin de lui assurer l'avantage d'une excellente santé physique et mentale dès le départ.

« Dis, maman... »

Vous voulez faire le plein de calcium ? Mettez-vous au soleil (avec un écran solaire, bien sûr !). La vitamine D apportée par l'exposition solaire permet au corps d'absorber plus de calcium.

Ce qu'il faut retenir

→ La pyramide de l'équilibre alimentaire illustre la répartition des différents groupes d'aliments, de ceux qu'il faut consommer le plus à ceux qu'il est conseillé de consommer modérément ou pas du tout.

→ À la base de cette pyramide, on trouve les céréales complètes, dont il est recommandé de consommer 6 à 11 portions par jour.

→ Ce sont les légumes qui occupent la deuxième place dans la pyramide. Ils vous apportent, à vous et à votre bébé, des vitamines, minéraux, fibres, glucides complexes, enzymes, et antioxydants en grande quantité. Il est recommandé d'en consommer 3 à 5 portions par jour.

→ Les fruits constituent également une partie importante de votre alimentation : ils vous assurent un apport en vitamine A, en vitamine C, en fibres, et en glucides complexes. Il est recommandé d'en consommer 2 à 4 portions par jour.

→ Limitez votre consommation d'aliments riches en protéines et de produits laitiers riches en calcium à 2 ou 3 portions par jour. Évitez les graisses et les sucres.

→ Les alimentations végétariennes, si elles ne reposent pas sur des aliments de fabrication industrielle, comportent en quantité largement suffisantes tous les nutriments nécessaires à une future maman.

Chapitre

17

Les pièges alimentaires

Dans ce chapitre

- → Les aliments à éviter, susceptibles de renfermer des bactéries
- → Avertissement sur les aliments contenant des substances toxiques
- → La vérité sur le sel et les produits allégés
- → La vieille croyance selon laquelle il faut « manger pour deux »
- → Gros plan sur deux boissons ennemies de la santé : la caféine et l'alcool

Vous avez envie de faire quelque chose pour que votre bébé naisse costaud et en bonne santé ? Et si vous laissiez tomber ces produits bourrés de sucre et de calories vides ? Et si vous arrêtiez les babas au rhum, les sodas allégés, les biscuits d'apéritif, et la friture ? Ce chapitre vous expliquera en détail pourquoi votre bébé préfère une nourriture saine à toutes ces cochonneries industrielles !

Gare aux bactéries

Est-il besoin de préciser qu'un repas à la salmonellose ou à la listériose n'est pas bon pour votre bébé ? Pour être sûre de ne pas entrer en contact avec les bactéries qui se cachent dans certains aliments, évitez soigneusement les produits suivants :

- les fruits de mer crus comme les huîtres et les coquillages
- les sushis et sashimis

- le lait non pasteurisé
- les fromages à pâte crue comme le brie, le camembert, la feta, ou le chèvre
- les œufs mal cuits ou à jaune coulant
- les pâtés et le steak tartare
- la viande et la volaille peu cuites (vous pouvez bannir les mots *saignant* et même *à point* de votre vocabulaire pour tout le reste de votre grossesse)
- les salades César et les pâtes à tartes et à gâteaux crues (elles contiennent de l'œuf cru)

Ces aliments sont votre liste noire. Pendant tout le reste de votre grossesse, il est préférable d'éviter tous les produits d'origine animale crus.

Le grignotage et la « malbouffe »

Vous avez une folle envie de grignoter ? Nombreuses sont les femmes enceintes qui disent avoir des fringales irrépressibles de chocolat ou de glace. D'autres sont irrésistiblement attirées par les biscuits ou les beignets. (Malheureusement, les médecins voient rarement des futures mamans qui ont des envies folles de chou-fleur ou de pommes.) Mais pourquoi votre corps vous réclamerait-il quelque chose qui n'est pas bon pour lui ?

Certains thérapeutes disent que les envies de grignoter correspondent en fait à un besoin de soutien émotionnel et d'affection. D'autres disent qu'elles correspondent à un besoin de certains nutriments lorsqu'ils sont en quantité insuffisante dans l'alimentation. La réponse se situe sans doute quelque part entre les deux. Si votre compagnon et votre famille vous donnent toute l'affection et les marques de tendresse dont vous avez besoin et que vous avez une alimentation reposant fermement sur les principes de la pyramide de l'équilibre alimentaire (voir chapitre 16), il y a peu de probabilités que

Côté papa

Vous pouvez aider votre compagne à se détourner des aliments nuisibles à sa santé en la servant vous-même. Plutôt que de lui demander de se serrer la ceinture, commencez par lui donner de plus petites quantités. Et si elle se contentait de 1 cuillérée de glace plutôt que 2 ? Pourquoi ne pas également verser les chips dans un bol plutôt que de vous servir dans le paquet entier ? Si elle craque pour 1 barre chocolatée, ne la sermonnez pas : encouragez-la à n'en prendre qu'une bouchée pour satisfaire son envie et à garder la suite pour plus tard.

vous ayez des envies continuelles et irrépressibles de manger des cochonneries qui détérioreront votre santé. Si vous êtes incapable de résister au grignotage (et que vous engloutissez 1 paquet entier de chips tous les soirs – après quoi vous vous auto-persuadez que cela correspond à 2 portions de légumes, par exemple), ne vous contentez pas d'en plaisanter comme si c'était une fatalité de la grossesse. Parlez à votre médecin et demandez-lui de l'aide pour chasser les mauvaises habitudes et élaborer une alimentation équilibrée et satisfaisante.

C'est un moment idéal pour commencer à faire preuve de créativité dans votre alimentation. Il y a de nombreux moyens de remplacer le mauvais par le bon, si vous prenez le temps de réfléchir avant de vous précipiter sur un paquet de biscuits.

Info grossesse

À propos d'envies inhabituelles, saviez-vous que certaines futures mamans peuvent avoir de soudaines envies de substances comme la terre, l'argile, le sable, la glace, la paraffine, ou le marc de café ? Celle maladie s'appelle « le pica ». Ces envies sont généralement un signe de déficiences nutritionnelles indiquant une carence en fer ou en minéraux, ou une alimentation trop pauvre en calories. C'est une façon du corps de réclamer ce qu'il ne trouve pas dans la nourriture. Si vous rencontrez ce type d'envie « bizarre », n'ayez pas peur d'en avertir votre médecin. En fonction des quantités ingérées et de la durée de la maladie, le pica peut être associé à des complications comme la pré éclampsie et la naissance prématurée. Votre médecin peut vous aider à évaluer la qualité de votre alimentation et à déterminer quels sont vos manques. Il se peut qu'il augmente votre dose de fer et/ou qu'il vous adresse à un diététicien.

Lorsque l'envie vous prend de manger une chose dont vous savez qu'elle n'apportera rien d'intéressant sur le plan nutritionnel à votre bébé, essayez de penser à quelque chose de sain que vous pouvez manger à la place. De cette manière, vous ne devriez pas vous sentir trop frustrée : vous pouvez manger tous les « bons » aliments que vous souhaitez.

L'invasion du chimique

Les aliments plus « sains» peuvent eux aussi être dangereux si vous choisissez des produits contenant des substances chimiques. C'est dans les produits allégés que vous trouverez le plus de toxines (en particulier dans ceux contenant des édulcorants artificiels, comme l'aspartame), mais aussi (malheureusement) dans certains fruits et légumes, dans le poisson, les viandes de conserve, et les tristement célèbres produits chinois bourrés de glutamate de sodium.

Les produits allégés : remplacer le Coca-Cola par du Coca-Cola *light* n'est malheureusement pas un progrès pour votre santé. Les produits allégés contiennent bien souvent l'édulcorant artificiel appelé « aspartame ». Même si les dangers pour le fœtus semblent limités en cas de prises occasionnelles, cette substance peut affecter votre santé et votre bien-être – ce qui n'est jamais bon pour le bébé. L'aspartame est un stimulant cérébral. Il a été observé qu'il peut causer des migraines et accroître les sentiments d'anxiété (tout ce dont une femme enceinte n'a pas besoin !). Il aggrave la réactivité au stress du cerveau – ce qui vous rend encore plus vulnérable à la nervosité. Une utilisation excessive ou prolongée peut occasionner un appauvrissement du cerveau en amines et entraîner une dépression. Afin d'éviter les effets néfastes de l'aspartame, limitez votre consommation de sodas et de yaourts allégés « sans sucre », et de produits contenant de la gélatine alimentaire sans sucre. (L'aspartame est nuisible aux femmes enceintes atteintes de la maladie appelée « phénylcétonurie », causée par l'incapacité de l'organisme à synthétiser l'acide aminé appelé « phénylalanine ».)

Il faut également éviter soigneusement un autre édulcorant artificiel : la saccharine. On sait que la saccharine peut traverser le placenta et rester dans le tissu fœtal pendant très longtemps. Une étude menée sur des souris a montré une hausse des cancers chez les petits dont la mère avait ingéré cet édulcorant pendant la gestation. De manière générale, la saccharine n'est presque plus utilisée, mais restez vigilante et ne consommez pas les produits dont l'étiquette indique qu'elle fait partie de leurs ingrédients.

Les fruits et légumes : le deuxième niveau de la pyramide alimentaire indique que vous devez consommer 2 à 4 portions de fruits et 3 à 5 portions de légumes par jour. Les fruits comme les légumes sont essentiels à votre santé parce qu'ils contiennent des vitamines et minéraux indispensables en grande quantité. Malheureusement, certains contiennent également des produits chimiques. Les engrais, herbicides, fongicides, et insecticides pénètrent tous dans les produits sur lesquels ils sont utilisés. Certains sont même traités aux colorants et à la cire afin de leur donner un aspect plus appétissant. Il est difficile d'éviter complètement ce problème – la France reste d'ailleurs le 1er consommateur européen et le 3e mondial de pesticides. On ne connaît pas encore bien les effets que peuvent avoir sur le fœtus ces substances chimiques en grande quantité il est donc préférable de rester prudent tout en continuant à manger des fruits et légumes en abondance.

Il y a plusieurs manières dont vous pouvez réduire la quantité de produits chimiques dans votre alimentation :

- Achetez bio. Les produits issus de l'agriculture biologique sont cultivés sans recours aux engrais chimiques, aux herbicides, aux fongicides, ou aux insecticides. Ils ne sont également pas traités, emballés, transportés, ni stockés au contact de substances chimiques, d'additifs artificiels, ou de conservateurs. Même s'ils ne sont pas toujours aussi beaux que les autres produits, les aliments bio ont généralement meilleur goût et ont une plus grande valeur nutritionnelle.

- Il y a quelques années, on ne trouvait des fruits et légumes bio que dans des magasins spécialisés ou sur les marchés locaux. Mais l'alimentation bio faisant ces derniers temps l'objet d'une demande croissante et étant nécessaire à certaines personnes atteintes d'une déficience immunitaire, on les trouve aujourd'hui généralement à côté des autres produits dans les supermarchés. Recherchez attentivement les étiquettes « AB » (« Agriculture biologique ») sur les produits. Ils seront sans doute un peu plus chers, mais la tranquillité d'esprit vaut bien la différence de prix.
- Lavez tous vos fruits et légumes frais à l'eau. Cela éliminera une partie (mais pas la totalité) des résidus de pesticides présents à leur surface. Une solution d'eau additionnée de produit de vaisselle d'origine naturelle peut permettre d'éliminer le reste des résidus de pesticides de surface.

Cultivez votre propre potager ! Si le temps s'y prête, trouvez un coin ensoleillé et plantez-y quelques légumes. Vous n'avez même pas besoin d'un jardin : vous pouvez utiliser des pots et jardinières de balcon.

Le poisson : la pollution de l'eau rend dangereuse la consommation de poisson en grande quantité. La course à la production industrielle et agricole a introduit des produits chimiques dans l'eau et, par conséquent, dans la chaîne alimentaire. L'Agence pour la protection de l'environnement américaine a, par exemple, relevé la présence de pesticides et de mercure dans 90 % des échantillons de poisson analysés. Divers virus, bactéries, parasites, et toxines peuvent contaminer les poissons et ceux qui les consomment.

Ce n'est pas bon pour vous ni pour votre bébé. Une autre étude américaine, menée dans une université du Michigan, a montré que les enfants nés de mères qui avaient mangé du poisson contaminé de façon régulière lors de leur grossesse avaient un poids de naissance inférieur à la moyenne, un périmètre crânien réduit, et présentaient une dégradation de la mémoire à court terme et des capacités de concentration en grandissant.

En attendant que le problème de la pollution de l'eau soit résolu, il est préférable de consommer du poisson d'élevage et de limiter sa consommation à 1 fois par semaine.

Les hot dogs : certains aliments en conserve ont une teneur élevée en certains additifs alimentaires appelés « nitrates » et « nitrites » (cherchez sur les étiquettes « Nitrate de sodium » ou « Nitrite de sodium »). Le lien entre ces nitrates et le cancer a fait beaucoup de bruit dans les médias il y a quelques années, et les recherches visant à déterminer leurs effets exacts sur le fœtus sont toujours en cours aujourd'hui. Par mesure de prudence, il vaut donc mieux s'en méfier : de petites quantités de ces conservateurs suffisent à avoir un effet nocif. Les nitrates étant utilisés en grande quantité et solubles dans l'eau, ils s'introduisent très facilement dans le sang.

Le glutamate de sodium : l'additif alimentaire appelé « glutamate de sodium » (ou « glutamate monosodique » – classé E621) peut avoir un effet toxique sur les neurones cérébraux responsables des pulsions sexuelles et du comportement. Pendant la grossesse, il est préférable d'éviter les aliments contenant cet additif. Les plats chinois, par exemple, sont bien connus depuis longtemps pour contenir du glutamate de sodium, mais de nombreux restaurants chinois offrent désormais des plats « sans glutamate » que vous pouvez demander spécialement. Dans les autres produits alimentaires, le glutamate de sodium est souvent désigné « exhausteur de goût » et se trouve dans la plupart des sauces de salade toutes prêtes, préparations servant de base de soupes, conserves de viande, ainsi que dans certains produits fermiers, sauces, mélanges pour assaisonnements, surgelés, thés, et dans les aliments prêts à servir. Lisez attentivement les étiquettes et tentez d'éviter les produits contenant des « exhausteurs de goût ».

Les aliments salés

Le secret pour garder une alimentation saine vis-à-vis des aliments salés est de trouver le juste milieu. Manger trop peu salé n'est pas bon car votre organisme a besoin du sodium contenu dans le sel pour réguler la circulation de l'eau dans le corps. Le sel contribue à maintenir le volume de sang accru pendant la grossesse et il est vital par temps chaud lorsque l'on perd du sel par la transpiration. Un apport trop faible en sel peut également aboutir à une réduction d'appétit (ce qui n'est pas forcément une bonne chose lorsqu'on est enceinte).

Un excès de sel, à l'inverse, n'est pas bon du tout non plus. Une consommation excessive peut entraîner de l'hypertension (qui peut causer des complications majeures pendant la grossesse) et de l'œdème (gonflements), parce que le sel provoque une rétention d'eau dans le corps.

Tout le secret est dans la modération. Vous pouvez saler vos repas légèrement, mais assurez-vous que c'est nécessaire avant de tendre la main vers la salière. Il faut également être attentif aux sources de sel caché dans les produits comme le ketchup, la charcuterie, les chips et biscuits d'apéritif, la restauration rapide, et la sauce au soja. Prenez l'habitude de lire les étiquettes et de rechercher le mot *sodium*. Cela vous permettra de savoir la quantité de sel présente dans un produit.

Les matières grasses

Au cas où vous ne l'auriez pas remarqué, les produits allégés en matières grasses sont très en vogue. De nombreux pains de mie, gâteaux, en-cas, et produits laitiers affichent fièrement leur teneur faible en matières grasses. C'est à la fois une bonne et une mauvaise chose. Il est effectivement important de surveiller la quantité de matières grasses que l'on consomme (pas plus de 4 portions par jour), mais il ne faut pas non plus se laisser berner par la publicité. Manger des produits allégés peut vous laisser croire que vous êtes à l'abri des kilos en trop, mais il ne faut pas oublier de vérifier le nombre de calories contenues dans ces produits : il est encore très élevé. Si vous mangez chaque jour 1 gâteau allégé en matières grasses de 250 grammes, vous grossirez tout de même !

Le mieux est d'éviter les produits très caloriques autant que les produits très gras. Ils vous font prendre des tours de taille (qui n'ont rien à voir avec votre bébé), bouchent vos veines et vos artères, font grimper votre cholestérol, et occupent dans votre alimentation une place qui devrait être réservée à des aliments sains et naturels.

Les 4 portions de matières grasses quotidiennes recommandées sont très facilement atteintes : si vous mettez une noisette de beurre dans la poêle pour vous faire un œuf sur le plat et que vous mangez une tartine beurrée avec, vous avez atteint votre quota. Si vous ajoutez en plus de la sauce dans votre salade à déjeuner, vous l'aurez alors dépassé ! Les excès de matières grasses arrivant très vite, il faut rester vigilant (sans pour autant s'en faire une obsession). Cherchez où vous pouvez facilement retirer de la matière grasse dans votre menu et, de deux maux, choisissez toujours le moindre.

Saviez-vous, par exemple, que :

- Vous pouvez utiliser 1 œuf entier (plutôt que le jaune seul) ou 1 yaourt nature dans votre mayonnaise pour la rendre plus légère ?
- La crème de gruyère (du type Vache qui rit) classique contient deux fois plus de matières grasses que la même quantité de crème de gruyère allégée ?
- 10 cacahuètes entières contiennent moitié moins de matières grasses que 2 noix ?

Il faut également garder à l'esprit que certains aliments gras sont meilleurs que d'autres. Les graisses d'origine végétale des avocats, de

« Dis, maman... »

Prenez garde aux graisses cachées lorsque vous mangez au restaurant. Les plats les plus riches en gras sont ceux à la crème, en friture, au gratin, à la sauce hollandaise, et au beurre. Optez plutôt pour les viandes et poissons en grillades et pour les légumes au four ou à la vapeur, afin de faire un repas moins gras.

l'huile d'olive, de sésame ou de tournesol, des graines de citrouille, et des noix sont plus nutritives et meilleures pour la santé que les graisses d'origine animale comme le beurre, la crème fraîche, et les côtelettes d'agneau.

Le substitut de graisse appelé « Olestra » (ou présenté sous la marque Olean) est un ingrédient souvent utilisé dans les biscuits et chips, et qui permet à la graisse de traverser l'organisme sans y être absorbée. Cela semble être la réponse magique à tous nos problèmes, mais soyez prudente. Il a été montré que l'Olestra peut être à l'origine de troubles digestifs (comme des diarrhées et vomissements) chez certaines personnes, et, malheureusement, il est trop tôt pour connaître ses effets sur la santé lors de la grossesse. Il est donc préférable d'éviter les produits fabriqués avec de l'Olestra et de choisir plutôt ceux à « teneur réduite en matières grasses » si vous craquez sur des chips ou des biscuits.

Manger pour deux

« Manger pour deux » est une vieille expression utilisée pour justifier les fringales des femmes enceintes. Si vous avez un autre corps à nourrir, quoi de plus logique : il faut manger deux fois plus ! Pardon de vous faire redescendre sur Terre, mais ce n'est pas comme ça que ça marche. Il faut se mettre à manger mieux, mais pas plus ou, du moins, pas deux fois plus. Étonnamment, votre corps n'a besoin que de 300 calories supplémentaires par jour – ce qui ne correspond qu'à 2 tasses de lait. Pas de quoi faire une orgie ! Cela mène votre apport quotidien à une quantité comprise entre 1 800 et 2 200 calories par jour.

Vous allez passer beaucoup de temps à surveiller l'aiguille de la balance pendant votre grossesse. Bien sûr, il est normal que vous grossissiez, mais si vous mangez trop, vous allez prendre des kilos de graisse superflus qui seront très difficiles à perdre après la naissance de votre bébé. Ces kilos en trop ajouteront aussi à votre inconfort pendant la grossesse : ils peuvent aggraver les problèmes tels que les varices, le mal de dos, les douleurs dans les jambes, l'immobilité générale et ils peuvent vous gêner pour dormir. Si vous prenez trop de poids pendant la grossesse, vous serez encore plus exposée à l'hypertension et au diabète gestationnel (tous deux abordés au chapitre 4). Trop grossir n'est pas une bonne chose.

À l'inverse, si vous ne mangez pas assez, vous priverez votre bébé des nutriments dont il a besoin pour se développer. Cela peut entraîner des problèmes de croissance et des complications de naissance. Si vous avez un apport insuffisant en glucides, par exemple, votre corps utilisera les calories contenues dans les aliments protéiniques que vous mangez – puisant ainsi dans les protéines destinées au bébé, qui en a besoin pour le développement de son cerveau et de ses muscles. Une alimentation insuffisante lors de la grossesse peut aussi entraîner un trouble appelé « retard de croissance intra-utérin » (ou RCIU) – ce qui veut dire que le bébé est plus petit qu'il ne devrait l'être pour son âge. Si le bébé naît avec un poids insuffisant (moins de 2,8 kilos), il aura plus de problèmes de santé que les enfants nés avec un poids normal (plus de 2,8 kilos).

Vous pouvez utiliser les chiffres suivants comme repères :

- Il faut prendre entre 12 et 18 kilos si vous commencez votre grossesse avec un poids normal.
- Vous pouvez prendre entre 14 et 20 kilos si vous commencez votre grossesse avec un poids trop faible.
- Vous devriez prendre entre 8 et 13 kilos si vous être en surpoids en début de grossesse.

« Dis, maman... »

Si vous êtes en surpoids, c'est bien le seul moment de votre vie où il ne faut pas songer à maigrir ! Un régime amincissant en cours de grossesse n'est bon ni pour vous, ni pour le développement de votre bébé. Dans de nombreux régimes sont interdits certains aliments qui vous sont nécessaires pour l'acide folique, le fer, et les autres vitamines et minéraux qu'ils contiennent. Si vous ne vous nourrissez que de choses saines, vous pouvez arrêter de chercher à maigrir et laisser votre ventre prendre du volume en sachant que le poids que vous prenez est nécessaire à la croissance de votre bébé.

Ces chiffres peuvent varier dans certaines circonstances particulières : par exemple, si vous attendez des jumeaux ou que vous êtes diabétique mais ils sont de bons repères pour la plupart des futures mamans.

Si vous êtes attentive aux moments auxquels votre poids augmente pendant la grossesse, vous devriez arriver à savoir si vous grossissez parce que votre bébé se développe ou si vous stockez de nouvelles réserves de graisse. C'est pendant le 1er trimestre que vous devriez prendre le moins de poids (seulement 250 grammes par semaine environ), puis vous devriez grossir de façon linéaire et prendre environ 500 grammes par semaine au 2e trimestre, puis entre 500 grammes et 1 kilo par semaine aux 7e et 8e mois. De nombreuses femmes ne grossissent plus du tout, ou très peu, au 9e mois. Sachant cela, vous saurez par exemple que vous consommez trop de calories si vous vous apercevez que vous avez déjà pris 5 kilos à la 10e semaine de grossesse.

Consommer moins de calories n'est pas vraiment la réponse adaptée à une prise de poids trop rapide (je suis sûre que vous ne vous attendiez pas à celle-là !), parce que toutes les calories ne sont pas égales. Vous rendriez service à votre corps, par exemple, en vous passant des 100 calories contenues dans 10 frites en revanche, vous vous priveriez de certains nutriments qui vous sont nécessaires en ne consommant pas les 100 calories de 1 pomme de terre à la vapeur. Ce sont les calories vides qu'il faut chasser. Les calories contenues dans les barres chocolatées, les frites, la restauration rapide, les biscuits, les chips, et les desserts sucrés sont celles qu'il faut éliminer les premières. Bannissez-les de votre alimentation et vous pourrez manger tous les aliments des deux premiers groupes de la pyramide alimentaire que vous voudrez (voir chapitre 16).

Info grossesse

Votre bébé pèsera sans doute entre 3 et 4 kilos à la naissance. Alors pourquoi la plupart des futures mamans prennent-elles entre 12 et 15 kilos pendant leur grossesse ? Voici le décompte :

- 1 à 1,5 kilo d'eau supplémentaire dans votre corps
- 2 à 3 kilos de réserves de graisse, de protéines, et d'autres nutriments pour subvenir à vos besoins et à ceux de votre bébé
- 1,5 à 2 kilos de volume de sang supplémentaire
- 1 kilo dû à l'augmentation du volume de l'utérus
- 500 grammes à 1 kilo dus à l'augmentation du volume des seins
- 1 kilo de liquide amniotique
- 500 grammes de placenta (l'organe qui relie le bébé à sa mère et sert à le nourrir ainsi qu'à l'évacuation de ses déchets)
- 3 à 4 kilos pour le bébé

Les boissons qui vous veulent du mal

Votre bébé a besoin de liquide en abondance chaque jour. L'eau, dont celle contenue dans les jus de fruits, les sorbets, et les soupes, est vitale pour être en bonne santé. Mais il y a deux types de boissons qui sont purement et simplement mauvaises pour vous : les boissons caféinées et l'alcool.

La caféine

J'ai déjà entendu ça des millions de fois : « Je ne peux pas arrêter le café, je ne vais jamais arriver à garder les yeux ouverts ! » Je ne nie pas que la caféine contenue dans le café donne un coup de pouce mental et physique – après tout, c'est un stimulant du système nerveux central qui excite les cellules cérébrales pour les garder en éveil. Ça, c'est le côté positif. Mais le côté négatif, c'est que la caféine est une drogue à accoutumance qui passe rapidement dans le flux sanguin du fœtus et y reste à des concentrations plus élevées que chez la mère. Saviez-vous qu'il est déjà arrivé que des enfants naissent dépendants à la caféine ?

La caféine se trouve non seulement dans le café, mais également dans d'autres boissons et aliments. On en trouve également dans le thé, les sodas, le chocolat, et la glace au café. Mais quelle que soit la forme sous laquelle vous la consommez, la caféine n'a rien de bon à offrir à votre bébé. Il a été montré qu'elle :

- Accélère le rythme cardiaque et le métabolisme – ce qui entraîne un stress pour le fœtus.
- Est un diurétique – ce qui veut dire qu'elle vide l'organisme par les urines des nutriments nécessaires au développement fœtal (en particulier l'eau, le calcium, le potassium, le magnésium, et le sodium).
- Peut entraîner des troubles du sommeil.
- Augmente les sentiments d'anxiété et de nervosité.
- Réduit la capacité de l'organisme à absorber le fer.
- Cause des irrégularités momentanées du rythme cardiaque, une accélération de la transpiration, et des tremblements chez le nouveau-né.

Alors, qu'en pensez-vous ? Il est peut-être temps de donner autre chose à votre corps pour lui permettre de rester alerte, comme une nourriture saine, beaucoup de repos, et de l'exercice physique. Les boissons et aliments caféinés n'ont pas leur place dans l'alimentation d'une future maman.

Si vous arrêtez le café ou le thé, il vaut mieux le faire progressivement. Si vous passez à l'abstinence du jour au lendemain, vous aurez des symptômes de sevrage, comme de forts maux de tête, une irritabilité, de la fatigue, ou de la nervosité. Pour éviter cela, vous pouvez soit réduire votre consommation de caféine au quotidien (en ne prenant que 2 tasses de café plutôt que 4, par exemple), puis continuer de la diminuer progressivement jusqu'à n'en prendre plus du tout. Ou bien vous pouvez entreprendre de couper votre thé ou votre café avec des substituts décaféinés. Prenez moitié de café et moitié de déca pendant quelque temps, puis augmentez la proportion de déca jusqu'à ce qu'il ne reste plus de café. Si vous êtes une grande consommatrice de Cola, remplacez-le petit à petit par une version sans caféine ou par des boissons pétillantes aux fruits.

Si vous adoptez les boissons décaféinées, il faut cependant savoir que le « zéro caféine » n'existe pas. Les thés et cafés décaféinés ne le sont qu'à 97 % environ. Si vous n'en buvez qu'une petite quantité par jour, elles ne devraient pas avoir d'effet nocif sur votre bébé.

> **« Dis, maman... »**
>
> Attention, les antalgiques peuvent aussi contenir de la caféine ! Voir chapitre 18 pour plus de détails.

Si vous êtes une buveuse de thé, vous pouvez essayer de le remplacer par des thés décaféinés ou des tisanes. Mais attentions aux tisanes ! Celles de même marque que le thé vendu en supermarché ne représentent en général aucun danger pour les femmes enceintes (cherchez les mots *sans caféine* sur l'étiquette). Mais il est plus prudent d'éviter les tisanes plus fortes à base de plantes utilisées à des fins médicinales. Demandez l'avis de votre médecin avant d'adopter une tisane.

L'alcool

> **« Dis, maman... »**
>
> Vous pouvez sans danger fabriquer vous-même votre propre tisane. Ajoutez des fruits comme de l'orange, de l'ananas, ou de la pomme à de l'eau bouillante ou à du thé décaféiné. Vous pouvez également ajouter de la confiture, des feuilles de menthe, de la cannelle, de la noix de muscade, ou des clous de girofle. Faites preuve d'imagination : il y a de nombreuses façons de parfumer votre tisane.

Le grand débat visant à déterminer si une consommation modérée d'alcool est nuisible au développement du fœtus continue de faire rage. Certains médecins recommandent encore de prendre une boisson alcoolisée pour calmer les fausses contractions et pour se « détendre », d'autres interdisent d'en boire une seule gorgée. Ce qui est sûr, c'est que l'abus d'alcool est très mauvais pour le fœtus. Personne ne cherche à nier cela, mais la frontière entre consommation modérée et abus est très difficile à situer et fait l'objet d'un débat sans fin.

Commençons par récapituler ce que nous savons sur l'abus d'alcool pendant la grossesse :

Les femmes qui boivent de l'alcool en excès pendant leur grossesse en consommant 90 millilitres ou plus d'alcool pur par jour (soit 8 bières, 1 verre de whisky, ou 1 bouteille de vin) ont 40 % de risques de donner naissance à un enfant marqué par le syndrome d'alcoolisation fœtale (SAF). Il s'agit d'un trouble à l'origine de graves malformations, de retards de croissance, et de handicaps intellectuels et psychomoteurs à vie. Les bébés touchés par le SAF portent l'abus d'alcool de leur mère sur leur visage. Ils sont caractérisés par un périmètre crânien de petite taille, des mâchoires sous-développées, des oreilles implantées bas, des anomalies des paupières, et une arête du nez sous-développée. En plus de ces signes visibles, la majorité de ces bébés souffrent également de malformations des os et des articulations, de crispations anormales des mains, de malformations cardiaques, de dysfonctionnements rénaux, et d'anomalies génitales chez les filles. Une étude a révélé que les enfants atteints du SAF ont un QI moyen de 65 – ce qui est assez bas pour leur causer des problèmes d'apprentissage et psychologiques pendant leur vie entière.

Il existe d'autres malformations liées à la consommation d'alcool par la mère pendant la grossesse, mais qui ne sont pas aussi graves que celles du SAF : on les appelle « effets d'alcoolisation fœtale » (EAF). Elles comprennent un retard mental et des anomalies congénitales mineures de la peau, du cœur, des voies urinaires, et du système musculo-squelettique.

Côté papa

Si votre compagne décide de ne plus boire d'alcool pour la santé de votre bébé, vous savez quoi ? Exactement : vous devriez faire pareil. Si elle vous regarde siroter votre cocktail du soir, non seulement cela brisera sa motivation à faire ce qu'il y a de mieux pour votre bébé, mais en plus, cela fera de vous à ses yeux un égoïste insensible (pour rester poli). Devenir parents est un travail d'équipe. Soutenez la décision d'abstinence de votre compagne en faisant comme elle (tout au moins lorsque vous êtes en sa présence !)

Il a été montré que même les consommations modérées d'alcool sont en lien avec des malformations de naissance. Les chercheurs nous disent que les femmes qui boivent pendant leur grossesse ont plus de risques de faire une fausse couche, de mettre au monde un enfant mort-né, ou un enfant de faible poids de naissance. Une étude a montré que les femmes qui ne consommaient 1 verre 2 fois par semaine avaient un taux de fausses couches nettement plus élevé. D'autres recherches plus récentes montrent que la consommation d'alcool pendant les six derniers mois de la grossesse peut faire augmenter le risque de leucémie chez le bébé. Quelle tragédie pour ces enfants lorsqu'on pense que tout cela peut être évité !

Si vous pensez que la solution miracle pour arrêter de boire est d'adopter les bières et vins sans alcool, vous vous trompez. Ces boissons contiennent tout de même de l'alcool à des doses variables, et cet alcool passera directement dans le corps de votre bébé. Si vous avez l'habitude de prendre 1 verre par jour, vous pouvez facilement faire illusion à vos sens en buvant un substitut sans alcool dans votre verre préféré, à l'heure habituelle. Essayez le virgin mary (un bloody mary sans alcool), le jus de raisin, ou un cocktail à base de limonade (moitié limonade, moitié jus de fruits). Ayez un peu d'imagination et faites-vous plaisir.

Quelle que soit votre façon de définir une consommation : « excessive », « modérée », ou « faible », le fait est que l'alcool est une drogue qui est nocive pour le fœtus. Lorsque vous buvez, l'alcool pénètre dans le flux sanguin de votre bébé avec sensiblement la même concentration que dans le vôtre, mais le fœtus n'a pas les enzymes nécessaires pour le transformer. Votre bébé absorbe donc plus d'alcool que vous à chaque verre. Parce que aucune limite de quantité en dessous de laquelle l'alcool serait inoffensif n'a pu être établie, les autorités médicales conseillent à toutes les femmes enceintes d'éviter toute boisson, nourriture, ou drogue contenant de l'alcool. (Cependant, il est inutile d'éviter les plats cuisinés avec de l'alcool parce que celui-ci s'évapore à la cuisson. Les résidus d'alcool qui peuvent subsister dans ce type de plat représentent une si petite quantité qu'ils ne représentent pas de danger pour vous ni pour le fœtus.)

« Dis, maman... »

La consommation d'alcool est la première cause de retard mental non génétique et une des principales causes de malformations de naissance en France. Si vous n'arrivez pas à arrêter l'alcool pendant votre grossesse, parlez-en avec votre médecin au plus tôt. C'est le moment de trouver l'aide dont vous avez besoin.

Élaborer une alimentation saine et équilibrée, exempte de calories vides, d'aliments contenant des substances chimiques, et de produits à accoutumance est la meilleure chose que vous puissiez faire pour votre grossesse. Non seulement vous vous sentirez sereine en vous disant que vous donnez le meilleur du meilleur à votre bébé, mais il se peut aussi que vos habitudes alimentaires en soient améliorées pour toujours.

Ce qu'il faut retenir

- Ne mangez pas de produits d'origine animale crus ou peu cuits.
- Si vous êtes accro aux produits de grignotage (ou à la « malbouffe »), il est temps d'apprendre à remplacer les calories vides par des aliments sains.
- De nombreux fruits et légumes, poissons, produits allégés, en conserves et « exhausteurs de goût » contiennent des substances toxiques qu'il faut limiter pendant la grossesse.
- Il est judicieux de remplacer les aliments riches en matières grasses par des produits allégés en matières grasses ou à 0 % de matières grasses, mais il ne faut pas s'imaginer pour autant que ces produits ne contiennent pas de calories qui comptent sur la balance.
- Vous ne mangez pas pour deux. Il suffit d'environ 300 calories supplémentaires par jour pour fabriquer un bébé.
- À éliminer : le café, le thé et les colas contenant de la caféine, les bonbons, et l'alcool. Tous sont mauvais pour vous et pour votre bébé.

Chapitre 18

Compléments alimentaires et médicaments

Dans ce chapitre

- La valeur des vitamines et compléments pendant la grossesse
- Les risques et avantages des remèdes naturels à base de plantes
- Tour d'horizon des médicaments vendus couramment contre le rhume, la grippe, les allergies, les nausées, les problèmes digestifs, et les troubles du sommeil
- Quelques informations sur les médicaments sur ordonnance, en particulier les antibiotiques, les traitements contre l'asthme, et les tranquillisants

Votre système immunitaire n'est pas aussi fort que d'habitude pendant la grossesse. Cela peut vous exposer à plus de virus, de maladies, et à quelques désagréments physiques au cours de ces 9 mois. Il se peut donc que vous soyez tentée de prendre plus de médicaments que d'habitude, mais soyez prudente. Tout ce que vous absorbez, votre bébé l'absorbe aussi. Même si la plupart des médicaments ne représentent aucun danger pour vous, ils peuvent être nocifs pour le fœtus. Tout au long de votre grossesse, essayez d'éviter de prendre des médicaments quels qu'ils soient, et lorsque vous avez besoin d'un traitement, ne prenez que ce que le médecin vous prescrit (un médecin qui sait que vous êtes enceinte !) – et seulement lorsque c'est absolument nécessaire !

Ce chapitre résume ce qu'il faut savoir sur les compléments alimentaires en vitamines et minéraux, les remèdes à base de plantes, les médicaments vendus sans ordonnance (ou couramment prescrits) contre la douleur, le rhume, la grippe, les allergies, les nausées, les problèmes digestifs, et les troubles du sommeil, mais aussi sur les médicaments délivrés sur prescription comme les antibiotiques, les traitements contre l'asthme, et les tranquillisants.

Les compléments alimentaires en vitamines et minéraux

Les compléments alimentaires sont souvent utilisés en tant que sécurité face à une alimentation inadaptée. Si vous êtes sujette aux nausées matinales et que vous ne gardez pas grand-chose dans votre estomac, une supplémentation en vitamines et minéraux vous permettra de combler vos carences. Si vous n'arrivez pas à adopter une alimentation saine et que vous vous nourrissez de calories vides, un complément en vitamines et minéraux peut permettre de s'assurer que votre bébé n'est pas privé de ce dont il a besoin pour se développer. Si vous mangez la même chose tous les jours, un complément permettra d'apporter les nutriments qui peuvent être absents de votre alimentation trop peu variée. Pour toutes ces raisons et pour d'autres encore, les compléments alimentaires jouent un rôle important dans votre grossesse, mais tout ce qu'on trouve sur le marché ne peut pas faire office de complément de grossesse.

« Dis, maman… »

Si vous oubliez de prendre vos vitamines de grossesse un jour, ne cherchez pas à compenser en les prenant deux fois le lendemain. Cette surcharge de vitamines peut être dangereuse. Continuez simplement à prendre la dose habituelle le lendemain et songez à créer une sorte de rituel qui vous permettra de vous rappeler que vous devez prendre vos comprimés. Si, par exemple, vous partez de chez vous tous les matins en oubliant de les prendre, mettez-les sur vos clés. Vous ne pourrez ainsi plus partir sans vous retrouver avec votre boîte de vitamines dans la main (ce qui devrait suffire à vous faire penser à les prendre !).

Pendant la grossesse, vous avez un besoin accru de certaines vitamines et certains minéraux, et en particulier de calcium, d'acide folique, et de fer. Mais pour trouver ces nutriments, vous ne pouvez pas prendre n'importe quel complément alimentaire les contenant. Un excès de certaines vitamines peut être nocif pour votre bébé. Une trop grande dose de vitamine A, par exemple, peut entraîner des anomalies. Mais la qualité et l'origine des compléments, ainsi que les substances d'enrobage ou de garniture et autres ingrédients contenus dans chaque comprimé sont imprévisibles pour de nombreux compléments vendus sans ordonnance. Certains comprimés de calcium, par exemple, sont fabriqués à base de calcaire, qui peut contenir de l'arsenic, un poison dangereux pour le bébé. Il est très risqué de prendre pendant la grossesse n'importe quels comprimés de vitamines que vous pouvez avoir dans votre cuisine.

La plupart des médecins prescrivent des vitamines de grossesse adaptées à leurs patientes. Ces compléments sont élaborés pour combler les besoins nutritionnels spécifiques des femmes enceintes. Si votre médecin vous a prescrit certaines vitamines, vous n'avez besoin de rien de plus. Ne prenez pas d'autres vitamines ou compléments alimentaires. L'idée que, si 1 pilule est bénéfique, en prendre 2 sera meilleur encore n'est pas valable pour les compléments alimentaires. Ne prenez que ce que votre médecin vous prescrit. Si votre médecin ne vous a prescrit aucun complément alimentaire, faites-vous conseiller si vous souhaitez en choisir un sans ordonnance.

Si vous êtes sujette aux vomissements, vous aurez peut-être du mal à garder vos vitamines dans l'estomac. Certaines femmes se plaignent même que ce sont leurs vitamines qui les font vomir. Si c'est votre cas, parlez-en à votre médecin. Il vous en prescrira peut-être d'autres ou vous conseillera peut-être de les prendre à un autre moment de la journée. Il se peut aussi qu'il vous questionne sur votre alimentation afin de s'assurer que vous prenez l'essentiel, même si vous n'arrivez pas pour le moment à ingérer vos comprimés.

Les dangers et bienfaits des remèdes naturels

Nombreuses sont les futures mamans qui, pour ne pas prendre de médicaments pendant leur grossesse, se tournent vers la médecine « naturelle » à base de *plantes médicinales*. Ces remèdes sont naturels au sens où ils viennent de la nature, mais cela ne veut pas dire qu'ils sont totalement inoffensifs. Les plantes médicinales sont des substances qui affectent votre corps et votre fœtus tout comme peuvent le faire les médicaments. Certaines sont très puissantes et peuvent faire beaucoup de mal (et même provoquer une fausse couche) à un fœtus. Il a été prouvé qu'elles peuvent aussi causer des diarrhées, des vomissements, et des palpitations cardiaques. Ne vous aventurez dans le domaine du « naturel » qu'avec précaution.

> **Voca-bébé**
>
> Une **plante médicinale** est une plante utilisée comme remède médical ou dans certains assaisonnements.

Les plantes médicinales peuvent parfois être plus dangereuses même que les médicaments vendus avec ou sans ordonnance. Elles ne sont soumises à aucun test d'innocuité générale. Elles ne sont pas élaborées spécifiquement pour les femmes enceintes. Leur fabrication ne comprend pas forcément de contrôle de qualité. D'un paquet à l'autre de la même marque, elles ne sont pas toujours homogènes : elles peuvent être très faibles comme très puissantes. Et nombreuses sont celles qui contiennent des contaminants comme des restes d'insectes, du pollen, des moisissures, et même des substances toxiques comme du plomb ou de l'arsenic.

Même si certaines préparations médicinales comme le gingko biloba et le ginseng sont très couramment utilisées, il n'existe pas d'études permettant de savoir si elles sont sans danger lors de la grossesse. Il est plutôt rare qu'elles soient recommandées aux futures mamans, et si vous en prenez, ce sera à vos propres risques.

Quoi qu'il en soit, il en est de même pour les plantes médicinales que pour les médicaments : demandez l'avis de votre médecin et utilisez-les avec parcimonie. Si vous recherchez une tisane aromatique pour remplacer le café ou le thé, reportez-vous au chapitre 17 où est expliqué comment fabriquer sa propre tisane.

Les médicaments d'usage courant

Voici ce qu'il faut garder à l'esprit : ce n'est pas parce que certains médicaments sont vendus sans ordonnance et qu'ils ne représentent pas de danger pour vous qu'ils n'en représentent pas non plus pour votre bébé. Certains remèdes que nous prenons tous sans nous poser de questions doivent être soumis à l'approbation de votre médecin avant d'être utilisés pendant la grossesse : l'aspirine, les traitements contre les rhumes, contre les mycoses, les préparations en cas de problèmes digestifs, et les produits contre les insomnies passagères, par exemple. Votre médecin ou un bon pharmacien peut en évaluer les risques et décider de ce qui est le mieux pour vous comme pour votre bébé.

Les antalgiques

Si vous avalez des comprimés d'antalgiques dès que vous sentez poindre un mal de tête de fatigue ou que vous avez quelques courbatures, il va sans doute vous falloir vous débarrasser de cette habitude très rapidement maintenant que vous êtes enceinte.

L'aspirine classique n'est pas bonne pour les femmes enceintes, en particulier pendant les trois derniers mois. Elle peut accentuer une tendance aux saignements chez la mère et le fœtus (ce qui est particulièrement dangereux chez les prématurés). Lorsqu'elle est prise en fin de grossesse, l'aspirine peut retarder le début du travail, diminuer l'intensité et la fréquence des contractions, et allonger la durée du travail. L'aspirine peut également augmenter les risques d'hémorragie à l'accouchement et entraîner des problèmes de saignements chez le nouveau-né. Cela fait donc énormément de dégâts possibles pour un médicament « inoffensif ».

Outre l'aspirine, il existe de nombreux antalgiques que vous devez éviter car ils contiennent à la fois de l'aspirine et de la caféine (qui, comme expliqué au chapitre 17, est également mauvaise pour le fœtus), comme par exemple :

- Asproaccel
- Cephyl
- Actron

Une autre catégorie d'antalgiques qui doivent être évités pendant la grossesse : les anti-inflammatoires non stéroïdiens (AINS). Ceux-ci incluent l'ibuprofène (que l'on trouve dans l'Advil, l'Antarène, le Nurofen, et bien sûr le générique Ibuprofène) et le naproxène (que l'on trouve dans l'Apranax et la Naprosyne). Ces médicaments sont des antalgiques d'apparition relativement récente, et on connaît mal leurs effets lors de la grossesse. On pense que, pris en fin de grossesse, les AINS peuvent causer des problèmes semblables à ceux de l'aspirine. Sauf avis contraire de votre médecin, il vaut mieux éviter de prendre ces anti-douleurs pendant les trois derniers mois de votre grossesse.

« Dis, maman... »

Il arrive qu'un médecin donne son feu vert à une future maman pour prendre de l'aspirine. Si elle souffre de polyarthrite rhumatoïde sévère, par exemple, et qu'elle ne supporte plus la douleur, le médecin peut décider que le risque représenté par l'aspirine vaut la peine d'être pris compte tenu du soulagement qu'elle peut apporter à la mère. C'est dans ce type de cas que votre médecin peut vous aider.

Il est préférable de choisir le paracétamol (l'ingrédient anti-douleurs contenu dans des produits comme le Doliprane, l'Efferalgan et le Dafalgan) lorsqu'on prend un antalgique pendant la grossesse, mais il faut l'utiliser avec prudence. Une étude récente suggère que les femmes enceintes dans leur 2e ou 3e trimestre devraient limiter leur utilisation de paracétamol. Dans une étude portant sur 9 000 femmes enceintes, des chercheurs ont montré qu'une utilisation fréquente de paracétamol après la 20e semaine de grossesse pouvait faire augmenter le risque de bronchites asthmatiformes chez le bébé dans sa petite enfance. Les enfants des femmes prenant du paracétamol de façon quotidienne ou presque avaient deux fois plus de risques de faire des bronchites asthmatiformes à 3 ans et demi. Un lien a également été établi entre une utilisation importante d'aspirine et une augmentation du risque de bronchites asthmatiformes, mais seulement chez les enfants de moins de 6 mois. En cas de nécessité de prendre des antalgiques, les chercheurs recommandent tout de même aux femmes enceintes de prendre du paracétamol plutôt que de l'aspirine, mais sans en faire une utilisation quotidienne.

« Dis, maman... »

Avant de prendre des médicaments, essayez d'abord d'autres solutions pour faire passer votre douleur. Un massage de la nuque et une sieste suffisent parfois à faire passer un mal de tête. Les courbatures peuvent être atténuées par un massage et un bain chaud. Vous pouvez soulager vos varices en surélevant vos pieds et en portant des bas de contention. Et il est généralement possible de faire disparaître de nombreux autres désagréments physiques en pratiquant les exercices de relaxation décrits au chapitre 20.

Rhumes et rhinites

Un gros rhume, une crise allergique saisonnière, ou une grippe lors de la grossesse peuvent vous mettre en piteux état – mais attention aux médicaments sans ordonnance. Certains sirops pour la toux, antihistaminiques, et décongestionnants peuvent être nuisibles pour le fœtus (en particulier en début de grossesse).

De nombreux traitements contre le rhume contiennent de l'alcool. Comme expliqué au chapitre 17, l'alcool est très mauvais pour le bébé en développement. Certains médicaments ne contiennent pas moins d'alcool que l'équivalent de 1 verre de 120 ml de vin ! Ils peuvent également contenir de l'aspirine, qui est mauvaise pour le bébé, pour les raisons expliquées plus haut dans ce chapitre.

Lorsque vous avez le nez si bouché que vous n'arrivez plus à respirer correctement, un bon spray nasal fait parfois des miracles. Mais lorsqu'on est enceinte, même un spray nasal peut être problématique. Bon nombre d'entre eux contiennent de l'oxymétazoline, un composé qui dégage les sinus en resserrant les petits vaisseaux sanguins des conduits nasaux. Malheureusement, il a aussi la propriété de resserrer les artères conduisant à l'utérus. Si cela se produit, le flux de sang et d'oxygène vers le fœtus est alors diminué. Même si le risque est restreint, il vaut mieux éviter ces médicaments. Cherchez l'oxymétazoline dans la composition des sprays nasaux comme l'Aturgyl, le Pernazene, et le Déturgylone.

Il existe des médicaments sans ordonnance contre le rhume et les allergies, de la même classe que ceux à l'oxymétazoline, contenant souvent d'autres composés qui ne resserrent pas les artères. Tous ceux-là sont considérés inoffensifs pendant la grossesse, lorsqu'ils sont utilisés à dose adaptée et sous surveillance médicale. On trouve parmi eux le Rhinofluimucil, le Rhinofébral, le Dolirhume pro et le Dolirhume, l'Humex, l'Actifed, et le Vicks à inhaler.

Certaines allergies peuvent être maîtrisées grâce à une série d'injections d'allergènes (les substances auxquelles la personne est allergique) permettant au corps de développer une résistance. On appelle cela « un traitement de désensibilisation ». Il ne faut pas commencer ce type de traitement pendant la grossesse, car il est impossible de savoir quel type de réaction aura votre organisme à la première injection. Mais si vous aviez commencé un traitement de désensibilisation avant votre grossesse, vous pouvez sans doute le poursuivre, à certaines conditions :

- Veillez à informer votre allergologue que vous êtes enceinte.
- La plus petite dose possible d'allergènes doit être administrée pendant le premier trimestre.

L'avantage, c'est que, selon certains allergologues, les traitements de désensibilisation effectués en cours de grossesse peuvent rendre le bébé plus résistant à l'allergène en question pendant sa vie. Demandez à votre médecin et à votre allergologue ce qui est le mieux pour vous.

Vous attrapez facilement la grippe ? Vous craignez de l'avoir pendant votre grossesse ? Si c'est le cas, demandez à votre médecin de vous parler du vaccin contre la grippe (certains le déconseillent au 1er trimestre). Il est donc recommandé de vous faire vacciner si vous devez traverser la saison de la grippe (de mi-novembre à mi-mars) lorsque vous serez dans votre 3e trimestre. Mais parce qu'il peut vous mettre dans un état fébrile quelques jours, il est préférable de demander l'avis de votre médecin avant de vous faire vacciner.

Si vous attrapez la grippe pendant votre grossesse, vous serez aussi mal en point que toute personne l'ayant attrapée – ou peut-être un peu plus car il reste judicieux, dans votre état, d'éviter de prendre trop de médicaments pour en soulager les symptômes. Le Doliprane permet de soulager efficacement la fièvre et les courbatures, mais évitez tous les autres traitements existants contre la grippe et les états grippaux. Bon nombre d'entre eux contiennent de l'alcool et d'autres ingrédients nocifs pour le bébé.

Il existe de nombreux remèdes naturels contre le rhume, la grippe, et les symptômes allergiques que vous pouvez essayer avant d'avoir recours aux médicaments. Si vous avez le nez bouché et/ou mal à la gorge, utilisez un humidificateur d'air afin de respirer un air plus humide. Dormez avec deux oreillers afin que votre tête soit légèrement surélevée et que l'excès de mucus soit drainé vers votre gorge. Buvez du bouillon chaud qui contribuera à vous déboucher les sinus. Et reposez-vous – c'est la solution la plus simple qui est parfois la plus efficace. Enfin, mangez bien : votre corps a besoin de toute l'énergie possible afin de combattre un rhume naturellement.

Les traitements anti-nausées

Lorsque cela fait plusieurs semaines que vous vous nourrissez par toutes petites portions et que vous n'en pouvez plus de sucer une rondelle de citron ou de masser vos points d'acupression, le tout sans aucun résultat, il se peut que votre médecin vous suggère de recourir aux médicaments pour calmer les nausées. C'est un exemple parfait de cas où le mal est bien plus dangereux que le remède : mieux vaut prendre ces médicaments que de risquer la déshydratation à force de vomissements. Votre médecin peut vous conseiller les remèdes suivants :

- La vitamine B6. Cette vitamine, vendue sans ordonnance, a la réputation de calmer les états nauséeux.
- Un antihistaminique. Vendus sans ordonnance, il s'agit souvent de médicaments contre le rhume ou les troubles du sommeil. Les plus répandus sont la Dramamine, la Nautamine, et le Nausicalm. Il a été montré que tous trois ne représentent pas de danger en cas de grossesse.

Si ces médicaments ne suffisent pas à calmer vos nausées et vos vomissements, votre médecin peut décider de recourir à un traitement plus fort. Ce problème doit être pris au sérieux lorsqu'il est très marqué, car il peut entraîner des complications comme une perte de poids et un appauvrissement de l'organisme en eau et en minéraux.

Les problèmes digestifs

Toutes les femmes enceintes se rendent assez vite compte qu'un tout petit fœtus peut perturber considérablement la digestion. Des brûlures d'estomac à la constipation, la grossesse peut être responsable de beaucoup de maux. Si ces désagréments persistent, il se peut que votre médecin vous donne son accord pour prendre des médicaments qui pourront vous soulager. Mais tous les traitements contre les troubles de la digestion ne sont pas sans danger pour votre bébé ; donc, renseignez-vous bien avant d'en acheter un.

Les antiacides : les brûlures d'estomac et l'indigestion sont le pensum des futures mamans ; rares sont celles qui y échappent. Si elles ne sont qu'occasionnelles et que vous les supportez, le mieux est d'éviter de prendre des médicaments tout court. Mais si vous en souffrez à longueur de semaine, parlez-en à votre médecin. Il vous conseillera l'antiacide le mieux adapté : tous ne sont pas sans danger en cas de grossesse.

Les antiacides les plus répandus comme Maalox et Gaviscon sont tous inoffensifs pendant la grossesse (certains contiennent même des composés qui ont l'avantage supplémentaire de diminuer les gaz). D'autres, par contre, sont à éviter : l'Alka-Seltzer, par exemple, est déconseillé car il contient de l'aspirine.

Les antiacides plus récents comme Mupax n'ont pas encore été suffisamment soumis à des tests pour que leur innocuité en cas de grossesse soit connue, mais leur utilisation ne semble pas poser de problèmes et aucun cas de dégâts sur le fœtus n'a été reporté. Demandez l'avis de votre médecin avant de prendre un antiacide.

Constipation : si vous êtes enceinte, il y a fort à parier que vous êtes également constipée – chez certaines femmes, cela va de pair. Si vous n'êtes pas allée à la selle depuis plusieurs jours et que vous êtes mal en point, demandez à votre médecin de vous indiquer un émollient fécal ou un laxatif. Ces médicaments permettront à vos selles, devenues moins dures, de s'évacuer plus facilement, soulageant ainsi vos intestins. Les émollients fécaux et les laxatifs sont de bonnes solutions d'urgence, mais leur utilisation ne doit pas devenir une habitude. Si vous n'y prenez garde, vous pouvez « habituer » vos intestins à avoir besoin d'un laxatif pour fonctionner normalement. Une fois soulagée, soignez votre transit de façon naturelle : buvez beaucoup d'eau, mangez des aliments riches en fibres, comme des fruits et des légumes, et faites de l'exercice.

Diarrhée : lorsqu'on souffre de diarrhée, se soigner est indispensable. La diarrhée vous empêche de sortir de chez vous et vide votre organisme de son eau et de ses nutriments. Les médicaments contre la diarrhée, comme Imodium et Smecta, peuvent facilement vous soulager. Tous deux sont inoffensifs en cas de grossesse.

Les troubles du sommeil

Durant les trois premiers mois, une femme enceinte peut s'endormir n'importe où, n'importe quand. Comme il est rageant que, plus tard dans sa grossesse, elle n'arrive parfois plus du tout à dormir ! Lorsque vous perdez le sommeil parce que vous êtes anxieuse à l'idée d'avoir un enfant, ou parce que vous avez mal aux jambes, ou parce que votre bébé vous donne des coups de pied qui vous empêchent de vous endormir, ou à cause de l'une des multiples raisons possibles liées à la grossesse, vous pouvez être tentée de prendre un somnifère. Mieux vaut vous abstenir et en parler avec votre médecin.

La plupart des médicaments d'aide à l'endormissement vendus sans ordonnance contiennent des antihistaminiques qui, en plus de dégager vos sinus, sont des dépresseurs du système nerveux central. C'est le cas de l'Atarax et du Donormyl. Seul le Donormyl contient le type d'antihistaminique considéré comme inoffensif en cas de grossesse. Utilisé de façon non régulière et à dose adéquate, le Donormyl ne devrait pas affecter votre bébé.

Que vous soyez enceinte ou pas, il est déconseillé d'utiliser des médicaments contre les troubles du sommeil plus que quelques nuits d'affilée. Les antihistaminiques ont pour effet secondaire de ralentir les facultés mentales, et vous pouvez avoir des difficultés à vous concentrer, à fixer votre attention, ou à conduire une voiture le lendemain matin. Ces médicaments ne sont généralement efficaces que contre les formes passagères légères d'insomnies. Comme ils agissent vite mais ne durent pas très longtemps, ils ne fonctionnent que pour vous aider à vous endormir, mais n'ont pas d'effet contre les réveils nocturnes fréquents. Si les insomnies vous gâchent la vie lors de votre grossesse, demandez l'avis de votre médecin avant de prendre un médicament par vous-même.

Les médicaments prescrits dans le cadre de pathologies plus lourdes

Pendant votre grossesse, votre médecin sera très attentif à ne vous prescrire des médicaments que s'ils ne représentent aucun danger pour le fœtus ou que c'est absolument nécessaire pour votre santé à vous. Mais, à titre informatif, il est intéressant de voir le type d'information que votre médecin doit prendre en compte avant de vous prescrire même le plus courant des médicaments...

Info grossesse

Les autorités sanitaires ont réparti les médicaments en cinq catégories en fonction des effets qu'ils peuvent avoir sur le développement du fœtus :

Catégorie A : il s'agit de ceux qui ne représentent aucun danger.

Catégorie B : ces médicaments ne semblent pas représenter de danger, mais les études portant sur leur utilisation lors de la grossesse sont soit non concluantes, soit inexistantes.

Catégorie C : ces médicaments ne doivent être prescrits que si ses effets positifs potentiels justifient le risque représenté pour le fœtus.

Catégorie D : ces médicaments représentent un risque avéré pour le fœtus humain, mais peuvent être prescrits si les effets positifs qu'ils peuvent avoir sur la mère sont plus importants que les risques qu'ils représentent pour le fœtus.

Catégorie X : ces médicaments ne doivent en aucun cas être prescrits pour le traitement des femmes enceintes.

Tous les médicaments ayant fait l'objet d'un classement dans ces catégories (ils n'ont pas tous été classés) sont répertoriés dans un manuel de référence (que l'on peut trouver dans les bibliothèques publiques) : le *Physician's Desk Reference*. Votre médecin connaît ces catégories et en tient compte chaque fois qu'il vous fait une ordonnance.

Les antibiotiques

Les problèmes tels que les infections des voies urinaires et respiratoires, qui sont très courants lors de la grossesse, nécessitent souvent un traitement à base d'antibiotiques. Votre médecin sait que tous les antibiotiques ne sont pas égaux et qu'il est important pour la santé de votre fœtus de choisir le plus adapté. Il évitera en particulier les suivants :

- Une classe d'antibiotiques appelés « aminosides », qui peuvent endommager le nerf auditif (duquel dépend l'ouïe) du fœtus.
- Une autre classe appelée « tétracyclines », qui peuvent provoquer une décoloration des dents chez le bébé, un sous-développement de l'émail dentaire, et un ralentissement de la croissance des os longs.
- Une classe appelée « chloramphénicols », qui peuvent entraîner un arrêt potentiellement mortel de la formation de cellules sanguines dans la moelle osseuse.

Votre médecin sera sans doute particulièrement prudent en vous prescrivant des antibiotiques, du fait d'une étude menée récemment, qui a montré que les enfants exposés à des infections et à des antibiotiques in utero ont plus de risques d'être sujets à l'asthme, à l'eczéma, et au rhume des foins.

De tous les antibiotiques qui peuvent être prescrits, la pénicilline est celui dont l'utilisation lors de la grossesse est la plus sûre (y compris la pénicilline synthétique, comme l'ampicilline et l'amoxicilline). Votre médecin connaît ces médicaments et vous prescrira ce qu'il y a de mieux pour vous.

Les traitements contre l'asthme

Si vous avez des antécédents d'asthme, une attention toute particulière vous sera nécessaire pendant la grossesse car une crise d'asthme peut réduire la quantité d'oxygène reçue par le fœtus (ce qui entraîne un trouble appelé « hypoxie »). Mais si elles sont sous surveillance médicale attentive et si leurs crises sont rapidement prises en charge, les asthmatiques peuvent parfaitement avoir une grossesse sereine et un accouchement normal.

Dès le tout début de votre grossesse, parlez à votre médecin de votre traitement contre l'asthme. Le rôle de ces médicaments est de détendre les muscles des voies respiratoires afin de vous permettre de respirer plus facilement, mais certains peuvent aussi détendre les muscles de l'utérus – ce qui peut ralentir ou arrêter les contractions nécessaires à la phase de travail. Certains médicaments contre l'asthme ont très peu d'effet sur le fœtus, tandis que d'autres affectent sa santé en faisant augmenter le niveau de la pression, mais aussi ceux de sucre et de sodium (sel) dans le sang de la femme enceinte. Ne partez pas du principe que votre traitement est inoffensif – certains sont bien moins dangereux que d'autres lors de la grossesse.

La plupart des sprays nasaux et des sprays aérosol d'inhalation ont un effet rapide et leur utilisation modérée est considérée sans danger pendant la grossesse. Parmi les sprays recommandés contenant des corticostéroïdes, on trouve Beclone, Beconase, Beclojet, et Humex rhume des foins. Les broncho-dilatateurs que vous pouvez utiliser sans danger contiennent du salbutamol. (Vérifiez les ingrédients actifs sur l'étiquette du flacon.)

« Dis, maman... »

Si vous êtes asthmatique, vous constaterez peut-être que vous avez plus de crises au troisième trimestre. À ce stade, en effet, le volume de l'utérus empiète sur la région pulmonaire et peut rendre la respiration difficile, même pour celles qui n'ont pas d'asthme.

Si les sprays nasaux ou d'inhalation ne viennent pas à bout d'une crise aiguë, votre médecin peut décider de recourir à des corticoïdes par voie orale ou intraveineuse. Dans ce cas, il en avertira le pédiatre et les sages-femmes afin qu'ils surveillent de près votre bébé après sa naissance. Même si ces médicaments sont considérés comme sans danger, dans certains cas rares, il a été noté qu'ils peuvent causer des dysfonctionnements temporaires de la glande surrénale (qui affecte les reins) du nouveau-né. Si nécessaire, toutes les précautions seront prises pour que votre bébé soit traité après sa naissance.

Votre médecin sait quels sont les traitements contre l'asthme qui ne sont pas recommandés en cas de grossesse. Les inhalateurs Hexatrione, Kenacort, et Nasacort, par exemple, contiennent une substance appelée « triamcinolone », qu'il vaut mieux éviter pendant la grossesse. Les traitements contenant de la cortisone ne sont également pas recommandés.

Une fois des comprimés ou un inhalateur approuvés par votre médecin, n'hésitez pas à vous en servir lorsque vous en avez besoin. Les effets négatifs que peuvent avoir ces médicaments sur votre fœtus sont moins dangereux qu'une privation d'oxygène dans votre organisme entraînée par une crise d'asthme non traitée.

Les tranquillisants

De nombreuses femmes prennent des tranquillisants sur ordonnance au quotidien afin de lutter contre les tensions et l'anxiété. Lorsque ces femmes tombent enceintes, elles doivent en avertir le médecin qui les suit pendant leur grossesse, mais aussi celui qui leur a prescrit ce traitement. De nombreux tranquillisants mineurs sont dangereux pour le fœtus – ce qui laisse imaginer à quel point les plus forts sont bien pires encore. Les benzodiazépines (comme le Valium, le Lexomil, le Séresta, et le Xanax), par exemple, doivent être impérativement évitées. Ces médicaments peuvent endommager gravement la santé du fœtus.

Si vous êtes sous tranquillisants, informez-en votre gynécologue. C'est une dangereuse erreur de vouloir le lui cacher, même si vous craignez qu'en le mettant au courant vous devrez sans doute arrêter votre traitement. Mais ce que cela signifie vraiment, c'est que vous pourrez parler avec quelqu'un qui vous dira en toute honnêteté ce qui se passera si votre bébé est exposé aux tranquillisants que vous prenez. Si on vous prescrit aujourd'hui un médicament qui est dangereux pour votre bébé, votre médecin décidera peut-être simplement de le remplacer par un autre moins dangereux (comme Buspar ou Prozac). Ce serait bien mieux comme ça, non ?

Si vous souffrez d'un trouble mental grave (comme la maniaco-dépression), dites-le ! Dites précisément à votre gynécologue quel traitement vous prenez. Il existe une multitude de traitements pour soigner les troubles psychiatriques, et ensemble vous pouvez arriver à identifier celui qui sera le mieux adapté pour vous et votre bébé.

Il faut faire confiance à votre médecin et construire avec lui une relation d'honnêteté. Il ne lui est pas possible de veiller sur votre santé et sur celle de votre bébé s'il ne sait pas quels médicaments vous prenez, ni de quelle maladie vous souffrez. Dès le début, informez votre médecin de tous les médicaments que vous prenez, qu'ils soient naturels, vendus avec ou sans ordonnance, et ensemble vous pourrez choisir ceux qui sont les plus appropriés à la grossesse.

« Dis, maman... »

Même si la grossesse elle-même peut être une source de stress et d'anxiété pour certaines femmes, ce n'est pas un bon moment pour commencer à prendre des tranquillisants. Si vous avez déjà réussi à traverser des moments difficiles sans l'aide de médicaments, c'est que vous pouvez le faire aujourd'hui. C'est nettement préférable pour votre bébé.

Votre médecin sait exactement quels sont les médicaments sur ordonnance que vous pouvez ou ne pouvez pas prendre pendant votre grossesse. Les médicaments sur ordonnance que vous prenez ne vous causeront de problèmes que si vous vous les faites prescrire par un autre médecin que celui qui vous suit pour votre grossesse. Par exemple, si vous consultez votre généraliste pour un gros rhume et que vous ne lui dites pas que vous êtes enceinte, il se peut qu'il vous prescrive un médicament dangereux pour votre bébé, en particulier si vous êtes dans les premiers mois de grossesse. Dans ce type de cas, personne n'a assez de visibilité pour vous protéger des médicaments dangereux en cas de grossesse ou des interactions médicamenteuses et de leurs effets secondaires négatifs. L'habitude d'utiliser les ordonnances d'une autre personne est plus dangereuse encore. Par exemple, si vous prenez un médicament qui a été prescrit à votre compagnon et qu'il n'a pas utilisé, vous allez au-devant de gros ennuis.

Pour être sûre d'utiliser les médicaments sur ordonnance en toute sécurité, il faut : (1) n'utiliser que ceux qui vous ont été prescrits par un médecin qui sait que vous êtes enceinte et (2) ne les utiliser que lorsque c'est absolument nécessaire.

Ce qu'il faut retenir

→ Prenez les compléments alimentaires en vitamines et minéraux que votre médecin vous prescrit c'est très important pour la santé et le développement de votre bébé.

→ N'utilisez les remèdes « naturels » à base de plantes médicinales qu'avec précaution. Ils ne sont soumis à aucun contrôle et on sait que bon nombre d'entre eux sont dangereux pour le fœtus.

→ Sauf cas de force majeure, n'utilisez pas de médicaments sans ordonnance pour soulager de simples désagréments. Si nécessaire, demandez à votre médecin de vous indiquer les médicaments qui ne présentent pas de danger pour les femmes enceintes.

→ Les traitements sur ordonnance doivent être pris sous surveillance étroite et doivent être supervisés par votre gynécologue. Veillez à lui indiquer tous les autres médicaments que vous pouvez prendre, même si c'est un autre médecin qui vous les a prescrits. Certains antibiotiques, traitements contre l'asthme, et tranquillisants peuvent être pris sans danger lors de la grossesse, d'autres pas.

Chapitre 19

Les risques liés aux facteurs environnementaux, au tabac, et aux drogues illicites

Dans ce chapitre

- Les pesticides chimiques qui peuvent être dangereux pour votre bébé
- Les risques liés aux piqûres de moustiques
- Produits d'entretien ménager : les bons et les mauvais
- Quelques conseils pour vous protéger de la pollution atmosphérique
- Pourquoi votre micro-ondes ne peut pas vous faire de mal, alors que les rayons X oui
- Les dangers du tabac et des drogues illicites

Attendre un enfant est une grande responsabilité. Vous aurez sans doute remarqué qu'une énorme partie de votre temps et de votre énergie est consacrée à vous assurer que votre bébé en développement est bien protégé dans votre utérus. Vous allez à vos consultations médicales, vous surveillez votre alimentation, vous faites de l'exercice pour avoir un corps tonique à l'accouchement, et vous vous souciez du moindre détail. Que c'est épuisant ! Sachant à quel point la grossesse n'est pas toujours une chose facile, ce chapitre sur les toxines environnementales et les drogues euphorisantes n'est pas là pour vous donner encore plus de raisons de vous inquiéter : il est là pour vous donner les informations qui vous permettront de ne pas avoir à vous inquiéter. Si vous savez par avance que vous ne devez pas respirer de fumées de térébenthine, par exemple, cela vous évitera de passer tout le reste de votre grossesse à vous demander si les produits que vous avez utilisés pour nettoyer des pinceaux la semaine dernière sont nocifs pour votre bébé. Ce chapitre résume ce qu'il faut savoir sur certains *tératogènes*, des toxines domestiques et environnementales pouvant causer des anomalies congénitales. Si vous savez ce qui est dangereux et ce qui ne l'est pas, vous aurez une grossesse plus sereine.

Les pesticides

Le terme *pesticide* s'applique à l'ensemble des 600 substances différentes utilisées pour tuer les insectes, mauvaises herbes, et champignons sur les plantes. Presque tous sont nocifs pour le fœtus en développement en cas d'exposition directe et prolongée. On sait que les pesticides sont à l'origine d'anomalies congénitales, en particulier de malformations des membres. Si vous travaillez dans une ferme où des pesticides sont vaporisés de façon continue ou si c'est vous qui avez pour tâche de les utiliser dans des maisons, des jardins ou des champs, votre bébé est en danger. Il faut alors demander à changer de poste ou à vous mettre en congé de maternité anticipé et en parler à votre médecin. Mais si vous n'êtes pas directement en ligne de mire de façon quotidienne, les informations suivantes sur les pesticides devraient vous permettre de rester prudente – mais pas de vous affoler...

> **Voca-bébé**
>
> Le terme **tératogène** désigne tout ce qui, dans l'environnement, peut causer des anomalies congénitales. Il recouvre un grand nombre de drogues, produits chimiques, et de radiations.

La plupart d'entre nous pouvons éviter les pesticides en adoptant de simples règles de précautions. Voici quelques conseils :

- Si, dans un cas exceptionnel d'urgence, votre maison doit être traitée aux pesticides, veillez à bien couvrir complètement tous les produits alimentaires. Fermez tous les placards et portes afin que le produit n'entre pas en contact avec les vêtements, la vaisselle, et les aliments. Restez en dehors de la maison pendant au moins 24 heures.

Demandez à quelqu'un d'autre d'ouvrir les fenêtres et de lessiver toutes les surfaces entrant en contact avec des aliments avant votre retour.

- Si votre maison est habituellement traitée avec des produits destinés à éloigner les insectes, mettez-y fin. Vous pouvez utiliser des pièges à cafards et fourmis en toute sécurité ou du bois de cèdre à la place de la naphtaline dans vos armoires à vêtements.
- Si vous utilisez des pesticides sur les plantes de votre jardin, utilisez des gants et un masque jetables. Mieux encore : adoptez des méthodes naturelles de lutte contre les nuisibles ! Ajoutez des coccinelles à votre jardin (elles mangent les pucerons) ou vaporisez une solution de savon insecticide naturel et biodégradable sur vos plantes. Vous pouvez également retirer les pucerons de vos plantes à la main et les jeter dans un récipient rempli de kérosène.
- Laissez votre gazon comme il est. Cette année, vous êtes dispensée de désherbage et de traitement à l'engrais. Retirez les mauvaises herbes à la main si elles vous gênent vraiment.
- Lavez soigneusement tous vos produits du jardin. Retirez la peau des pommes et du concombre. (Voir chapitre 17 pour plus d'informations sur les produits biologiques.)

Si vous respirez un pesticide par accident, ne vous affolez pas. Une exposition brève et occasionnelle a peu de risques de faire du mal à votre bébé. Le vrai danger est l'exposition directe et prolongée. Si vous avez des questions sur l'utilisation ou les dangers liés aux pesticides, appelez le Centre antipoison de votre région, ou consultez leur site Internet sur : www.centres-antipoison.net.

Les piqûres d'insectes

Aux États-Unis, un cas de transmission du virus du Nil occidental de la mère à son fœtus a récemment été signalé. L'apparition de cas de contamination humaine survenus en France – en Camargue et dans le département du Var – en 2003, ainsi que les données internationales ont conduit à proposer une adaptation des mesures de surveillance et de protection qui étaient jusqu'alors en place. Cette maladie se propageant par le biais des piqûres de moustiques infectés, mieux vaut vous protéger afin de réduire les risques de vous faire piquer par temps chaud, lorsque les moustiques sont nombreux. Les précautions à prendre sont les suivantes :

- Appliquez un répulsif contenant du diéthyltoluamide (ou DEET) lorsque vous êtes en extérieur. Les Autorités sanitaires internationales ont classé le DEET dans les substances pouvant être utilisées sans danger lors de la grossesse.

- Dès que possible, portez des vêtements longs traités au DEET, car les moustiques peuvent piquer à travers un vêtement léger.
- Essayez de rester en intérieur au coucher du soleil et en début de soirée, qui sont les moments où les moustiques piquent le plus.
- Installez ou faites réparer les moustiquaires de portes et de fenêtres afin que les moustiques ne puissent pas entrer dans votre maison.
- Afin d'empêcher les moustiques de se reproduire autour de chez vous, éliminez tous les points d'eau stagnante. Videz régulièrement l'eau des vases et des gamelles pour animaux, les gouttières bouchées, les bâches de piscine, les pneus isolés, les seaux, barils, bidons, et autres récipients dans lesquels s'accumule l'eau de pluie et où les moustiques peuvent venir pondre leurs œufs.

Info grossesse

Les plantes en pot qui contribuent à l'harmonie et à l'ambiance de votre maison sont également bonnes pour vous et pour votre bébé. Les plantes vertes absorbent les gaz toxiques présents dans l'air et les remplacent par de l'oxygène pur. Plus vous serez entourée de plantes, mieux ce sera pour vous !

La vitamine B et les appareils « à ultrasons » ne sont pas un moyen de prévention efficace contre les piqûres de moustiques.

Pour plus d'informations sur le virus du Nil occidental et sur les moyens de s'en protéger, consultez le site Internet du ministère de la Santé sur : www.sante.gouv.fr.

Les produits d'entretien ménager

N'est-ce pas que ce serait formidable si je vous disais que vous ne devez surtout pas faire le ménage pendant votre grossesse ? J'aimerais vraiment vous faire plaisir, mais la vérité est que la majorité des produits d'entretien sont inoffensifs pour votre bébé. Il reste cependant judicieux d'utiliser avec prudence les produits chimiques *toxiques* contenus dans certains produits de nettoyage :

- Portez des gants lorsque vous faites le ménage afin que les produits ne pénètrent pas dans votre épiderme.
- Faites confiance à votre nez. Si un produit a une odeur très forte, évitez de le respirer et ouvrez des fenêtres pendant que vous l'utilisez.
- Utilisez des sprays en flacon-pompe plutôt qu'en aérosol – ce qui permet d'inhaler moins de produit.

- Ne mélangez pas un produit contenant de l'ammoniaque avec un produit à base de chlore. Ce mélange toxique peut être mortel. En d'autres termes, ne mélangez pas de l'eau de Javel avec un nettoyant ammoniaqué ou un nettoyant abrasif qui contient de la Javel (comme de l'Ajax) avec une crème à récurer contenant de l'ammoniaque. Lisez les étiquettes et soyez très prudente.
- Évitez les produits qui dégagent des gaz toxiques, comme les nettoyants pour fours et certains nettoyants pour carrelages et salles de bains. (Voilà au moins une tâche dont vous êtes dispensée quelque temps.)

Voca-bébé

Un produit est dit **toxique** lorsqu'il est dangereux, mortel, ou qu'il peut entraîner l'empoisonnement.

Pour utiliser sans danger les produits d'entretien ménager, il ne faut rien de plus que du bon sens. Si les émanations d'un produit sont fortes ou si elles vous montent à la tête, tenez-vous-en à l'écart.

La décoration d'intérieur

Lorsqu'un bébé arrive dans la famille, quelque chose pousse de nombreuses futures mamans à vouloir rénover ou repeindre des chambres, abattre des cloisons, arracher les vieux papiers peints, et refaire les sols. Peut-être est-ce l'instinct naturel de préparer la maison comme l'oiseau fait son nid ou peut-être est-ce l'idée que une fois que le bébé arrivé, il n'y aura plus de temps pour ce type d'activité ? ... Quoi qu'il en soit, si l'envie de réaménager votre maison vous démange, soyez attentive aux produits chimiques que vous utiliserez et utilisez-les avec prudence.

La peinture : vous pouvez y aller : repeignez la chambre de Bébé de la couleur que vous voulez, tant que vous utilisez de la peinture à l'eau et que vous travaillez fenêtres ouvertes. Mais évitez les peintures acryliques ou au plomb, ainsi que les peintures fabriquées avant 1990. Avant son interdiction en 1990, le mercure était souvent ajouté aux peintures ; au latex comme conservateur. Il arrive encore qu'on retrouve des pots de ces peintures, donc, mieux vaut ne pas utiliser les vieux pots de peinture qui restent dans le garage de vos parents. Demandez à un vendeur expérimenté si la peinture que vous souhaitez acheter contient du plomb. Le fœtus est très vulnérable aux émanations de peinture au mercure. Dans les cas extrêmes d'intoxication au mercure, le nouveau-né peut souffrir de retard mental, de tremblements, de convulsions, et de maladies des reins et du foie.

Lisez l'étiquette des bombes de peinture en spray. S'il est écrit « Méthyl-butyl cétone » ou « MBK », ne l'utilisez pas. En cas d'inhalation, cette substance peut entraîner des dégâts neurologiques (en rapport avec les nerfs) sur votre bébé.

Évitez également de respirer les émanations de peintures et produits de revêtement au polyuréthane, ceux qui donnent un si joli fini brillant aux bois et parquets. N'utilisez surtout pas ces produits sous forme de bombe à vaporiser et laissez les fenêtres ouvertes pendant au moins 24 heures une fois le travail terminé. Si c'est sur des objets pouvant être déplacés, comme des meubles, que vous passez une couche pour les rénover, le mieux est de le faire en plein air.

Lorsque vient le moment de nettoyer vos pinceaux, évitez la térébenthine et les solvants liquides comme le white-spirit. Les émanations sont puissantes et toxiques. Mais puisque vous n'utilisez que des peintures à l'eau pendant votre grossesse, il vous sera facile de faire un nettoyage à l'eau. Cependant, si un de vos projets nécessite l'utilisation de térébenthine, faites-le faire par un professionnel ou par votre compagnon.

La rénovation d'intérieur : vous avez envie de faire voler la poussière, de gratter les vieilles peintures, d'arracher les vieux papiers peints, ou même d'abattre des cloisons ? Vérifiez d'abord que la peinture à laquelle vous vous attaquez ne contient pas de plomb. Presque toutes les maisons construites avant 1950 ont des murs peints à la peinture au plomb. Si vous commencez à la gratter maintenant, vous pouvez vous exposer, vous et votre bébé, à une forte concentration de poussière de plomb et au saturnisme, la maladie résultant d'un empoisonnement au plomb. Même si cette exposition peut n'entraîner aucun problème pour vous, elle est très dangereuse pour votre bébé. Certains cas d'exposition répétée au plomb pendant la grossesse ont mené à des morts infantiles, à des naissances prématurées, à des faibles poids de naissance, à des déformations, et à des déficiences intellectuelles de l'enfant. Un lien a été établi entre une exposition, même faible, lors de la grossesse et des QI peu élevés, des déficiences de mémoire, et un échec scolaire des enfants concernés. Renseignez-vous sur la composition d'une peinture avant de la gratter.

Pollution, fumée, et impureté de l'air

Si vous vivez en ville, vous savez que vous ne respirez pas le meilleur air qui soit. Les voitures, les camions, les cheminées d'usine, et les machines industrielles rejettent tous du monoxyde de carbone toxique dans l'air. Et le tabagisme passif induit par les cigarettes et cigares autour de vous vous fait également absorber du monoxyde de carbone. Le monoxyde de carbone est un gaz mortel, inodore, pouvant entraîner une mort soudaine à des hauts niveaux de concentration. Sans doute avez-vous déjà entendu raconter des histoires de familles entières mortes dans leur sommeil parce que leur chaudière fonctionnait mal et remplissait l'air de leur maison de monoxyde de carbone ? Sans doute

Voca-bébé

Le **retard de croissance intra-utérin** est une anomalie de la croissance du fœtus dans le ventre de sa mère, qui décuple sa mortalité.

avez-vous aussi entendu dire que, pour se suicider, certaines personnes ferment les portes de leur garage et restent dans leur voiture avec le moteur allumé ? En peu de temps, le monoxyde de carbone (produit par la voiture) les asphyxie. Il est donc évident que le monoxyde de carbone n'est pas bon pour votre bébé.

Lorsque le monoxyde de carbone pénètre dans l'organisme, il perturbe sa capacité à transporter l'oxygène vers tous les organes et dans l'ensemble du corps. Chez le fœtus, le monoxyde de carbone traverse le placenta et réduit la quantité d'oxygène qui circule vers lui et en lui. Cela peut entraîner un trouble appelé *retard de croissance intra-utérin*.

Même si le monoxyde de carbone est dangereux, ce n'est pas la peine de retenir votre respiration chaque fois que vous êtes dans la rue. En adoptant quelques mesures de prudence simples, vous assurez la protection nécessaire à votre bébé :

- Faites réviser votre chaudière afin de détecter une éventuelle fuite de monoxyde de carbone et équipez votre maison d'un détecteur de monoxyde de carbone.
- Assurez-vous que vos poêles à bois, cheminées, systèmes de chauffage, fourneaux, et poêles à gaz fonctionnent tous correctement. Tous sont susceptibles d'avoir des fuites de monoxyde de carbone.
- Vérifiez que le système d'échappement de votre voiture ne fuit pas. Ne démarrez pas dans le garage avec les portes fermées. Fermez les bouches d'aération de votre voiture lorsque vous êtes dans des embouteillages.
- Évitez de courir, de faire du jogging, de la marche, ou du vélo à proximité des axes où la circulation est importante.
- Évitez les pièces enfumées.
- Essayez de rester chez vous les jours de pic de pollution.

Teintures et permanentes capillaires

Il n'est déjà pas évident de se sentir belle lorsqu'on est enceinte, mais pour ne rien arranger, il faut savoir que se teindre les cheveux ou faire une permanente pendant la grossesse peut être nocif pour le fœtus. Ce sujet fait l'objet de vastes débats entre coiffeurs, médecins, chercheurs, et futures mamans. Tout ce que l'on sait en fin de compte, c'est qu'on ne sait pas grand-chose sur les effets que peuvent avoir ces produits cosmétiques sur le fœtus.

Il est avéré que les produits chimiques contenus dans les teintures et solutions de permanentes sont toxiques et peuvent entraîner des cancers et des mutations génétiques. Mais la question reste la suivante : à partir de quelle dose ces dégâts peuvent-ils apparaître ? Les études effectuées sur des animaux ayant montré que le fœtus pouvait être atteint ont été réalisées avec des quantités 100 fois supérieures que tout ce qui pourra jamais être appliqué sur vos cheveux. Tant que ce débat continue de faire rage, je suis d'avis que vous pouvez continuer de vous faire teindre ou permanenter les cheveux si vous adoptez quelques règles simples de prudence :

- Évitez de faire une teinture ou une permanente pendant les trois premiers mois de votre grossesse.
- Choisissez une coloration semi-permanente plutôt que permanente. Mieux encore : choisissez des produits naturels à base de henné.
- Portez des gants et ouvrez les fenêtres si vous appliquez le produit vous-même.
- Les produits chimiques pénétrant dans le flux sanguin à travers le cuir chevelu, mais pas à travers le cheveu lui-même, il est sans doute préférable de faire des mèches ou des balayages, qui sont des techniques où le produit entre moins en contact avec le cuir chevelu.

Les radiations

Il y a deux types de radiations qui préoccupent les femmes enceintes. Les premières sont appelées « radiations non ionisantes » et proviennent des appareils ménagers comme les fours à micro-ondes et les postes de télévision. Les secondes sont les « radiations ionisantes », qui proviennent des rayons X.

Les radiations non ionisantes

À notre époque, il est impossible d'éviter les radiations provenant des appareils ménagers et de communication courants comme les fours à micro-ondes, les radios, les télévisions, les radars, les lignes électriques à haute tension, certaines alarmes de sécurité, les transmissions téléphoniques et télégraphiques à longue distance, les couvertures électriques, les matelas d'eau chauffants, les lignes de transmission entre taxis, les tours de communication par satellite, les terminaux vidéo, les systèmes d'ouverture automatique de garages, et les jouets électriques. Ce n'est tout simplement pas la peine d'essayer d'y échapper.

Des recherches sur les effets de ce type de radiations non ionisantes ont abouti à la conclusion qu'une exposition excessive pouvait être dangereuse. À des niveaux importants, un lien a été établi (mais pas prouvé scientifiquement) entre les radiations non ionisantes et l'apparition chez l'être humain de lésions génétiques, d'avortements spontanés, et d'anomalies congénitales. Mais ces études ont été réalisées sur des niveaux très élevés, bien supérieurs à ceux d'une exposition normale dans la vie de tous les jours. Vous pouvez rester assise à 5 centimètres de votre télévision toute la journée pendant votre grossesse entière sans avoir à vous inquiéter des effets que peuvent avoir les radiations sur votre fœtus (ce serait plutôt pour votre santé mentale que ce serait dangereux). Mais pour aller dans le sens de la prudence, vous pouvez mettre votre fœtus hors de portée de toute nuisance si :

- Vous vous asseyez à au moins 1,5 mètre de la télévision lorsqu'elle est allumée.
- Vous vous tenez à au moins 1 mètre du four à micro-ondes lorsqu'il est en marche et plutôt sur le côté que devant.
- Vous vérifiez que votre micro-ondes ne fuit pas en effectuant ce simple test : mettez une feuille d'essuie-tout en travers de la porte ouverte et fermez-la ; vous ne devez pas pouvoir retirer la feuille en tirant sur le morceau qui dépasse. Si vous y arrivez, c'est que les joints sont usés et doivent être remplacés.
- Vous évitez de vous tenir trop près de l'arrière d'un écran d'ordinateur. La plus grande partie des radiations sont émises par l'arrière ; donc, si dans votre bureau vous êtes placée juste derrière l'écran d'un de vos collègues, il est préférable de changer de place. Mais gardez à l'esprit qu'aucune étude n'a encore établi de lien entre le fait d'utiliser un ordinateur toute la journée et des anomalies du fœtus.
- Même s'il n'a pas été prouvé que les photocopieuses pouvaient être dangereuses pour le fœtus, soyez prudente et limitez le temps que vous passez à proximité de ces machines.

Info grossesse

Les salons de bronzage utilisent les rayons ultraviolets pour rendre plus foncée la couleur naturelle de la peau. Ces rayons peuvent entraîner des cancers de la peau, un vieillissement prématuré, des taches de soleil, des anomalies de pigmentation, et des dégâts des yeux, qui sont tous des problèmes graves. En revanche, si rien de tout cela ne vous fait peur, sachez que le bronzage en cabine est inoffensif pour votre bébé ! En résumé, ne vous en faites pas trop pour les radiations issues des appareils ménagers et de communication : les niveaux sont si bas qu'ils ne risquent pas de faire du mal à votre bébé.

Les rayons X

Les radiations ionisantes, qui pénètrent dans le corps avec les rayons X, sont, elles, dangereuses pour le fœtus. Retard de croissance définitif, retard mental, et malformations sont parmi les conséquences possibles en cas d'exposition à de hauts niveaux de radiations ionisantes. Heureusement, on ne peut pas être soumis à des rayons X de façon involontaire. Lorsqu'on est exposé à des rayons X, on le sait ; vous pouvez faire le nécessaire pour les éviter ou pour en réduire les dangers :

- Reportez à après la naissance de votre bébé vos examens médicaux nécessitant l'utilisation de rayons X, comme les radiographies.
- Informez tous les médecins que vous consultez, ainsi que votre dentiste, que vous êtes enceinte et que vous ne voulez pas de rayons X.
- Si vous devez absolument passer une radiographie, insistez pour parler avec le radiologue avant l'examen. Expliquez-lui que vous êtes enceinte et qu'il vous faut l'équipement le plus moderne et la dose de radiations la plus faible possible, le nombre le plus restreint possible de rayons X, et un tablier de plomb pour protéger toutes les autres parties de votre corps. Tout cela peut permettre de réduire énormément le degré de radiations auxquelles sera exposé votre corps.
- Si vous travaillez dans un service de radiologie ou dans un cabinet dentaire, il se peut que vous deviez prendre un congé de maternité anticipé.

Info grossesse

Lorsque vous prenez l'avion, vous êtes exposée aux radiations cosmiques à haute énergie émises par les étoiles et le Soleil. La quantité de radiations à laquelle vous êtes exposée dépend de l'endroit où vous vous trouvez et de l'altitude. Plus votre avion passe à proximité du pôle Nord et du pôle Sud, plus le niveau de radiations est élevé. Les gens qui prennent souvent l'avion, le personnel de bord, et les femmes enceintes ont été avertis que les vols de longue durée à haute altitude (qui passent au-dessus des Pôles) peuvent les exposer à un niveau de radiations supérieur à ce que recommandent les services de santé.

Les produits toxiques utilisés dans les activités manuelles

Vous êtes créative et vous aimez fabriquer des choses vous-même ? Dans ce cas, vous devez prendre garde aux produits que vous utilisez. De nombreuses activités manuelles et artistiques nécessitent l'utilisation de matériaux qui peuvent être toxiques pour votre bébé. Les colles, peintures, vernis, teintures, etc. contiennent bien souvent des substances toxiques. Parfois, il est facile de reconnaître ceux qui sont dangereux parce que c'est indiqué sur leur étiquette, parce qu'ils ont une odeur très forte et très agressive, ou bien parce que leur mode d'emploi indique qu'il ne faut les utiliser que dans une pièce bien aérée. Tous ces éléments indiquent que le produit peut être nocif. Si vous avez des doutes sur un produit, contactez le fabricant. Les fabricants sont tenus de vous fournir des fiches d'information de sécurité sur lesquelles sont détaillés les ingrédients du produit, les dangers possibles, et les précautions à prendre lors de son utilisation. Bon nombre d'entre eux indiquent spécifiquement si le produit est dangereux pour les femmes enceintes. Contactez le fabricant de vos produits d'arts manuels et demandez à obtenir ces informations sans attendre.

« Dis, maman... »

Si vous voulez en savoir plus sur la sécurité de certains produits, contactez le Centre antipoison de votre région, dont vous trouverez les coordonnées sur le site : www.centres-antipoison.net.

En attendant, essayez de remplacer ces produits par des substituts plus sûrs. Les avertissements que j'ai formulés dans ce chapitre à l'attention des candidates à la peinture murale, leur disant de se méfier des peintures dans les maisons construites avant 1950, sont également valables pour les amatrices d'activités manuelles : le plomb est aussi répandu dans les vernis, dans les produits utilisés en poterie, en imprimerie, pour la fabrication de bijoux, de verre soufflé, et de vitraux. Les émanations et les fines poussières provenant de ces produits peuvent facilement être inhalées. Lorsque c'est possible, remplacez l'argile sèche par une argile sans talc, pré mélangée. Utilisez des produits d'imperméabilisation à base d'eau et d'acrylique plutôt que des glaçures pour céramiques et des vernis au cuivre. Pour les réalisations qui nécessitent l'utilisation de peinture, de colle, et de feutres marqueurs, remplacez-les tous par des produits à l'eau. Si vous êtes artiste peintre, utilisez des peintures liquides plutôt que des pigments à détrempe en poudre, ainsi que des pastels à l'huile et des craies non pulvérulentes plutôt que des pastels et craies de texture poudrée, mais aussi des peintures à l'eau plutôt que des peintures aérosol en bombe. Considérez ces contraintes comme un défi créatif et un choix responsable.

Lorsque vous ne pouvez pas remplacer un produit par un substitut plus sûr, couvrez-vous pour vous protéger :

- Portez des vêtements de protection comme une blouse et un chapeau, et laissez-les dans la pièce où vous travaillez lorsque vous avez terminé.
- Portez un masque jetable qui couvre la bouche et le nez lorsque vous travaillez avec des produits volatils ou émettant de la poussière.
- Portez des gants afin d'empêcher les produits chimiques de pénétrer dans votre flux sanguin via votre épiderme.
- Laissez toujours un couvercle sur les produits en poudre et les solvants liquides.
- Nettoyez bien la pièce où vous travaillez, nettoyez les sols à l'eau, et passez régulièrement l'aspirateur (n'utilisez pas le balai pour les sols et n'essuyez pas les tables à sec).
- Aérez bien la pièce, ouvrez les fenêtres, et utilisez des ventilateurs.

Tabac et drogues illicites

Être un bon parent implique d'abandonner ses mauvaises habitudes qui sont dangereuses pour son enfant. Cela implique d'être entièrement responsable de la vie d'un autre petit être humain complètement innocent. Cela implique de faire des sacrifices. Si vous êtes enceinte et que vous fumez ou que vous consommez des drogues illicites, vous savez que vous mettez la santé de votre enfant en danger et qu'il faut arrêter maintenant.

Le tabac

Si vous fumez, vous savez déjà ce que va dire ce paragraphe. Vous savez déjà que le tabac pendant la grossesse est dangereux pour votre bébé. Cela a été assez répété : tout le monde le sait. La question est la suivante : pourquoi continuez-vous à fumer ? Peut-être ne savez-vous pas exactement à quel point le tabac est dangereux pour votre bébé ? Alors voici les faits :

Lorsque vous fumez, votre bébé fume aussi. Il fume même plus que vous, parce que son corps est tout petit et que les concentrations de fumée et de nicotine sont bien plus élevées dans son corps que dans le vôtre. Voici ce qui se passe :

1. La fumée fait diminuer l'oxygène dans le sang ; votre bébé en reçoit donc une quantité réduite à chaque fois que vous fumez.
2. La fumée réduit les quantités de nutriments transmises de la mère au bébé.

La fumée fait entrer du monoxyde de carbone dans le corps – ce qui réduit encore l'apport en oxygène.

3. Les conséquences de ces changements dans votre corps peuvent être très dangereuses pour votre bébé. En voici quelques-unes :

- Un retard de croissance intra-utérin. C'est-à-dire que le bébé ne grandit pas autant qu'il le devrait.
- Un faible poids de naissance. Les enfants nés de mères fumeuses avec un poids en dessous de la normale ont en général plus de problèmes médicaux et respiratoires que les enfants de mères non fumeuses.
- Des problèmes majeurs à la naissance. Les mères fumeuses ont environ 25 % de plus de risques de faire une fausse couche, d'accoucher prématurément, ou de mettre au monde un enfant mort-né.
- Des anomalies du placenta. Le tabac est lié à un risque accru d'implantation anormale du placenta et de décollement prématuré du placenta.
- La *mort subite du nourrisson*. Les bébés nés de mères fumeuses ont 2 fois plus de risques de mourir de ce syndrome.
- Des déficiences à long terme de la croissance et du développement intellectuel. Les enfants de mères fumeuses sont souvent plus petits que les autres et ont un QI moins élevé.
- Des troubles du comportement. On soupçonne la nicotine d'endommager le cerveau du fœtus – ce qui entraîne des problèmes ultérieurs de sociabilisation et de comportement.

Voca-bébé

La **mort subite du nourrisson** se produit lorsqu'un bébé arrête de respirer dans son sommeil et meurt.

Ces raisons vous semblent-elles suffisantes pour arrêter de fumer ? La bonne nouvelle, c'est que les cigarettes que vous avez fumées avant votre grossesse ne représentent pas de danger pour le fœtus. Et l'autre bonne nouvelle, c'est que, quel que soit le moment de votre grossesse où vous arrêterez de fumer, ce sera toujours bénéfique pour votre bébé. Bien entendu, le mieux est d'arrêter dès le début ce qui permet à votre bébé de se développer dans les meilleures conditions tout au long de la grossesse. Mais même si une femme arrête le tabac au 8e mois, les bienfaits pour elle comme pour son bébé se ressentent nettement. Les femmes qui fument ont des accouchements plus difficiles, mais si la fumée et la nicotine sont éliminées de l'organisme juste avant la naissance du bébé, leur accouchement en sera facilité. Cela permet aussi d'assurer un meilleur apport en oxygène au bébé – ce qui lui sera nécessaire lors de l'accouchement.

La nicotine est une drogue à accoutumance et le sevrage n'est pas une chose facile. Votre médecin vous aidera volontiers à trouver une méthode qui vous encouragera dans votre louable effort. Le résultat final vaudra bien ce sacrifice. Pour vous aider à ne pas perdre de vue les raisons pour lesquelles vous arrêtez de fumer et à reposer immédiatement la prochaine cigarette que vous prendrez, fermez les yeux et imaginez la scène suivante : votre adorable bébé, en pleine santé, complètement innocent, est dans vos bras et vous sourit. Vous prenez une cigarette allumée, la mettez dans sa bouche, et lui pincez le nez, le forçant à avaler la fumée. Vous vous imaginez faire ça ? Cela semble inimaginablement cruel, mais c'est pourtant exactement ce que vous faites si vous mettez une cigarette dans votre bouche lorsque votre bébé est dans votre ventre : vous le faites fumer, lui aussi.

Côté papa

Vous n'avez pas le choix. Si vous fumez, c'est le moment d'arrêter. Le tabagisme passif que vos cigarettes ou cigares imposent à votre compagne met la santé de votre bébé en grand danger. Et lorsque le bébé sera là, la fumée qu'il pourra inhaler dans l'air de la maison est très nocive pour lui. Si vous n'arrivez pas à arrêter du jour au lendemain, allez au moins fumer à l'extérieur, le plus loin possible de votre compagne.

Le cannabis : l'erreur à ne pas faire

Oui, je sais : le cannabis a des vertus médicinales et il est présent dans des traitements prescrits dans certains pays par des médecins pour soigner certaines maladies. Si une femme enceinte prenait un de ces traitements, elle devrait en parler avec son médecin afin d'en évaluer les risques et les bienfaits pendant sa grossesse. La décision de poursuivre l'utilisation thérapeutique du cannabis pendant la grossesse est une décision personnelle. Reste que, mis à part ces cas où il est prescrit par un médecin pour traiter une maladie préexistante à la grossesse, le cannabis est mauvais pour le fœtus. Les nombreuses études sur l'ingrédient principal du cannabis (appelé « tétra-hydrocannabinol », ou THC) menées sur des animaux ont montré chaque fois un pourcentage nettement plus

« Dis, maman... »

Suivez les conseils des chercheurs de l'INSERM (Institut national de la santé et de la recherche médicale), qui ont déclaré la consommation de cannabis par une femme enceinte dangereuse pour la santé de son bébé. (Mais ne vous en faites pas pour les joints que vous avez fumés il y a quelques années : ils n'auront aucun effet sur la santé de votre bébé aujourd'hui !)

élevé de fausses couches, d'enfants mort-nés, et de morts infantiles chez les enfants nés de mères ayant consommé du cannabis pendant leur grossesse. On ne sait pas exactement comment l'expliquer, mais le THC passe facilement du sang de la mère à celui du bébé ce qui peut entraîner un fonctionnement anormal du placenta. D'autres études ont montré que le cannabis a des répercussions sur le déroulement de l'accouchement. Certaines ont montré une phase de travail plus longue et plus difficile chez les femmes consommant du cannabis, tandis que d'autres ont abouti à la conclusion que le cannabis pouvait provoquer des accouchements rapides et imprévus en augmentant l'intensité des contractions utérines. Quoi qu'il en soit, il semblerait que le cannabis puisse modifier le déroulement naturel d'un accouchement.

Toutes les conséquences que peut avoir le tabac (énumérées plus haut dans ce chapitre), parmi lesquelles un faible poids de naissance et un retard intellectuel, se retrouvent également chez les enfants des femmes qui fument du cannabis.

Les narcotiques : en consommer, c'est jouer avec le feu

Voca-bébé

Un **narcotique** est une drogue qui altère la perception, induit un état proche du sommeil, et peut entraîner l'accoutumance. Un narcotique récréatif est un narcotique qui n'est pas prescrit pour des raisons médicales et qui est consommé « pour le plaisir ».

C'est très simple à se rappeler : tous les *narcotiques* sont dangereux pour le fœtus. Toutes les drogues « récréatives » illicites connues (y compris la cocaïne / le crack, l'héroïne, la méthadone, le LSD, et le PCP) peuvent avoir des conséquences catastrophiques sur le fœtus.

Il faudrait un livre entier pour détailler les dégâts que ces drogues récréatives peuvent avoir sur un fœtus. Pour se faire une idée de leur pouvoir de destruction, vous pouvez imaginer à peu près tout ce qui peut mal se passer (malformations, fausse couche, enfant mort-né, anomalies du placenta, détresse fœtale, hypertension, faible poids de naissance...) et vous dire que ces drogues peuvent avoir ces conséquences. Les cellules de votre fœtus ne peuvent pas se développer normalement si elles sont exposées à des narcotiques.

Si vous consommez des narcotiques illicites occasionnellement, pour faire la fête, sachez que la fête est finie. Vous devez arrêter pendant votre grossesse. Si vous êtes accro à une de ces drogues, parlez-en immédiatement à votre médecin. Il ne faut pas essayer de cacher quelque chose comme ça. Il n'y a pas de honte à être dépendante la honte serait plutôt de laisser votre bébé en souffrir en vous taisant. Votre médecin est là pour vous aider, vous et votre bébé, et il vous apportera toutes les informations et le soutien nécessaires pour arrêter. Vous pouvez également appeler Drogues Info Service au 0 800 23

13 13 (ce numéro fonctionne en permanence et gratuitement depuis un poste fixe – avec un portable, l'appel se fait au 01 70 23 13 13 au prix d'une communication ordinaire) pour obtenir des informations et connaître les organismes qui peuvent vous aider à arrêter. Faites quelque chose pour vous et pour votre enfant, aujourd'hui.

Info grossesse

La cocaïne passe du sang de la mère au fœtus en quelques minutes et reste dans le liquide amniotique pendant parfois 5 jours. En avalant ce liquide amniotique (ce que font tous les bébés in utero), le fœtus continue à en absorber pendant toute cette durée. Une prise pour la mère entraîne environ 1 semaine d'absorption par le bébé !

Dans plusieurs États américains, il a été proposé que les femmes enceintes qui prennent du crack ou de la cocaïne pendant leur grossesse soient envoyées en prison pour maltraitance et mise en danger de l'enfant. La plupart des juges préfèrent cependant envoyer ces femmes en désintoxication.

À la lecture de ce chapitre, on peut retirer l'impression que le monde est trop dangereux pour faire un enfant. Mais ce n'est pas vraiment le cas, si vous restez prudente et que vous faites preuve de bon sens. Tout ce qui est bon pour votre santé est aussi bon pour la santé de votre bébé. Éviter le contact avec les pesticides, les produits de nettoyage pour les fours, la peinture au plomb, l'air pollué, les colles et vernis toxiques, et les drogues récréatives comme la nicotine, le cannabis, et la cocaïne, tout cela est une question de bon sens. Soignez votre santé et votre enfant se portera bien.

Ce qu'il faut retenir

- → Le virus du Nil occidental peut être transmis d'une femme enceinte à son fœtus.
- → La plupart des nettoyants ménagers ne représentent aucun danger pour les femmes enceintes. Mais si vous souhaitez repeindre des murs, utilisez uniquement des peintures à l'eau. Évitez la térébenthine, les solvants liquides, et les peintures à l'huile, au plomb, ou au mercure.
- → Les voitures, les fourneaux, et la fumée de cigarette remplissent l'air de monoxyde de carbone, qui, à dose élevée, est dangereux pour le fœtus. Évitez également de vous faire teindre ou permanenter les cheveux pendant les trois premiers mois de votre grossesse.
- → À la maison, les radiations émises par la télévision, le four à micro-ondes, la radio, les couvertures électriques, les ordinateurs, etc. ne sont pas dangereuses pour le fœtus.
- → Les radiographies sont déconseillées lors de la grossesse. Il faut éviter d'en passer ou, si c'est absolument nécessaire, en limiter le nombre ainsi que la dose de rayons X reçue. De nombreux produits utilisés pour les travaux manuels et artistiques contiennent également des toxines pouvant être dangereuses pour le fœtus.
- → Si vous consommiez des drogues récréatives, la fête est finie. Votre bébé en devenir peut être gravement affecté par le tabac, le cannabis, et les narcotiques comme le crack / la cocaïne, l'héroïne, le LSD, et le PCP.

QCM

1 – Quelle doit être la base de l'alimentation d'une femme enceinte ?

- ❑ **A** - les céréales
- ❑ **B** - les produits laitiers
- ❑ **C** - les aliments riches en fibres

2 – Quel est le nombre de verres d'eau qu'une femme enceinte doit boire chaque jour au minimum ?

- ❑ **A** - 6
- ❑ **B** - 8
- ❑ **C** - 10

3 – Quel type d'aliment constitue une bonne source de fer ?

- ❑ **A** - les fromages frais
- ❑ **B** - les légumes secs
- ❑ **C** - les fruits secs

4 – Quel aliment est à proscrire pendant la grossesse ?

- ❑ **A** - l'œuf dur
- ❑ **B** - le taboulé
- ❑ **C** - le pâté

5 – Quel effet néfaste peut avoir l'aspartame consommé en excès ?

- ❑ **A** - il augmente la tension artérielle
- ❑ **B** - il accélère le rythme cardiaque
- ❑ **C** - il accroît l'anxiété

6 – De combien de calories supplémentaires une femme enceinte a-t-elle besoin chaque jour ?

- ❑ **A** - 300
- ❑ **B** - 450
- ❑ **C** - 600

7 – Quel antalgique faut-il préférer durant la grossesse ?

- ❑ **A** - l'aspirine
- ❑ **B** - le paracétamol
- ❑ **C** - l'ibuprofène

8 – Que peut prescrire le médecin pour venir à bout des nausées ?

- ❑ **A** - un antihistaminique
- ❑ **B** - un antiasthénique
- ❑ **C** - un anxiolytique

9 – Quel est l'antibiotique dont l'utilisation est la plus sûre pendant la grossesse ?

- ❑ **A** - la pénicilline
- ❑ **B** - la streptomycine
- ❑ **C** - la tétracycline

10 – Quel produit ménager faut-il éviter d'utiliser durant la grossesse ?

- ❑ **A** - l'eau de Javel
- ❑ **B** - les produits à vitres
- ❑ **C** - les nettoyants pour four

11 – Quelle peinture peut être utilisée sans danger par une femme enceinte ?

- ❑ **A** - la peinture acrylique (à l'eau)
- ❑ **B** - la peinture glycéro
- ❑ **C** - la peinture au plomb

12 – Quelle conséquence le fait de fumer pendant la grossesse peut-il avoir pour le bébé ?

- ❑ **A** - un retard de croissance intra-utérin
- ❑ **B** - un faible poids de naissance
- ❑ **C** - une naissance prématurée

Réponses

1 : A - 2 : B - 3 : B et C - 4 : C - 5 : C - 6 : A - 7 : B - 8 : A - 9 : A - 10 : C - 11 : A - 12 : A, B et C

Nombre de bonnes réponses ❑

Si vous avez au moins 10 bonnes réponses, passez au chapitre suivant, sinon… faites quelques révisions !

Partie 4

Au jour le jour

Même si une grossesse a tendance à prendre le pas sur tous les autres aspects de l'existence d'une femme, il reste tout de même des moments du quotidien où la vie continue telle qu'elle a toujours été.

Faire de l'exercice reste une chose importante. Si vous êtes déjà une sportive, gardez vos bonnes habitudes. Ce chapitre vous expliquera comment adapter votre rythme pour que votre bébé reste en sécurité et en bonne santé. Si vous n'êtes pas très active, voilà une bonne occasion de commencer – tout en douceur. Si vous mettez à profit les 9 mois avant l'accouchement pour tonifier vos muscles, celui-ci se passera d'autant mieux et vous retrouverez votre silhouette beaucoup plus vite par la suite.

Si vous travaillez et que vous avez l'intention de garder le même emploi du temps jusqu'au bout, vous allez avoir besoin de quelques conseils pour vous aider à vous sentir bien et à rester en forme. Vous trouverez dans ce chapitre des astuces testées et approuvées qui vous permettront de continuer à travailler lorsque votre grossesse se fera pesante.

Les choses les plus simples, celles que vous considérez bien souvent comme des évidences, peuvent tout à coup devenir un vrai casse-tête lorsqu'on est enceinte. Ce chapitre vous expliquera que faire l'amour, voyager, dormir, et prendre un bain peuvent continuer à être des moments de plaisir et de détente, à condition de faire quelques ajustements pour votre petit passager supplémentaire.

Chapitre

20

Bouger et faire du sport

Dans ce chapitre

- Les bienfaits de l'activité physique pendant la grossesse
- Les façons dont la grossesse change votre manière de vous déplacer
- Les risques du sport, les choses à éviter, et les signes de danger
- Des mouvements adaptés aux débutantes, des conseils pour les sportives avisées, et quelques exercices simples pour les femmes enceintes
- La gymnastique en groupe
- Quelques exercices de relaxation recommandés

Au début du xxe siècle, la grossesse était considérée comme une maladie. Les femmes des classes sociales aisées avaient pour instruction de garder le lit jusqu'à l'arrivée de leur bébé. Toute activité physique était arrêtée et c'est l'immobilité qui faisait office de mesure de santé. Comme les choses ont changé depuis ! Aujourd'hui les femmes enceintes sont encouragées à bouger, à faire de l'exercice, et à entretenir leur forme en tonifiant leur corps. Le ramollissement n'est plus à la mode : à vos survêtements !

Pourquoi faire de l'exercice ?

Votre corps est soumis à rude épreuve pendant la grossesse. Vos os, vos muscles, vos articulations, et vos organes font de leur mieux pour répondre aux besoins de votre bébé en développement. Un peu d'aide ne ferait pas de mal à votre corps ! C'est pour cela que l'activité physique est très importante. Elle vous est aussi bénéfique qu'à n'importe qui, et même un peu plus du fait que vous êtes enceinte.

On sait que l'exercice physique pendant la grossesse a les mêmes bienfaits qu'à n'importe quel autre moment, comme par exemple :

- Plus de tonicité musculaire.
- Une meilleure circulation sanguine.
- Moins de fatigue et plus d'énergie.
- Plus de bien-être émotionnel et de bonne humeur.
- Moins de prise de poids.

Mais pendant la grossesse, bouger apporte encore d'autres petits plus, comme par exemple :

- Plus de tonicité musculaire pour vous aider à porter le poids supplémentaire de votre bébé.
- Moins de gonflements des jambes, des pieds, des mains, et du visage.
- Moins de constipation.
- Moins de sensations de lourdeur dans les jambes et de mal de dos.
- Plus de tonus et d'endurance pour l'accouchement (en moyenne, un accouchement demande le même effort d'endurance qu'un jogging de 20 kilomètres !).
- Une silhouette plus vite retrouvée après l'accouchement.
- Pour toutes ces raisons, voici l'occasion rêvée de vous lever du canapé et de vous activer !

Les modifications de la pratique sportive pendant la grossesse

Même si vous êtes une athlète confirmée, votre corps réagira différemment à l'activité physique pendant la grossesse. Vous constaterez, par exemple, que :

- Votre corps est déséquilibré après la 20e semaine environ, car, à mesure que votre ventre grossit, votre centre de gravité se déplace et vous tombez plus facilement. Il faut bien garder cela à l'esprit si vous pratiquez des activités comme le jogging ou le tennis.

- Lorsque votre utérus commence à empiéter sur la zone pulmonaire, vous constatez que vous avez moins de souffle qu'avant. Et un entraînement plus intensif ou plus long n'y changera rien.
- Votre cœur bat naturellement plus vite pendant la grossesse. Cela signifie que vous aurez moins d'effort à faire pour atteindre votre rythme de croisière. Cela signifie aussi qu'il sera plus facilement dépassé.
- Le volume sanguin augmente pendant la grossesse, mais davantage de sang est envoyé vers les organes internes (comme l'utérus) et moins vers les muscles. Les muscles peuvent donc fatiguer plus vite.
- L'hormone appelée « relaxine » assouplit les articulations du bassin en préparation à l'accouchement, mais elle a aussi pour effet de détendre l'ensemble des ligaments et des articulations vous êtes donc plus vulnérable aux entorses et aux chutes.

« Dis, maman... »

Certaines femmes ne doivent pas faire de sport du tout pendant leur grossesse. Demandez l'avis de votre médecin avant de commencer toute activité sportive.

Une autre chose peut modifier votre pratique sportive pendant la grossesse : le fait que votre circulation sanguine et votre métabolisme sont accélérés. Cela signifie que vous aurez plus chaud que d'habitude en faisant du sport et que vous pouvez vous retrouver en surchauffe plus vite que prévu. Cela peut être dangereux. Des études effectuées sur des animaux ont montré qu'une surchauffe du corps peut entraîner des anomalies de naissance. Par prudence, il est donc déconseillé de faire des efforts physiques entraînant une forte hausse de température, en particulier au 1er trimestre de grossesse. Pour évaluer celle-ci, prenez votre température en plaçant un thermomètre sous votre aisselle une fois votre entraînement terminé. Elle ne doit pas dépasser les 38,3 °C.

Pour limiter votre hausse de température, suivez les recommandations suivantes :

- Buvez environ 400 ml d'eau ou une boisson énergisante 2 heures avant de commencer votre activité.
- Pendant votre activité, buvez 150 à 300 millilitres toutes les 15 à 20 minutes.
- Pesez-vous avant et après votre activité et buvez 1 verre d'eau supplémentaire pour chaque 250 grammes perdus.

Il est clair que, pendant la grossesse, faire de l'exercice n'est plus la même chose. Votre corps réagissant différemment à l'effort physique, vous devez garder à l'esprit le fait que votre activité sportive n'affecte plus seulement vous, mais également votre bébé.

Les risques du sport, les choses à éviter, et les signes de danger

Certaines activités sont tout simplement dangereuses pour les femmes enceintes. Votre corps ne réagit pas à la tension physique de la même manière que lorsque vous n'étiez pas enceinte. C'est tout particulièrement vrai pour les activités impliquant des secousses ou des efforts violents au niveau du ventre. Évitez de sauter, de faire des mouvements saccadés, ou impliquant des changements de direction brusques : cela peut entraîner une instabilité articulaire et des blessures.

Certains sports étant dangereux pour le fœtus, il vous est conseillé de vous abstenir de pratiquer les activités suivantes :

- **La plongée sous-marine :** la décompression est dangereuse pour le fœtus.
- **Le ski :** qu'il soit nautique ou alpin, le ski représente un fort risque de chutes et collisions violentes. Le ski de fond est relativement sans danger, à condition de rester à des altitudes inférieures à 3 000 mètres. Si vous montez au-dessus de cette limite, votre fœtus risque de manquer de l'oxygène qui lui est nécessaire.
- **Le surf :** les chutes violentes sont dangereuses. N'y pensez même pas !
- **L'équitation :** ce sport est trop dangereux du fait du risque de chutes graves.
- **Les sports de contact :** si vous pratiquez le football américain, la lutte, le hockey, ou le basket-ball, vous devrez attendre d'avoir accouché pour vous y remettre.
- **Le jogging :** il peut entraîner une surchauffe du corps et des luxations (déboîtements articulaires). À ne pratiquer que si vous êtes une joggeuse confirmée et pendant le 1er et le 2e trimestre uniquement.

Cette liste n'est que partielle et montre des dangers qui sont évidents. Quel que soit le sport que vous envisagez de faire, faites preuve de bon sens (inutile de préciser, par exemple, qu'il est hors de question de faire du saut en parachute au 9e mois !), et demandez l'avis de votre médecin sur l'activité que vous souhaiteriez pratiquer.

Mais même en suivant toutes les mesures de précaution énoncées, il faut rester attentive à d'éventuels signes de danger. Si un des symptômes suivants apparaît lorsque vous faites du sport, arrêtez immédiatement et appelez votre médecin :

- Des saignements vaginaux.
- Des étourdissements ou des vertiges.

- Un essoufflement.
- Des douleurs aiguës (quel que soit leur emplacement, mais surtout du dos ou du ventre).
- Des contractions.

L'apparition de l'un ou l'autre de ces signes peut indiquer que vous devez modérer votre activité ou que vous avez besoin d'être examinée par un médecin. Quoi qu'il en soit, il faut indiquer à votre médecin que c'est votre activité physique qui est à l'origine de cette réaction. Lorsqu'on est enceinte, le vieil adage selon lequel il faut souffrir pour être belle (ou en forme !) n'a pas cours.

Info grossesse

Par le passé, il était conseillé aux femmes enceintes diabétiques de ne pas faire de sport par crainte de « remuer » les sucres dans leur sang, susceptibles d'affecter le fœtus. Mais des études plus récentes ont fait changer de point de vue de nombreux médecins. Une activité douce à modérée des femmes diabétiques ne semble pas avoir d'effets négatifs sur une grossesse et est même bénéfique pour la mère comme pour le bébé. Cependant, les femmes enceintes diabétiques ne doivent bien entendu envisager d'activité sportive qu'avec l'accord de leur médecin et sous suivi médical régulier.

Les sportives débutantes

Si le seul sport que vous avez fait au cours de l'année écoulée se résume à vous lever de votre chaise et à vous y rasseoir, un peu d'exercices de remise en forme ne vous feront pas de mal aujourd'hui ! Mais ce n'est pas non plus le moment de vous lancer dans un programme intensif du jour au lendemain. La première chose à faire est de voir avec votre médecin si vous êtes assez en forme pour commencer une activité sportive. Ensuite, avec son accord, commencez tout en douceur, de façon progressive. Vous pouvez débuter par quelques étirements, de la marche, de la natation, ou du vélo d'appartement.

Sport et grossesse : ce qu'il faut faire et ce qu'il ne faut pas faire

Même les activités les plus sûres doivent être pratiquées sous surveillance attentive pendant la grossesse. Cette liste de recommandations vous aidera à définir votre programme d'activité physique en connaissance de cause :

Ce qu'il ne faut pas faire

- Ne commencez pas de nouvelle activité sportive sans l'accord explicite de votre médecin si vous avez :
- de la toxémie
- de l'hypertension
- une maladie des reins ou du cœur
- des antécédents de fausse couche ou d'accouchement prématuré
- une surcharge pondérale importante
- un placenta *praevia* ou des saignements en cours de grossesse
- de l'asthme
- une grossesse multiple
- Allez-y en douceur. Si un exercice vous fait mal, passez au suivant. Si vous fatiguez, arrêtez-vous. Ne forcez pas jusqu'à l'épuisement. Si, par exemple, vous n'avez plus assez de souffle pour parler, c'est que vous êtes allée trop loin. Écoutez votre corps et ne continuez que si vous vous sentez bien.
- Après le 1er trimestre, ne faites pas d'exercice allongée sur le dos (comme des abdominaux). Cette position fait peser le poids du bébé sur une veine conduisant au cœur ; cela peut donc réduire l'apport de sang vers le fœtus.
- Ne faites pas d'exercices impliquant des étirements trop forts. Vos articulations et vos ligaments sont moins solides que d'habitude et vous risquez de vous blesser.

Ce qu'il faut faire

Lorsque vous commencez une activité sportive pendant la grossesse, il y a quelques précautions à respecter afin que vous et votre bébé retiriez un maximum de bienfaits de vos efforts :

- Demandez l'avis de votre médecin avant de commencer tout programme d'exercice physique. Expliquez-lui ce que vous faisiez avant d'être enceinte, ce que vous souhaitez faire aujourd'hui, et le temps que vous voulez y consacrer. Ensemble, vous définirez une pratique sportive aussi bénéfique que possible et qui ne représente aucun risque pour vous.

- Échauffez-vous avant chaque séance. Prenez au moins 5 minutes pour marcher doucement ou faire du vélo d'appartement avant de commencer vos exercices.
- Arrêtez-vous en douceur. Faites quelques pas lents en attendant que votre respiration et votre rythme cardiaque reviennent à la normale. Un arrêt trop soudain peut entraîner des étourdissements.
- Prenez le temps de vous relever lentement. Si vous vous levez du sol trop brusquement, vous pouvez avoir des vertiges et même vous évanouir : votre cœur bat si fort pour envoyer du sang vers tous les muscles qui ont travaillé qu'il se peut qu'il n'en envoie plus assez vers votre cerveau. Levez-vous toujours doucement.
- Buvez beaucoup d'eau avant, pendant, et après votre activité.
- Restez au frais. Il est très important que votre organisme ne surchauffe pas, en particulier au 1er trimestre. Portez des vêtements amples et buvez beaucoup avant, pendant, et après vos exercices. Évitez les efforts trop éprouvants en extérieur par temps chaud et lourd.
- Veillez à consommer suffisamment de calories. Même si le seul exercice que vous faites est de soulever la télécommande de la télévision, vous avez besoin de 300 calories supplémentaires chaque jour pour nourrir votre bébé. Ne faites pas d'exercice dans le but de perdre du poids pendant la grossesse.
- Programmez-vous un temps défini d'activité sportive chaque jour. La vie est mouvementée et, si vous ne réservez pas un moment particulier, vous risquez de ne pas le faire du tout. Gardez-vous 20 à 30 minutes au moins 3 fois par semaine pour pratiquer votre activité sportive.

Les sportives confirmées

Si vous avez toujours été sportive, ne vous arrêtez pas aujourd'hui parce que vous êtes enceinte. Les femmes en bonne santé générale et en forme, habituées à pratiquer un sport avant leur grossesse, peuvent continuer à le faire pendant ces 9 mois sans compromettre la santé ou le développement de leur bébé – mais avec quelques ajustements :

- Prenez bien garde à ne pas vous mettre en surchauffe, en particulier au 1er trimestre. L'excès de chaleur de votre corps peut être transféré au fœtus via le placenta. Le fœtus ne pouvant pas transpirer (ce qui sert à faire baisser la température du corps), une surchauffe de l'organisme peut être très dangereuse pour lui à la période où la plupart de ses organes vitaux et des parties de son corps sont en formation.
- Vous allez disposer de moins d'oxygène pour les exercices aérobies (c'est votre bébé qui en consomme la plus grande partie). De façon générale, vous ne devriez pas aller au-delà de 60 % de votre rythme cardiaque maximum (environ 140 battements par minute).
- Arrêtez-vous avant d'être épuisée. Auparavant, peut-être aviez-vous besoin d'aller au bout de vos limites pour vous sentir satisfaite ? Aujourd'hui, vous pouvez mettre la santé de votre bébé en danger si vous allez trop loin. Le surplus d'oxygène et de nutriments que vos muscles réclament leur est fourni aux dépens des besoins de votre bébé. Dans des cas extrêmes, cela peut entraîner une détresse fœtale.
- En général, une activité physique douce à modérée a peu d'effets sur la glycémie parce que l'énergie est puisée dans les graisses et les glucides. Mais pendant la grossesse, la glycémie est la source principale d'énergie physique, en particulier pendant les efforts intenses ou prolongés. Et une hypoglycémie peut avoir des effets secondaires importants sur le fœtus.
- Limitez la partie la plus éprouvante de votre entraînement à 15 à 20 minutes seulement. Cela permettra de réduire le risque d'excès de température corporelle et de blessures musculo-squelettiques (fractures, entorses, foulures...).

Vous devriez également évaluer le rapport risques/bienfaits de votre activité préférée. Si vous êtes une passionnée de course cycliste, vous devez prendre en compte les dangers d'une éventuelle chute, en particulier après le 4e mois, lorsqu'un choc ou une blessure au ventre peut avoir des conséquences graves. Cela est valable également pour les sports comme le surf, l'équitation, et le ski. Même le tennis peut être dangereux lorsque votre centre de gravité se déplace, après la 20e semaine. À cette même période, les ligaments qui maintiennent vos articulations se détendent et vous risquez de vous blesser plus facilement si vous tombez.

Si vous pratiquez la musculation à l'aide de poids, vous pouvez continuer tout au long de votre grossesse à condition de suivre les précautions suivantes :

- Ne restez pas debout au même endroit pendant de longs moments lorsque vous vous entraînez avec des poids (cela peut diminuer l'apport sanguin vers le fœtus). Soyez mobile, faites des allers et retours, changez de position.

- Ne vous mettez pas allongée sur le dos pour soulever des poids.
- Faites très attention en manipulant des poids libres afin d'éviter les chocs sur le ventre et ne faites pas la manœuvre de Valsalva (expiration poussée tout en empêchant l'air de sortir).
- Pour avoir moins de risques de vous abîmer les articulations (maintenant que vos ligaments se sont détendus), utilisez des poids moins lourds et compensez en faisant plus de mouvements.
- Débuter une grossesse en bonne forme physique vous a donné un avantage que vous n'avez pas intérêt à perdre en devenant paresseuse aujourd'hui. Continuez à faire du sport, mais en adaptant votre pratique à la nécessité de protéger votre bébé.

Pour toutes les sportives

Que vous soyez une débutante ou une pro, voici quelques exercices spécialement conçus pour renforcer les muscles les plus sollicités pendant la grossesse...

Les exercices de Kegel

Voilà un type d'exercice adapté aux femmes enceintes, qui fait travailler les muscles du vagin ! C'est simple et facile, et pourtant très important de tonifier les muscles qui vont avoir tant à faire lorsque vous mettrez votre bébé au monde. Les *exercices de Kegel*, du nom du médecin qui les mit au point, peuvent être faits n'importe où, à n'importe quel moment, sans équipement, tenue, ou entraînement particuliers.

Voca-bébé

Les **exercices de Kegel** sont des exercices destinés à tonifier et à renforcer les muscles vaginaux en préparation à l'accouchement.

Imaginez que vous avez une envie irrépressible d'uriner, mais que vous devez vous retenir en attendant de trouver des toilettes. Serrez fort ces muscles vaginaux. Voilà ! Ce que vous venez de faire est un exercice de Kegel. Pour faire ces exercices, contractez les muscles de vos zones vaginale et anale aussi longtemps que possible (en comptant jusqu'à 10). Puis relâchez-les. Recommencez au moins 25 fois dans la journée. En faisant travailler ces muscles, vous les préparez à l'accouchement et vous leur permettrez de retrouver leur tonicité plus vite après la naissance de votre bébé.

Faire travailler les abdominaux

Les exercices destinés à faire travailler les abdominaux permettent de soulager le poids exercé sur les cuisses et le bas du dos et vous aident à porter votre bébé de façon plus confortable. Il existe de nombreux exercices simples pour les abdominaux que vous pouvez faire sans risquer de forcer. Essayez, par exemple, ceux-ci :

- Pendant les quatre premiers mois, où vous pouvez faire des exercices sur le dos sans danger, allongez-vous jambes tendues. Soulevez la tête et essayez de toucher votre poitrine avec le menton. Tenez la pose pendant 3 secondes, puis relâchez. Recommencez 5 fois d'affilée, 2 fois par jour. Si vous le faites correctement, vous sentirez les muscles de votre ventre se contracter lorsque vous soulevez la tête.
- Que vous soyez assise, debout, ou couchée, vous pouvez renforcer vos abdominaux en resserrant les muscles du ventre volontairement. Contractez ces muscles, puis comptez jusqu'à 3 avant de relâcher. Recommencez par séries de 5 fois, 2 fois par jour.
- L'exercice appelé « bascule du bassin » est excellent pour vos abdominaux. Pendant les quatre premiers mois, vous pouvez le faire allongée par terre, genoux fléchis. Après le 4e mois, vous pouvez continuer en le faisant dos à plat contre un mur. C'est simple : détendez-vous et appuyez le creux de votre dos contre le sol ou le mur. Vous sentez vos abdominaux se contracter ? Tenez la pose pendant 3 secondes, puis relâchez. À faire 5 fois de suite, 2 fois par jour.

Faire travailler les jambes

Les exercices des jambes améliorent la circulation sanguine et permettent de diminuer les gonflements et les crampes de la cheville et du mollet. Vous pouvez essayer ces quelques exercices simples :

- Allongez-vous sur le côté, la tête sur un oreiller. Pliez légèrement la jambe du dessous et maintenez celle du dessus tendue. Levez la jambe du dessus, orteils tendus, aussi haut que possible mais sans forcer. Puis reposez-la sur le sol. Recommencez 4 fois puis tournez-vous sur l'autre côté pour faire l'exercice avec l'autre jambe.
- Voici un exercice excellent pour les cuisses : asseyez-vous au sol, les jambes tendues devant vous. Croisez-les en faisant passer votre cheville gauche au-dessus de votre genou droit. Utilisez votre main droite pour tirer votre cuisse gauche vers la droite. Vous sentez comme ça tire ? Restez dans cette position pendant 1 minute, puis recommencez de l'autre côté. 1 fois par jour suffit. Attention à ne pas forcer. !

Info grossesse

Il existe un mythe selon lequel, si une femme enceinte lève les bras au-dessus de la tête, son bébé s'emmêlera dans son cordon ombilical. Ce n'est pas vrai ! N'hésitez pas à tendre les bras bien haut en faisant vos exercices.

Les étirements

Pendant la grossesse, vos articulations et vos ligaments sont moins solides et vous risquez de vous blesser plus facilement. Vous pouvez renforcer les muscles entourant ces zones fragilisées en faisant quelques étirements tout en douceur chaque jour :

1. Levez les bras au-dessus de la tête et étirez-les.
2. Penchez-vous en avant et décrivez de grands cercles avec le buste.
3. Baissez le menton vers la poitrine et faites pivoter votre tête en décrivant un grand cercle.
4. Haussez les épaules, faites-les descendre vers l'arrière puis remonter vers l'avant, et continuez en un mouvement circulaire.
5. Tendez la pointe du pied, puis faites 10 mouvements circulaires de la cheville (à répéter avec l'autre cheville). Tendez la pointe du pied, puis faites-la remonter en direction du genou, 10 fois (à répéter avec l'autre pied). Si vous sentez votre muscle se raidir, arrêtez l'exercice.
6. Prenez vos mains l'une dans l'autre derrière votre dos. Levez les bras aussi haut que possible. Maintenez quelques secondes, puis relâchez.

Ces quelques exercices sont un bon début, mais ne vous en tenez pas là. Il existe aujourd'hui sur le marché de très bons livres et de très bonnes vidéos qui vous permettront de mettre au point un programme d'exercices bénéfiques pendant la grossesse. Soumettez à l'avis de votre médecin celui que, vous, vous souhaitez suivre et mettez-vous au travail, pour votre plus grand bien et celui de votre bébé !

Les activités en groupe

Faire du sport toute seule peut être ennuyeux. Cela peut aussi mettre à mal vos bonnes intentions : sans d'autres gens pour vous encourager et vous faire rester sur le bon chemin, vous risquez d'abandonner. Appelez la salle de gym ou de *fitness* la plus proche de chez vous, votre maison de quartier, ou votre centre sportif et demandez s'il existe des séances de gym pour les futures mamans.

Les exercices de relaxation

Les mots *relaxation* et *exercice* peuvent vous sembler contradictoires, et pourtant les exercices de relaxation sont un moyen fabuleux de faire travailler votre corps et votre esprit tout en douceur. Ces exercices vous aident à gérer les tensions émotionnelles et mentales de la grossesse, tout en vous apprenant à contrôler les douleurs de l'accouchement, mentalement et physiquement. Le mieux est de les faire le plus souvent possible dans des moments où vous êtes calme, afin qu'ils soient efficaces dans ceux où vous êtes tendue et pendant l'accouchement. Après tout, il ne vous viendrait pas à l'idée de commencer à jouer du piano devant une salle de concert pleine de monde ou d'aller sur l'autoroute la première fois que vous conduisez une voiture. C'est sur ce même principe que reposent ces exercices : si vous pratiquez des techniques de relaxation lorsque vous êtes parfaitement calme, vous pourrez les utiliser efficacement à d'autres moments, lorsque votre concentration sera perturbée par le stress ou la douleur.

Coté papa

Si votre compagne fait l'effort de faire plus d'exercice physique pour la santé de votre bébé, apportez-lui votre soutien. Ne vous montrez pas indifférent : encouragez-la et louez son énergie. Mieux : joignez-vous à elle. Vous avoir comme partenaire sportif sera pour elle une motivation et, qui plus est, ce sera très bénéfique pour votre santé à vous aussi !

Pour commencer, essayez les quelques exercices de relaxations simples décrits ci-dessous...

La respiration approfondie

Parce que le corps a besoin d'oxygène pour lutter contre le stress, vous pouvez diminuer ou évacuer le stress que vous ressentez en gardant le contrôle de votre respiration. Les athlètes le font souvent avant une course ou lorsqu'ils s'apprêtent à rentrer sur le terrain. Suivez ces instructions afin de ne plus avoir la respiration courte et saccadée qui accompagne souvent le stress :

1. Mettez votre main sur votre ventre, à hauteur de votre nombril.
2. Inspirez profondément, jusqu'au diaphragme. Votre main doit se soulever légèrement si l'air arrive jusqu'au fond des poumons.
3. Prolongez l'inspiration en comptant jusqu'à 5 dans votre tête.
4. Sentez vos poumons se remplir d'air.
5. Sentez votre main se soulever en même temps que vos muscles du ventre.

6. Expirez. Ne poussez pas pour faire sortir l'air, laissez-le s'échapper doucement en comptant jusqu'à 5.

7. Souriez en laissant l'air s'échapper de vos poumons.

8. Recommencez cette séquence 2 fois.

9. Puis respirez avec régularité (à intervalles égaux, de façon confortable).

10. Respirez à nouveau à fond après avoir laissé passer 1 ou 2 minutes.

11. Répétez ce cycle « respiration approfondie/respiration régulière » 2 ou 3 fois.

Côté papa

Ces techniques de relaxation ne s'adressent pas qu'aux femmes enceintes. Elles s'adressent à tous ceux qui souhaitent ne pas se laisser submerger par le stress de la journée. Lisez ces exercices et faites-les vous aussi. Ils peuvent vous permettre de traverser la grossesse de façon bien plus sereine.

La respiration approfondie est une technique de relaxation que vous pouvez utiliser n'importe où. Personne autour de vous ne peut savoir que vous êtes en train de faire un exercice pour évacuer le stress. Utilisez-la à tout moment, dès que vous commencez à vous sentir tendue.

La méditation

La méditation peut être pratiquée en même temps que les exercices de respiration approfondie, afin de vous aider à bloquer le stress et à vous focaliser sur l'instant présent. Elle permet un apaisement à la fois physique et émotionnel. Tandis que la relaxation procure un bien-être physique en éliminant les tensions accumulées dans le corps, la méditation fait diminuer l'anxiété et apaise l'esprit.

Que vous utilisiez la méditation à des fins de détente, d'ouverture spirituelle, ou de bienfaits thérapeutiques, elle nécessite un cadre calme et confortable, ainsi qu'un effort conscient pour relâcher les muscles, réguler la respiration, et apaiser l'esprit. Il faut tout d'abord se fixer un point de concentration : vous pouvez utiliser un mot particulier, appelé « mantra » ou « point focal », qui peut être par exemple le mot *calme* ou *paix*, ou même un son sans signification donnée. Vous pouvez diriger votre esprit vers une image mentale apaisante ou vous concentrer sur le rythme régulier de votre propre respiration.

Il existe de nombreux types de méditations, mais pour définir une pratique simple résumant le principe qui leur est commun, vous pouvez suivre les instructions suivantes :

Asseyez-vous confortablement dans un endroit calme, dépourvu de source de distraction. Fermez les yeux et respirez librement pendant quelques secondes afin de concentrer votre esprit sur la relaxation. Puis, pour commencer votre méditation, expirez profondément et focalisez-vous sur votre mantra, en prononçant ce mot doucement dans votre tête. Pendant que vous inspirez, il se peut que votre esprit reste centré sur une pensée stressante, mais, en expirant, redirigez votre attention sur votre mantra. Continuez pendant 15 à 30 minutes. Avec de la pratique, vous arriverez à respirer et à méditer sans vous laisser distraire par des pensées négatives. Ce moment de tranquillité et de relaxation sera pour votre corps l'occasion de se régénérer et de s'apaiser.

La relaxation musculaire progressive

Le stress a pour effet de faire se contracter les muscles – ce qui rend d'autant plus difficile la faculté de se détendre. Pour contrer les tensions musculaires, faites cet exercice : allongez-vous dans un endroit confortable. Concentrez votre attention sur votre main droite. Fermez-la en serrant le poing aussi fort que possible pendant environ 5 secondes. Puis ouvrez le poing et laissez vos muscles se détendre. Recommencez l'exercice avec la main gauche, puis avec les muscles des bras, de la nuque, des épaules, du ventre, des fesses, des cuisses, des mollets, et des pieds. Pour finir, contractez puis relâchez vos muscles du visage, y compris ceux des yeux et du front. En alliant tensions et relaxation, vous conditionnez intentionnellement votre corps à faire la même chose de façon naturelle la prochaine fois que vos muscles se crisperont.

La visualisation positive

Nous avons tous des moments de rêverie éveillée et faisons tous des rêves la nuit. Nous savons donc que nous avons un monde intérieur, dont nous faisons l'expérience de façon positive ou négative. La visualisation positive consiste à vous plonger dans ce monde intérieur et à y construire un endroit qui vous permettra de vous sentir détendue et en sécurité dès que vous vous imaginez à cet endroit. Le principe de la démarche de réduction de stress par la visualisation positive est d'imaginer des sensations positives afin d'interrompre ou d'empêcher une réaction de tension physique.

Pour cela, créez dans votre esprit une image positive représentant un cadre sécurisant et relaxant. Entraînez-vous à visionner cet endroit imaginaire longuement. Par la suite, si vous êtes stressée, vous pourrez vous y réfugier et bénéficier de la sensation d'apaisement que cette vision vous procure, même par séquences très brèves. Il se peut, par exemple, que l'image suivante apaise votre esprit :

> « Je suis allongée sur une plage de sable fin, au bord de l'océan. Ma peau est tiédie par le soleil. S'il fait trop chaud ou que je suis éblouie, j'ai un parasol sous lequel m'abriter. Je sens la chaleur du sable sous mes doigts et je regarde les vagues caresser douce-

ment la rive. L'odeur salée de la mer et l'humidité des embruns montent jusqu'à moi. Sur cette plage, il y a juste ce qu'il faut de gens : pas de foule trop dense, mais pas de solitude non plus. Je me sens merveilleusement bien. C'est un endroit parfait, qui éveille mes cinq sens et où je peux me rendre dès que je le souhaite. Même quand je suis dans la rue, au milieu des gens, les yeux grands ouverts, je peux m'évader sur ma plage ».

Cet exemple est celui d'une plage, mais votre refuge imaginaire peut se trouver n'importe où. Cela peut être dans le salon de votre maison de famille, près de la cheminée, dans un bois au bord d'un ruisseau, ou dans le parc qui est au coin de votre rue. Où qu'il se trouve, gardez à l'esprit les points suivants :

- Cet endroit doit vous sembler réel. Une fois en proie au stress ou à la douleur, vous n'arriverez pas à vous imaginer sur une planète étrangère.
- Faites s'impliquer tous vos sens. Imaginez des odeurs, des textures, des goûts, des sons, et des images qui vous sont agréables.
- Rendez souvent visite à cet endroit. Plus vous vous en servirez, plus la vision sera nette et plus elle sera fiable lorsque vous en aurez besoin.

Vous pouvez également recourir à la visualisation positive pour vous détourner de la douleur ou des désagréments que vous pouvez ressentir au cours de la grossesse. Essayez de visualiser cette douleur en train de se dissoudre ou de vous imaginer dans un état de bien-être où elle n'est pas. Cette image mentale peut parvenir à dissuader temporairement votre cerveau de vous transmettre cette douleur.

Ces deux types d'exercices peuvent vous être très utiles au cours de votre grossesse. Pour rester en bonne forme physique, votre corps a besoin de bouger et de s'activer. Pour rester en bonne forme mentale, votre esprit a besoin d'apprendre à se détendre. Pratiquez-les tous les deux au quotidien et vous saurez esquiver les douleurs et tensions parasites qui peuvent empêcher de vivre pleinement une grossesse.

Ce qu'il faut retenir

→ Même si faire du sport est très bénéfique aux femmes enceintes, avant de vous lancer dans une activité, demandez l'avis de votre médecin et définissez vos limites.

→ Les sportives débutantes doivent s'y mettre de façon progressive. La marche, la natation, et le vélo d'appartement sont des activités idéales.

→ Les sportives confirmées doivent poursuivre leur activité, avec quelques ajustements afin de protéger le fœtus.

→ Il est conseillé à toutes les femmes enceintes de faire des exercices de Kegel et des étirements tous les jours.

→ Les exercices de relaxation occupent une part non négligeable dans tout programme d'exercice physique. Ils permettent à votre esprit d'apprendre à gérer les tensions et le stress de la grossesse et de l'accouchement.

Chapitre 21

Grossesse et vie professionnelle

Dans ce chapitre

- → L'annonce de la nouvelle : à qui et à quel moment le dire ?
- → Préparer son congé de maternité
- → Les lois qui protègent les femmes enceintes au travail
- → Un aperçu des métiers dangereux
- → Quelques conseils pour rester en forme et se sentir bien au travail

Il n'est pas toujours facile de continuer à travailler lorsqu'on est enceinte, mais cela reste une source bénéfique de satisfaction et de valorisation personnelles. C'est pour cette raison que la plupart des femmes continuent de travailler à plein temps pendant leur grossesse et que la très grande majorité d'entre elles travaillent également le plus longtemps possible, c'est-à-dire jusqu'à 6 semaines avant la date prévue de la naissance de leur enfant. Vous êtes donc loin d'être la première future maman dans le monde du travail !

Mais ne vous imaginez pas que, parce que vous êtes enceinte, votre vie professionnelle va changer. Il y a beaucoup de choses que vous devez faire pour vous protéger, mais aussi pour protéger votre emploi et votre bébé pendant cette période. Mais, si vous êtes bien organisée, que vous connaissez vos droits et prenez le temps de décompresser pendant cette grossesse, vous constaterez que la vie active vous demande tout autant d'énergie physique et mentale qu'auparavant.

Annoncer la nouvelle à son employeur

Il est normal que vous ayez envie d'annoncer la bonne nouvelle à tout le monde, mais sachez qu'il y a un ordre hiérarchique à respecter. La bonne démarche est d'informer d'abord votre employeur ou votre responsable. C'est en effet la personne pour qui votre grossesse aura le plus de conséquences directes. Si il ou elle l'apprend par des bruits de couloir circulant dans votre bureau, cela peut nuire à votre carrière. Et vous vous retrouveriez en position délicate si il/elle vous convoquait dans son bureau en vous confrontant à la nouvelle dont il/elle aurait dû être averti(e) en priorité. Gardez votre grossesse sous silence jusqu'au moment où vous serez prête à l'annoncer à votre employeur.

Choisir le bon moment

Décider du moment où vous annoncerez que vous êtes enceinte nécessite un plan stratégique digne d'une opération militaire de grande envergure ! Si vous faites votre annonce trop tôt ou trop tard, vous risquez de vous retrouver en mauvaise posture. Mais alors quand est le moment idéal ?

Il y a deux choses à prendre en compte :

- Si votre travail ou votre cadre de travail peuvent comporter des dangers pour votre bébé, dites-le le plus tôt possible ! Par exemple, si vous manipulez des produits chimiques, si vous soulevez des objets lourds, que vous devez rester debout des heures de suite, ou que vous travaillez avec les rayons X, il faut dire que vous êtes enceinte. Il est primordial pour le bien-être de votre bébé que vous soyez dans de bonnes conditions pendant le 1er trimestre – ce qui veut dire qu'il vous faudra peut-être être affectée à un autre poste ou échanger vos responsabilités avec une de vos collègues.
- Si vous n'avez aucune raison de changer d'activité professionnelle au 1er trimestre, il est peut-être préférable de passer votre grossesse sous silence pendant les trois premiers mois. Comme cela, vous serez plus sereine puisque vous aurez passé le cap du moment à partir duquel le risque de fausse couche est beaucoup moins important. (Il est déjà assez pénible de faire une fausse couche sans avoir à mettre au courant tous vos collègues.) C'est aussi le moment à partir duquel votre grossesse commencera à être visible et où vous ne pourrez donc plus la cacher.

Il peut également être judicieux de tenir compte du planning de travail pour choisir la date à laquelle vous ferez votre annonce. Y a-t-il un « moment chaud » à l'horizon ? Pouvez-vous attendre que la grande réunion marketing soit passée ? Y a-t-il une saison particulièrement stressante dans votre domaine que vous pouvez laisser passer ?

Peut-être avez-vous fait des promesses que vous allez devoir tenir avant de faire part d'un changement dans vos projets ? Vous ne pouvez pas vous attendre à ce que votre employeur saute de joie si vous annoncez votre grossesse un jour où l'ambiance est survoltée et où tout va mal. Choisissez un moment où l'ambiance est bonne et où tout se passe bien.

Réfléchissez avant de parler

Avant de donner le moindre indice de la bonne nouvelle que vous couvez, commencez par réfléchir aux conséquences que cette annonce peut avoir. Même si la loi vous protège, tous les employeurs n'accueillent pas ce genre de nouvelle à bras ouverts alors préparez-vous un plan d'action qui tient compte de votre charge de travail, de la façon dont vous souhaitez continuer à assurer vos responsabilités et faciliter un éventuel intérim pendant votre congé de maternité. Si vous organisez les choses à l'avance, ce sera d'autant mieux pour vous comme pour votre entreprise. Vous serez perçue comme plus professionnelle et serez donc en meilleure position pour négocier, si nécessaire. Avant d'ouvrir la bouche, préparez votre réponse aux questions suivantes :

1. Quand devez-vous accoucher et quand commence votre congé de maternité ? En France, le congé est de 16 semaines (26 semaines à partir du 3e enfant). Il commence normalement 6 semaines avant la date prévue de l'accouchement et se termine 10 semaines après la naissance de l'enfant (8 semaines avant l'accouchement et 18 semaines après à partir du 3e). Si vous accouchez plus tôt que prévu, la partie du congé prénatal non utilisée sera reportée sur la durée du congé postnatal. En avril 2007, il a été décidé un assouplissement du congé de maternité. Désormais, ces 16 semaines peuvent être réparties comme vous le souhaitez. Un minimum de 3 semaines de congé post-natal est tout de même obligatoire.

2. Comment allez-vous participer à la formation de votre remplaçant(e) ?
Il est toujours bon de montrer que vous avez pensé aux besoins de l'entreprise. Imaginez comment votre travail pourrait continuer à être fait en votre absence et comment vous pourrez former la personne qui se chargera de vos responsabilités. S'agira-t-il de quelqu'un qui travaille déjà dans l'entreprise ? Êtes-vous prête à rester joignable pendant votre congé de maternité ? Si vous avez des solutions à proposer, vous serez considérée comme une coéquipière responsable et ce sera très apprécié.

3. Aurez-vous besoin d'aménagements particuliers ?
Pendant votre grossesse, votre vie professionnelle ne sera tout de même pas tout à fait la même qu'avant. N'essayez pas de jouer les héroïnes et de faire comme si rien n'allait changer et rien n'allait perturber votre travail. Il se peut que vous ayez des

nausées (et pas que le matin), que vous soyez plus vite fatiguée et plus facilement distraite. Il se peut aussi que vous deviez parfois vous absenter pour différents examens prénatals et pour vos consultations médicales.

Même si vous ne voulez pas effrayer votre employeur en lui énumérant toutes ces possibilités d'emblée, il peut être judicieux de l'avertir que vous aurez peut-être besoin de vous absenter de temps à autre. Si vous abordez ce sujet dès le début, vous vous montrerez plus professionnelle, plus honnête, et ce sera l'occasion d'assurer que vous ferez toujours votre travail. Vous pouvez, par exemple, dire : « Nous sommes tous deux conscients que je serai absente de temps en temps pour des raisons médicales. Mais sachez que, lorsque cela arrivera, je vous le ferai savoir à l'avance, si possible, et que je m'assurerai que le travail sera fait à mon retour. »

Ces absences ne peuvent entraîner aucune perte de salaire puisqu'elles sont assimilées à du temps de travail effectif. En revanche, l'employeur peut exiger un certificat médical justificatif : si c'est le cas, n'oubliez pas de le demander à votre médecin. Par ailleurs, même si la loi ne prévoit pas de modification particulière du temps de travail, bon nombre de conventions collectives accordent aux femmes enceintes des pauses et des aménagements d'horaires : consultez la convention collective ou les représentants du personnel de votre entreprise pour savoir ce à quoi vous avez droit.

Le congé de maternité

Depuis sa création en 1909, le congé de maternité est un droit – et non une obligation (sur 16 semaines indemnisées, vous pouvez choisir de ne vous arrêter que 8 semaines). Quelle que soit son ancienneté dans l'entreprise, toute salariée enceinte peut bénéficier du congé de maternité.

Depuis son aménagement par une loi de février 2007, le congé de maternité est assoupli, à défaut d'être allongé. En autorisant les femmes enceintes à moduler la répartition de leurs semaines de congé, la loi offre plus de liberté aux femmes dont la grossesse se déroule bien et leur permet de passer davantage de temps avec leur bébé.

Info grossesse

En Europe, une directive oblige les États membres à garantir un minimum de 14 semaines de congé de maternité. D'un pays à l'autre, la durée est très variable. Les Françaises ne sont pas les plus mal loties puisque les Allemandes et les Slovènes ne jouissent que du minimum, et que les Belges disposent de 15 semaines. Les Suédoises et les Norvégiennes ont toutefois de quoi faire des jalouses : elles bénéficient respectivement de 16 mois et de 52 semaines de congé rémunéré !

Jusqu'à présent, le congé légal était fixé à 6 semaines avant et 10 semaines après la naissance. Aujourd'hui, les futures mamans peuvent reporter leur départ afin de profiter plus longuement de leur bébé après l'accouchement. Unique limite : vous devez arrêter de travailler au moins 3 semaines avant le jour J.

Voici un tableau récapitulatif de la durée des congés de maternité en France :

Nombre d'enfants à naître	Rang de l'enfant à naître	Semaines de congé
Un	1er ou 2e	16
	3e ou plus	26
Jumeaux	(sans importance)	34
Triplés et plus	(sans importance)	46

En règle générale (sauf convention collective plus favorable), pendant le congé de maternité, vous n'êtes pas rémunérée. À la place, vous percevez des indemnités journalières de la Sécurité sociale égales à votre salaire journalier net (calculé sur les trois derniers mois).

Le congé pathologique

En cas de soucis de santé dus à la grossesse (hypertension, diabète, risque d'accouchement prématuré...), vous pouvez bénéficier d'un congé pathologique accordé par votre médecin. Avec un **certificat médical**, vous pourrez arrêter le travail 2 semaines maximum avant votre congé de maternité légal et 4 semaines après. Dans un cas comme dans l'autre, l'arrêt doit venir de votre médecin ou de votre gynécologue.

Côté papa

Congé de paternité : à vous les couches et les biberons pendant 14 jours ! Depuis le 1er janvier 2002, vous avez la possibilité de vous arrêter de travailler 11 jours (à ajouter aux 3 jours accordés et payés par l'employeur) à la naissance de votre enfant. Ce congé n'est pas fractionnable mais vous pouvez n'en prendre qu'une partie si vous le désirez. Il doit débuter dans les 4 mois qui suivent la naissance de l'enfant. Il n'est pas non plus obligatoire que ces 11 jours soient pris à la suite des 3 jours payés par l'employeur. Pour en bénéficier, vous devez informer votre employeur, par lettre recommandée avec accusé de réception, 1 mois avant la date choisie. Lors du congé de paternité, le contrat de travail est suspendu et vous n'êtes plus rémunéré par votre employeur mais vous percevez des indemnités journalières payées par la Sécurité sociale.

Attention ! le congé pathologique n'est pas un congé de maternité « supplémentaire » mais bien un congé maladie. Pour toucher votre salaire complet pendant ce congé, votre employeur doit donc compléter l'indemnité de la Sécurité sociale.

Les lois qui vous protègent

Il n'y a pas si longtemps, aucune loi ne protégeait les femmes enceintes au travail. Si un employeur ne voulait pas d'une femme enceinte dans son entreprise, il pouvait la licencier. Si une femme souhaitait reprendre le travail après avoir mis son enfant au monde, rien ne lui garantissait qu'elle puisse reprendre son poste. Aujourd'hui, les choses se sont heureusement beaucoup améliorées, et de nombreuses lois ont été créees dans le Code du travail (art. L122-25) pour protéger votre santé et la sécurité de votre emploi.

Entretien d'embauche et grossesse

Un employeur n'a pas le droit de vous refuser un travail parce que vous êtes enceinte. Pour prévenir certaines réticences de sa part, vous n'êtes de votre côté pas obligée de déclarer votre situation lors de l'entretien ! Et ne craignez pas la visite médicale d'embauche : le médecin du travail n'a pas le droit de révéler votre état à votre employeur. Enfin, votre grossesse ne peut être la cause d'interruption de votre période d'essai.

Protection en matière de licenciement

Une future maman salariée ne peut être licenciée que pour faute grave ou si le poste qu'elle occupe doit être supprimé pour un motif étranger à la grossesse (licenciement économique). En d'autres termes, un employeur n'a absolument pas le droit de vous licencier parce que vous êtes enceinte. De même, aucun licenciement ne peut avoir lieu pendant le congé de maternité.

De son côté, une femme enceinte dont la grossesse est apparente ou qui l'a déclarée à son employeur peut démissionner sans préavis et sans avoir à payer d'indemnité de brusque rupture.

Aménagement du temps et des conditions de travail

Sur production d'un certificat médical, une femme enceinte peut demander une mutation temporaire à un poste de travail moins pénible ou plus adapté à son état. Si l'employeur refuse, c'est le médecin du travail qui tranchera, la décision finale étant prise par l'Inspection du travail. La loi interdit de faire travailler les femmes enceintes à l'extérieur après 22 heures ou quand la température est inférieure à 0 °C. Il est de même interdit de leur faire porter des charges trop lourdes. Pendant toute la durée de la grossesse, une salariée enceinte bénéficie d'autorisations d'absence pour effectuer les contrôles médicaux obligatoires. Ces absences sont considérées comme du temps de travail effectif.Certaines conventions collectives prévoient également des allègements d'horaires ou des temps de pause.

Retour dans l'entreprise

Après le congé de maternité, une femme salariée doit retrouver l'emploi qu'elle occupait, ou, à défaut, un emploi équivalent : en particulier, votre rémunération et votre qualification doivent rester les mêmes qu'avant. Vous devrez bénéficier d'un examen du médecin du travail dans les 8 jours suivant votre reprise du travail. Cet examen permettra de juger de votre aptitude à reprendre votre poste et d'une éventuelle nécessité d'adaptation ou de réadaptation aux conditions de travail.

Toutes ces lois visent à lutter contre la discrimination, c'est-à-dire à empêcher que vous soyez traitée différemment des autres employés en raison de votre grossesse. N'hésitez pas à faire valoir vos droits !

« Dis, maman... »

Même si la loi est là pour vous protéger de la discrimination, ne jouez pas avec le feu en vous laissant obsessionnellement absorber par votre grossesse, au point que cela puisse nuire à votre travail. Mieux vaut rester professionnelle jusqu'au bout et éviter de parler à longueur de journée de vos consultations, de vos échographies, et des prénoms que vous songez à donner à votre bébé. Si vous n'arrivez pas à contenir une bonne ou une mauvaise nouvelle, cherchez une collègue proche de vous qui vous écoutera (peut-être une personne qui vient elle-même d'avoir un bébé ?), mais efforcez-vous de centrer les conversations générales sur autre chose que votre grossesse.

Le congé parental

À votre retour de la maternité, une fois votre bébé dans les bras, il se peut que vous ayez envie de faire un break et de mettre provisoirement votre vie professionnelle entre parenthèses afin de vous consacrer temporairement à un autre job à plein temps : celui de maman.

Créé en 1995, le congé parental d'éducation permet à tout salarié (homme ou femme) ayant au moins 1 an d'ancienneté dans son entreprise de bénéficier d'un congé suite à la naissance d'un enfant, et ce jusqu'à son troisième anniversaire. Sa durée est en générale de 1 an, renouvelable 2 fois. Votre employeur n'a pas le droit de vous refuser ce congé et il est obligé de vous réintégrer à votre poste ou à un poste similaire aux 3 ans de votre enfant. Et votre conjoint peut faire une demande de congé parental même si vous en avez déjà fait une !

Côté papa

Le congé parental s'adresse aussi à vous ! De plus en plus de pères font le choix de s'offrir une parenthèse loin du stress de la vie professionnelle pour passer quelques mois à la maison avec leur bébé Si vous avez au moins 1 an d'ancienneté dans votre entreprise, vous y avez droit.

Il existe deux formules de congé parental :

- L'allègement du temps de travail : vous pouvez choisir de travailler entre 16 h et 32 h par semaine, à votre convenance, la répartition des horaires étant fixée en accord avec votre employeur.
- Le congé parental total : au départ, il est pris pour une durée de 1 an maximum. Il peut être renouvelé 2 fois, jusqu'à la date du troisième anniversaire de l'enfant. À chaque renouvellement, vous pouvez transformer votre congé parental en activité à temps partiel et vice versa.

Info grossesse

D'après les conclusions d'un rapport parlementaire de février 2007, trop peu de jeunes papas font valoir leur droit au congé parental. En effet, si le congé parental remporte un franc succès – 580 000 parents en bénéficiaient fin 2005 –, ce sont encore très majoritairement les femmes qui en font la demande.

Attention : pendant le congé parental, vous ne percevez plus votre salaire ! Reste, à vous et à votre conjoint, à faire vos calculs pour savoir si cette solution est la bonne pour vous. Bien souvent, en comptant les économies faites en gardant son enfant soi-même (pas de frais de garde, ni de trajets...), il s'avère que le congé parental n'est pas forcément désavantageux financièrement. De plus, depuis janvier 2004, vous pouvez bénéficier du complément de libre choix d'activité de la PAJE (prestation d'accueil du jeune enfant), versé par la CAF sous condition de ressources. La durée de versement dépend du nombre d'enfants à charge. Renseignez-vous sur le site de la CAF : http://www.caf.fr/ .

Un nouveau type de congé parental vient s'ajouter à celui déjà existant : depuis le 1er juillet 2006, pour le troisième enfant, les parents peuvent choisir un congé parental plus court (1 an), mais mieux rémunéré grâce au complément optionnel de libre choix d'activité (COLCA), versé par la CAF. Les conditions à remplir pour le demander sont les suivantes : avoir travaillé au moins 2 ans dans les 5 ans précédant la naissance du 3ème enfant. Contrairement au congé parental classique, ce congé ne peut être pris que pour une cessation d'activité totale et non partielle. Il peut toutefois être partagé entre les deux parents : l'un s'arrête 6 mois, l'autre les 6 mois suivants.

La décision d'un congé parental se prend généralement après la naissance d'un enfant ; vous avez donc encore tout votre temps pour y réfléchir et en parler avec votre conjoint. Quand vous tiendrez votre enfant dans vos bras, cette question vous paraîtra en effet beaucoup plus concrète ! Mais de nombreuses solutions existent lorsqu'on souhaite avoir quelques mois à consacrer à son enfant après sa naissance, et la loi protège aussi ce droit au congé parental, très accessible à de nombreux parents.

Voici un modèle de lettre de demande de congé parental :

Monsieur/Madame/Mademoiselle [Prénom] [Nom]
[Adresse]
[Code postal]
[Ville]

À l'attention de X
Entreprise X
[Adresse entreprise]
[Code postal] [Ville]

Ville, le 16 octobre 200X

Objet : congé parental d'éducation

Monsieur le Directeur / Madame la Directrice,

Je souhaite bénéficier d'un congé parental d'éducation, conformément aux dispositions de l'article L.122-28-1 du Code du travail afin de m'occuper de mon enfant (nom et prénom), né(e) le (date de naissance).

Mon congé débutera le (date) ... pour prendre fin le (date) ...

Veuillez agréer, Monsieur le Directeur / Madame la Directrice, l'expression de mes salutations distinguées.

Votre nom
[Signature]

Grossesse et sécurité au travail

Votre métier est susceptible de mettre la santé de votre bébé en danger ? Prenez le temps d'observer votre environnement de travail et de réfléchir aux dangers que peuvent comporter les tâches que vous faites dans la journée. (Consultez également le chapitre 19 afin d'en savoir plus sur les dangers environnementaux.) Il se peut en effet que vous ayez quelques inquiétudes si votre métier est physiquement éprouvant, si vous travaillez sur un ordinateur, dans la fabrication industrielle, ou dans le secteur médical.

Les métiers éprouvants ou dangereux

Je sais que les femmes sont solides et qu'elles peuvent faire le même travail qu'un homme, mais votre bébé, lui, n'est pas encore si solide que ça. Certains métiers sont tout simplement trop physiques ou trop dangereux du fait d'une exposition à des produits chimiques pour qu'une femme enceinte continue à les exercer pendant sa grossesse. C'est le cas des catégories de métiers suivantes :

- Les métiers qui nécessitent de rester debout des heures d'affilée : les cuisinières, les infirmières, les vendeuses, les serveuses, les agents de police, et bien d'autres femmes encore ont des métiers qui les obligent à rester debout toute la journée. Cela peut être difficile pour une femme enceinte, mais aussi très dangereux pour l'enfant qu'elle porte. Des études ont montré que des stations de plusieurs heures debout pendant la seconde moitié de la grossesse pouvaient couper la circulation sanguine. Un métier nécessitant d'être debout trop longtemps de suite peut donc faire augmenter le risque d'hypertension, mais aussi celui de naissance prématurée. C'est pourquoi les femmes dont la grossesse est considérée à risques et qui travaillent debout plus de 4 heures par jour doivent prendre un poste en position assise ou arrêter de travailler avant la 24e semaine de grossesse. Il est également conseillé à celles qui doivent rester debout pendant au moins 30 minutes sur chaque heure de travail effectuée de changer de poste ou d'arrêter avant la 32e semaine. (Il n'y a en revanche aucune contre-indication à ce que celles qui n'ont pas de problèmes médicaux particuliers et qui se sentent bien dans leur travail continuent d'exercer leur métier.)

- Les métiers très physiques : si vous devez soulever, tirer, ou pousser du matériel en vous penchant de façon répétitive dans la journée, vous devriez sans doute demander une réaffectation ou vous arrêter de travailler avant la 20e semaine de grossesse. Si votre métier ne vous impose ce type d'effort que de façon occasionnelle, vous pouvez attendre la 28e semaine. Quel que soit le type de métier que vous exercez, vous entendrez bientôt les gens vous dire : « Laisse ça, c'est trop lourd pour toi ! » Tout le monde sait qu'il ne faut pas soulever des objets lourds pendant la grossesse, mais la définition d'un « objet lourd » n'est pas vraiment précise ! On s'accorde généralement à dire qu'une femme enceinte peut soulever un poids inférieur à 12 ou 13 kilos de façon répétée dans la journée sans aucun danger. Elle peut également soulever jusqu'à 25 kilos de façon occasionnelle sans problème. Ce qui explique pourquoi vous pouvez prendre un jeune enfant dans vos bras de temps à autre, mais sans le porter à longueur de journée. Si votre métier nécessite que vous souleviez des poids de 12 à 25 kilos de façon régulière, vous avez probablement intérêt à demander une réaffectation ou un arrêt thérapeutique en fonction des délais suivants :

- Arrêtez-vous avant la 20e semaine de grossesse si vous soulevez des poids de plus de 25 kilos de façon répétitive.
- Arrêtez-vous avant la 30e semaine si soulevez des poids de plus de 25 kilos de façon occasionnelle.
- Arrêtez-vous avant la 34e semaine si vous soulevez des poids de 12 à 25 kilos de façon répétitive.

- Les métiers impliquant un contact avec des substances toxiques. La liste de ces métiers est très longue. On peut évoquer, par exemple, les artistes qui utilisent de la peinture et des solvants toute la journée, les blanchisseuses qui inhalent des vapeurs de produits nettoyants, les photographes qui utilisent des produits chimiques toxiques pour développer des photos, les hôtesses de péage qui respirent toute la journée des gaz d'échappement, ou les ouvrières imprimeurs qui travaillent avec des produits au plomb. Tous ces métiers, et bien d'autres encore, sont dangereux pour le fœtus. Repérez ce qui peut être toxique dans votre métier et remplacez les produits en question par d'autres plus inoffensifs (on peut, par exemple, remplacer les peintures au plomb par des peintures à l'eau). Vous pouvez vous mettre à l'abri des aspects toxiques de votre métier en demandant à être affectée à un autre poste ou vous en protéger en portant un masque filtrant et en aérant votre lieu de travail. Quel que soit votre métier, parlez-en à votre médecin et signalez-lui les produits toxiques auxquels vous êtes exposée.

Les travaux sur ordinateur

Dans les années 1980, des études ont établi un lien entre l'utilisation de terminaux vidéo et certaines complications de grossesse. Les médias se sont emparés de l'affaire et la rumeur court toujours. Mais depuis cette époque, de nombreuses autres études portent sur le rapport qu'il peut y avoir entre le fait de travailler derrière un écran toute la journée et fausses couches ou anomalies de naissance. Jusqu'ici, il ne semble pas y avoir de rapport de cause à effet entre les deux. Le niveau de radiations émises par un écran d'ordinateur est inférieur à celui que l'on reçoit du Soleil ! Une psychose serait totalement injustifiée.

Mais si vous êtes tout de même inquiète des radiations émises par votre ordinateur, vous pouvez prendre les précautions suivantes afin d'être complètement rassurée :

- Essayez de ne pas rester devant l'écran lorsque vous n'êtes pas en train d'utiliser l'ordinateur.
- Certaines personnes trouvent sécurisant de placer un filtre relié à la terre devant leur écran.

Mais le véritable danger à travailler toute la journée devant un ordinateur est la tension physique impliquée par la position assise ! Si vous travaillez sur ordinateur, vous êtes exposée à des crispations de l'œil, de la nuque, du poignet, du bras, et du dos, surtout pendant la grossesse. Afin d'éviter ces problèmes, il est conseillé de faire des pauses régulières : trouvez des excuses pour vous lever de temps à autre (les allers et retours au toilettes sont un alibi idéal). Lorsque vous êtes assise à votre bureau, faites quelques étirements afin d'éviter les crampes : rotations des chevilles, des épaules, et de la tête. Vous pouvez également vous pencher en avant, contracter les muscles de votre dos, puis les relâcher, ou bien vous tenir le plus droit possible et rejeter les épaules en arrière. Tous ces mouvements très simples peuvent vous aider à vous sentir plus à l'aise en position assise.

Les métiers de la fabrication industrielle

Pour évaluer la sécurité de votre métier, il vous faut savoir à quels produits chimiques vous êtes exposée au quotidien. Vous avez d'ailleurs légalement accès à ces informations, et votre employeur est tenu de vous les fournir. Le ministère de la Santé a répertorié la liste des produits chimiques que doivent éviter les femmes enceintes, dont voici les principaux :

Aluminium

Alcoylants

Arsenic

Benzènes

Monoxyde de carbone

Hydrocarbures chlorés

Sulfoxyde diméthylique

Oxyde d'éthylène

Plomb

Lithium

Composés de mercure organique

Biphényles polychlorés

Info grossesse

Les lois qui protègent les femmes enceintes des risques chimiques au travail (art. R. 231-56-9, I ; R. 231-56-12) ne s'appliquent pas aux professions libérales et aux employeurs (ou plutôt aux employeuses) travaillant sur un chantier : si vous faites partie de ces catégories, c'est à vous de vous protéger des dangers possibles de votre activité !

Votre employeur ou le syndicat de votre entreprise peut vous aider à déterminer si votre poste actuel comporte des risques. Vous pouvez également vous renseigner auprès de l'association SOS Grossesse (www.sosgrossesse.org, Tél. : 05 63 35 80 70), sur le site du ministère de la Santé (www.sante-securite.travail.gouv.fr), ou en appelant Travail Info Service au 0 821 347 347. S'il s'avère que votre métier est susceptible de mettre en danger la santé de votre bébé, vous pouvez demander soit à être affectée à un autre poste, soit, si ce n'est pas possible, demander une suspension de contrat de travail : une allocation est accordée par la Sécurité sociale aux femmes enceintes (ou qui ont accouché) lorsque leur travail les expose à des risques trop importants.

Le secteur médical

Si vous travaillez dans le secteur médical, que vous êtes médecin, infirmière, dentiste, vétérinaire, ou laborantine, votre métier vous met constamment en contact avec des microbes et des maladies. C'est bien sûr un aspect inévitable de votre métier, que vous connaissiez depuis le début, mais maintenant que vous êtes enceinte, vous devez considérer votre métier du point de vue de votre bébé. L'exposition à certains produits toxiques utilisés pour stériliser du matériel, les gaz anesthésiants qui peuvent s'échapper d'un tube en salle d'opération (ou même de l'air expiré par les patients), les radiations utilisées à des fins de diagnostic ou thérapeutiques, ainsi que les infections portées par les patients atteints d'une hépatite B ou du VIH sont autant de dangers pour votre fœtus. Repérez attentivement tout ce à quoi vous êtes exposée au quotidien et demandez l'avis de votre médecin si vous avez des inquiétudes particulières en matière de sécurité. Si vous êtes inquiète pour la santé de votre bébé, demandez à être affectée à un autre poste ou songez à une suspension de contrat de travail (voir paragraphe ci-dessus).

Ménagez-vous

Une journée de travail quelle qu'elle soit comporte toujours son lot de difficultés, mais rester efficace lorsqu'on est enceinte, cela demande toute une organisation ! Faites-vous une faveur : prenez le temps de vous mettre à votre aise sur votre lieu de travail. Vous pouvez commencer par suivre ces quelques conseils :

- Si vous travaillez assise, mettez une boîte ou un marchepied sous votre bureau de manière à pouvoir surélever vos pieds.
- Si vous êtes souvent debout, portez des bas de contention. Ils permettent d'éviter que le sang circule mal dans vos jambes, et donc de prévenir l'apparition ou l'aggravation de varices.
- Portez des chaussures confortables. Les pieds ont tendance à gonfler lorsqu'on est active toute la journée. Des chaussures trop serrées ou des hauts talons peuvent se transformer en instruments de torture et vous n'avez pas besoin de ça en ce moment !
- Habillez-vous confortablement. Parce que votre métabolisme fonctionne en accéléré pendant la grossesse, il peut être judicieux de superposer plusieurs couches de vêtements, que vous pourrez ajouter ou retirer au gré des variations de la température de votre corps.
- Faites des pauses et changez de position : levez-vous, rasseyez-vous, faites les cent pas, penchez-vous, étirez-vous. Cela favorise la circulation sanguine et évite les douleurs et inconforts classiques de la grossesse.
- Buvez. Gardez en permanence à portée de main une grande bouteille, une carafe, ou un verre d'eau. En drainant bien votre organisme tout au long de votre journée de travail, vous pourrez rester plus en forme.
- Mangez à heures régulières et faites des repas équilibrés. S'il vous est difficile d'acheter des aliments sains sur votre lieu de travail, apportez votre repas. Et ne sautez pas de repas pour pouvoir travailler 1/2 heure de plus. Votre bébé a besoin d'être nourri, et lui ne peut pas attendre !

Côté papa

Votre compagne a besoin de votre aide pour pouvoir continuer à travailler pendant ces quelques mois. Elle qui était capable d'enchaîner une journée de travail sur les courses et le dîner à préparer, puis de terminer la soirée en repassant une machine de linge entière avant de se coucher, le tout sans ciller, aujourd'hui a du mal à se lever le matin... Malgré tous ses efforts, elle manque d'énergie et ne se sent pas toujours bien – et un peu d'aide ne lui ferait probablement pas de mal ! Montrez-vous compatissant, prenez part aux tâches ménagères, et proposez-lui un massage bien mérité en fin de journée. Votre bienveillance lui permettra d'affronter beaucoup plus facilement les contraintes de la vie active pendant la grossesse.

- Apprenez à gérer votre stress. Si les délais serrés et la pression de votre métier vous font ressentir un stress positif, celui-ci est bon pour vous. Mais si les tensions vous accablent ou vous mettent dans tous vos états, les hormones du stress produites par votre corps sont mauvaises pour le fœtus. Prenez l'habitude de faire régulièrement quelques exercices de relaxation au travail (vous en trouverez des exemples au chapitre 20).

- Reposez-vous. Vous constaterez que vous fatiguez beaucoup plus vite pendant le 1er et le dernier trimestre de votre grossesse. Accordez-vous autant de repos que possible lorsque vous êtes chez vous et, si possible, trouvez un endroit où vous pouvez faire un somme de 1/4 d'heure par jour environ sur votre lieu de travail. Vous vous sentirez incroyablement plus efficace.

Ce n'est pas la peine d'essayer de faire comme si vous n'étiez pas enceinte au travail. Vous êtes enceinte et vous avez de ce fait des besoins particuliers. Alors soyez indulgente avec vous-même et chouchoutez-vous juste ce qu'il faut pour que ces quelques mois soient aussi agréables et tranquilles que possible.

Ce qu'il faut retenir

→ Lorsque vous déciderez d'annoncer votre grossesse à votre travail, dites-le d'abord à votre employeur et choisissez le bon moment pour le faire.

→ Avant d'aborder le sujet de votre congé de maternité avec votre employeur, réfléchissez à la façon dont vous pourrez donner le change : par exemple, en participant à la formation de votre futur(e) remplaçant(e). Pensez aussi à l'avance aux aménagements dont vous pourrez avoir besoin pendant votre grossesse.

→ Étudiez vos droits en tant que femme enceinte dans le monde du travail. Des lois sont là pour protéger votre santé et lutter contre la discrimination.

→ Soyez très prudente si votre métier implique des tâches physiquement éprouvantes ou une exposition à un environnement toxique. Si c'est le cas, vous pouvez demander une réaffectation ou, à défaut, une suspension de contrat.

→ Facilitez-vous la vie au travail en prenant soin de vous et en vous ménageant.

Chapitre 22

La vie continue

Dans ce chapitre

- → Faire l'amour pendant la grossesse
- → Quelques conseils pour les futures mamans voyageuses
- → Avoir un bon sommeil
- → La vérité sur les bains chauds
- → Choisir des vêtements adaptés
- → Comment ne pas devenir folle lorsqu'on doit rester couchée ?

Être enceinte semble changer la vie du tout au tout : vos émotions, vos pensées, vos projets ne sont plus les mêmes. Ce chapitre est là pour vous guider dans les choses du quotidien comme faire l'amour, voyager, dormir, prendre un bain, et s'habiller. Nous verrons aussi comment les femmes enceintes qui doivent rester allongées pendant une partie ou la totalité de leur grossesse peuvent occuper ces quelques mois.

Faire l'amour

À partir du moment où vous tombez enceinte, votre vie sexuelle se met à changer. Il est difficile d'expliquer exactement pourquoi, mais lorsque l'amour à but procréatif est remplacé par l'amour à but récréatif, les sentiments, les attitudes, les désirs, et, en fin de parcours, les positions ne sont plus les mêmes. Mais tout cela reste bien mystérieux, car les changements sont très différents d'un couple à l'autre. Il est impossible de dire si vous allez tout à coup avoir un appétit sexuel décuplé ou si la grossesse va vous refroidir complètement. Chaque femme est différente en ce domaine (et chaque homme aussi !). Une seule chose est sûre : quel que que soit l'état de votre désir sexuel pendant la grossesse, tout cela est normal et vous ne devez pas le cacher à votre compagnon. C'est un sujet dont vous aurez tous deux besoin de parler tout au long de la grossesse.

Les hauts et les bas du désir

Si vous devenez insatiable sexuellement une fois enceinte, il y a bien une ou deux explications simples. Tout d'abord, vous n'avez plus d'« obligation de résultat », c'est-à-dire le souci de tomber enceinte ou la nécessité éventuelle d'utiliser des aides à la procréation contraignantes. Il se peut aussi que, depuis que vous savez que vous attendez un enfant, vous vous sentiez plus proche que jamais de votre compagnon. Nombreuses sont les femmes qui trouvent l'épanouissement de leur corps extrêmement sensuel et l'idée de porter une petite vie en elles très érotique. Il est même vrai que certaines femmes ont des orgasmes plus intenses (voire leur premier orgasme) pendant la grossesse – ce qui s'explique sans doute par l'afflux de sang plus important dans la zone pelvienne, qui peut augmenter la sensibilité des parties génitales.

Côté papa

Votre désir à vous peut se transformer aussi maintenant que votre compagne est enceinte ! Certains hommes trouvent la grossesse extrêmement érotique. D'autres ont le désir qui flanche face aux changements du corps de leur compagne. Et le passage du statut de femme à celui de mère peut être parfois déconcertant. Certains hommes se détournent du sexe parce qu'ils craignent de faire du mal au bébé. Quoi que vous ressentiez, soyez sûr que vous n'êtes pas le premier ! Parlez ouvertement avec votre compagne : il y a fort à parier que, de son côté, elle fait également face à des transformations de son désir.

Si l'idée même de faire l'amour vous est tout à coup insupportable, il y a également une certaine logique à cela. La fatigue et les nausées du 1er trimestre peuvent être des tue-l'amour redoutables. Et se sentir grosse, maladroite, et avec un corps disproportionné n'est pas vraiment aphrodisiaque. Certaines femmes peuvent également être perturbées à l'idée de passer d'un rôle de femme à un rôle de mère. Les parties de leur corps qui jusque-là n'étaient là que pour leur plaisir fonctionnent maintenant de manière très utilitaire ! Il se peut, par exemple, que vous ayez les seins gonflés et douloureux. Et l'afflux de sang dans votre vagin peut rendre cette zone de votre corps extrêmement sensible. Il peut aussi arriver que certaines femmes soient prises de crampes pendant ou après un rapport sexuel. Et il est enfin possible que vous ayez peur de faire mal à votre bébé. Pour toutes ces raisons, il est parfaitement normal de ne plus avoir envie de faire l'amour.

Si vous constatez que votre désir sexuel n'est plus le même, qu'il soit exacerbé ou réduit à néant, parlez-en avec votre compagnon. Ne cherchez pas à vous censurer. Rien ne sera résolu tant que vous ne prendrez pas la peine de dire ouvertement ce que vous ressentez. En étant sincère, vous encouragerez votre compagnon à faire de même. Les hommes ont eux aussi des besoins sexuels différents pendant la grossesse. Il se peut que ce soit là l'occasion de trouver des façons nouvelles et plus satisfaisantes pour vous deux de faire l'amour.

La sécurité avant tout

La peur de faire mal au bébé en faisant l'amour pendant la grossesse a conduit beaucoup de couples à l'abstinence. Mais soyez rassurée : aussi généreuse que la nature ait pu être avec votre compagnon, il ne risque pas de faire mal à votre bébé en enfonçant son pénis dans votre vagin. Votre bébé est bien à l'abri dans sa poche remplie de liquide amniotique, qui est elle-même entourée par les muscles solides de votre utérus. L'entrée vers l'utérus est protégée par le col de l'utérus, qui est bien resserré et fermé par un bouchon muqueux qui fait barrage aux bactéries et au sperme. Vous remarquerez peut-être que le bébé bouge un peu plus après un rapport sexuel, mais c'est parce que votre cœur bat plus fort, et non pas parce qu'il sait ce qui se passe ou qu'il est incommodé.

> **Voca-bébé**
>
> On parle de **béance du col utérin** lorsque l'entrée du canal utérin se dilate ou s'ouvre de façon prématurée sans qu'il y ait vraiment de signes avant-coureurs. Cette béance peut se manifester par des saignements, une augmentation des pertes muqueuses et/ou des douleurs abdominales.

Certains couples font par ailleurs face à la peur de mettre en danger la grossesse. Beaucoup de mythes et d'histoires circulent, selon lesquels un rapport sexuel peut déclencher un travail prématuré, mais la vérité est que vous pouvez passer 9 mois à faire l'amour nuit et jour et que ça ne changerait absolument rien à la date de la naissance de votre bébé, si votre grossesse est normale (si vous êtes chiche, essayez !).

Cependant, dans certaines circonstances, il arrive qu'il soit déconseillé à des femmes enceintes de faire l'amour. Chaque situation est unique et il vaut mieux demander l'avis de votre médecin avant de décider d'une abstinence sexuelle, mais, en général, il est conseillé aux femmes d'être prudentes en ce domaine dans les circonstances suivantes :

- Placenta *prævia* (lorsque le placenta est placé sur le col de l'utérus et pourrait être endommagé).
- Saignements ou pertes vaginales inexpliquées.
- Crampes.
- *Béance du col utérin.*
- Dilatation ou ouverture prématurée du col de l'utérus.

Info grossesse

Il est conseillé aux femmes qui ont des antécédents d'accouchement prématuré de ne pas avoir de rapports sexuels pendant le dernier trimestre pour plusieurs raisons. Tout d'abord, l'orgasme entraîne effectivement des contractions de l'utérus (c'est pour cela que même les caresses et la masturbation sont proscrites). Par ailleurs, lorsque les seins d'une femme enceinte sont stimulés, son corps produit une substance naturelle appelée « ocytocine », qui n'est autre que l'hormone à l'origine des contractions. Et enfin, le sperme contient de la prostaglandine, qui peut elle aussi stimuler les contractions. Lors d'une grossesse normale, ces contractions utérines ne suffisent pas à déclencher le travail mais si vous êtes exposée à un accouchement prématuré, il se peut que l'on vous recommande l'abstinence sexuelle pour des raisons de sécurité.

L'abstinence sexuelle est parfois nécessaire à certains moments de la grossesse seulement. Votre médecin peut vous conseiller d'éviter les rapports sexuels :

- Pendant le 1er trimestre si vous avez des antécédents de fausse couche.
- Pendant les deux ou trois derniers mois si vous avez des antécédents d'accouchement prématuré.
- Pendant les trois derniers mois si vous attendez des bébés multiples.

Il ne faut en revanche jamais avoir de rapport sexuel lorsque la poche des eaux est rompue ou que vous avez perdu le bouchon muqueux. Ce sont les barrières protectrices de l'utérus, et une fois qu'elles ne sont plus là, le bébé est vulnérable aux infections. Par ailleurs, si vous remarquez l'apparition de symptômes inhabituels pendant ou après un rapport sexuel, comme des pertes ou des douleurs, mieux vaut consulter votre médecin avant d'avoir un nouveau rapport.

Si votre médecin vous recommande l'abstinence sexuelle, cela veut simplement dire que vous devez éviter la pénétration vaginale ; o,r le sexe ne se réduit pas à ça. Toutes les marques de tendresse, câlins, massages, et caresses sont aussi là pour vous permettre de vous sentir proches l'un de l'autre. Si vous n'avez pas droit à la pénétration, mais que l'orgasme vous est autorisé, rien ne vous empêche d'explorer les joies de la fellation, du cunnilingus, et de la masturbation mutuelle. Il vous reste donc un vaste domaine de caresses pour continuer à entretenir votre amour et à rester proche de votre compagnon.

« Dis, maman... »

Si votre compagnon semble se désintéresser du sexe à l'approche du 3e trimestre, ne vous dites pas que c'est parce qu'il vous trouve trop grosse ou plus assez sexy. Nombreux sont les hommes qui adoptent un rôle protecteur à cette période et qui craignent de faire mal au bébé. Avant de faire des suppositions, prenez le temps de parler avec lui si vous constatez des changements dans son attitude vis-à-vis du sexe.

Trouver des positions novatrices

Au début de la grossesse, lorsque votre ventre n'a pas commencé à grossir, vous pouvez continuer à faire l'amour sans changer vos positions habituelles. Mais à mesure que le bébé grandit, il se peut que vous trouviez de plus en plus inconfortable d'être allongée sur le dos, avec votre compagnon au-dessus de vous. Dans ce cas, plutôt que d'arrêter de faire l'amour, faites preuve d'un peu d'imagination ! C'est là un prétexte rêvé pour trouver de nouvelles positions. Beaucoup de couples qui attendent un enfant trouvent très satisfaisantes les positions suivantes :

- La femme au-dessus. Si vous prenez les commandes, vous pouvez contrôler vos mouvements de manière à ne pas trop appuyer sur votre ventre, mais aussi contrôler la profondeur de la pénétration.
- En cuillère. Dans cette position, vous êtes allongée sur le côté et votre compagnon est allongé derrière vous, contre votre dos. Cela évite que votre ventre soit entre vous deux et cela permet aussi une pénétration moins profonde – ce que certaines femmes préfèrent en fin de grossesse.
- En levrette. Vous êtes à quatre pattes, votre compagnon se met à genoux derrière vous et vous pénètre par l'arrière, votre corps lové dans le creux du sien.
- Sur le bord du lit. Asseyez-vous au bord du lit, allongez-vous sur le dos et pliez les jambes. Votre compagnon peut vous pénétrer accroupi, à genoux, ou debout devant vous.

- Sur un fauteuil. Votre compagnon est assis et vous êtes sur ses genoux (soit face à lui, soit dos à lui). En prenant appui sur le sol avec vos pieds, vous pouvez bouger de manière à contrôler la profondeur de la pénétration.

Voilà quelques points de départ. Maintenant, à vous de jouer. Soyez inventifs, faites preuve d'imagination, et partagez un maximum de plaisir.

Les questions les plus fréquentes

Les patientes sont nombreuses à poser les mêmes questions sur la sexualité. Voici celles que j'entends le plus souvent :

Q : L'orgasme peut-il déclencher le travail ?

R : En théorie, un orgasme pourrait mettre un accouchement en route, dans le cas où vous seriez déjà sur le point d'entrer en phase de travail, mais dans d'autres circonstances, il n'y a aucune inquiétude à avoir. Même si l'orgasme entraîne de légères contractions utérines, celles-ci s'estompent d'elles-mêmes au bout de quelques minutes. Tout comme les « fausses contractions », elles préparent l'utérus à l'accouchement. Mais l'orgasme ne représente un danger ni pour votre grossesse, ni pour votre bébé. Cependant, si vous êtes exposée à un accouchement prématuré, votre médecin vous déconseillera peut-être l'orgasme pour des raisons de sécurité.

Q : Peut-on pratiquer le cunnilingus ?

R : Le cunnilingus ne représente absolument aucun danger pendant la grossesse. Avec une seule précaution : veillez à ce que votre compagnon n'insuffle pas d'air dans votre vagin. Cela peut entraîner une embolie si une bulle d'air venait obstruer un vaisseau sanguin ce qui peut aboutir à la mort du fœtus et même de la mère.

Q : Pourquoi ai-je les seins qui coulent pendant les rapports sexuels ?

R : Au dernier trimestre, votre corps commence à produire une substance appelée « colostrum ». Il s'agit de la forme première que prend le lait maternel à la naissance du bébé. Une stimulation sexuelle des seins peut faire couler ce colostrum – ce qui n'a rien d'inquiétant. Mais si vous ou votre compagnon en êtes incommodés, vous pouvez empêcher ces écoulements en évitant les caresses sur les seins.

Côté papa

Même si le cunnilingus ne représente aucun danger pendant la grossesse (à moins que l'orgasme ne soit déconseillé), vous remarquerez peut-être que les sécrétions vaginales sont plus abondantes et peuvent changer de consistance, d'odeur, et de goût. Cela déplaît à certains hommes, qui préfèrent éviter le cunnilingus pendant la grossesse.

Q : Le bébé a-t-il conscience de ce qui se passe lorsque nous faisons l'amour ?

R : Le bébé sent les mouvements de votre corps et apprécie sans doute les bercements réguliers entraînés par les contractions utérines qui suivent l'orgasme, mais il ne voit rien et n'a absolument aucune idée de ce qui se passe. Vous pouvez également être assurée qu'il n'aura aucun souvenir de ces moments après sa naissance.

Voyager pendant la grossesse

La vie suit son cours pendant la grossesse, et il peut arriver, à un moment donné, que vous ayez à organiser des vacances ou un voyage d'affaires et que vous soyez inquiète des effets que cela pourra avoir sur le fœtus. Pour la plupart des femmes dont la grossesse ne présente pas de complications particulières, voyager ne pose absolument aucun problème ; si vous attendez votre premier enfant, c'est même un moment idéal pour vous évader et profiter d'être seule avec votre compagnon ! Mais il y a quelques précautions à prendre et quelques détails à ne pas négliger avant de décoller...

Soumettez toujours vos projets de voyage à votre médecin avant qu'ils soient trop avancés. Si, pour une raison médicale, vous étiez obligée d'annuler, de reporter, ou de raccourcir votre voyage, mieux vaut le savoir avant d'avoir réservé des billets ou posé des jours de congé. Il est également possible que votre médecin ait à vous donner des conseils ou des recommandations adaptées au cas particulier de votre grossesse pour vous permettre de voyager le plus confortablement possible et en toute sécurité.

« Dis, maman... »

Ne craignez pas de continuer à mettre votre ceinture de sécurité maintenant que vous êtes enceinte ! Votre bébé ne risque pas de se retrouver comprimé ou blessé en cas d'impact. D'après une étude menée par l'American College of Obstetricians and Gynecologists, dans presque 100 % des accidents de voiture, le fœtus se remet très rapidement de toute pression exercée par la ceinture de sécurité et ne souffre pas durablement du choc. Faites passer la partie inférieure de la ceinture sous votre ventre et sa partie supérieure entre vos seins.

Tenez compte du fait qu'il vous sera plus facile de voyager à certaines périodes de la grossesse qu'à d'autres : c'est généralement au 2e trimestre que les femmes enceintes se sentent le mieux. C'est à cette période que vous aurez le plus d'énergie, car vous serez normalement débarrassée de la fatigue et des nausées du 1er trimestre, et pas encore incommodée par les inconforts du 3e trimestre (comme le mal de dos, les hémorroïdes, ou les brûlures d'estomac). C'est aussi un moment où les craintes de fausse couche ou d'accouchement prématuré sont plus rares.

Si votre séjour est relativement long et a lieu au 3e trimestre de votre grossesse, prenez également les quelques précautions suivantes afin de protéger votre santé et celle de votre bébé :

- Demandez à votre médecin de vous décrire les signes d'un travail prématuré afin de savoir les reconnaître.
- Renseignez-vous auprès de votre mutuelle pour savoir si vous êtes couverte en cas d'accouchement à l'étranger.
- Repérez un médecin (ou un hôpital) sur les lieux de votre destination.

L'avion

Si vous voyagez en avion, pensez à l'avance à votre confort et à votre sécurité pendant le trajet. Même si prendre l'avion ne représente généralement pas de danger pendant la grossesse, il y a quelques détails qu'il vaut mieux prévoir. Certaines compagnies aériennes appliquent d'ailleurs des restrictions aux femmes enceintes. Pour éviter un accouchement à 9 000 mètres d'altitude ou un atterrissage en urgence, certaines refusent de les faire voyager après la 36e semaine de grossesse. Tenez-en compte pour votre trajet de retour ! Si vous faites l'aller à la 30e semaine mais que vous prévoyez de rentrer chez vous peu de temps avant votre date de terme, vous risquez d'avoir du mal à monter à bord pour le trajet du retour.

Pour ce qui est du trajet en lui-même, mettez-vous à votre aise :

- Demandez un fauteuil au premier rang ou près des issues de secours. Ce sont généralement des places plus spacieuses et vous aurez ainsi la possibilité d'étendre vos jambes. Mais elles sont très demandées ; alors signalez que vous êtes enceinte en espérant avoir droit à un traitement de faveur.
- Demandez un fauteuil côté couloir. Cela vous permettra de vous lever plus facilement pour vous étirer et aller aux toilettes aussi souvent que vous le souhaitez sans déranger d'autres passagers.
- Préparez-vous un en-cas pour ne pas vous retrouver à attendre désespérément un petit sachet de cacahuètes.
- Emportez une grande bouteille d'eau. L'air qui circule en circuit fermé dans les systèmes d'aération des avions peut être extrêmement sec et vous risquez de vous déshydrater. Buvez beaucoup pendant le trajet.

- Si vous êtes sujette au mal des transports, demandez à votre médecin si vous pouvez utiliser un médicament comme la Dramamine. La plupart sont inoffensifs en cas de grossesse.

Les rayons X étant dangereux pour le fœtus, beaucoup de femmes enceintes craignent de passer les portails de sécurité des aéroports. Mais sachez que, si vos bagages sont effectivement passés aux rayons X avant d'entrer en soute, les détecteurs de métaux que vous aurez à traverser, eux, sont totalement inoffensifs !

Le vrai danger réside en fait dans le trajet en lui-même. Comme expliqué au chapitre 19, en avion, vous êtes exposée à des radiations cosmiques à haute énergie émises par les étoiles et le Soleil. La quantité de radiations que vous recevez dépend de votre emplacement géographique et de l'altitude de l'avion. Plus vous êtes près des Pôles terrestres et plus l'avion vole haut, plus le niveau de radiations est élevé. Les gens qui voyagent beaucoup, le personnel de bord, et les femmes enceintes sont généralement avertis que les vols à haute altitude au-dessus des régions polaires les exposent à un niveau de radiations supérieur à la limite recommandée par les gouvernements actuels. Si vous faites un trajet de 1 heure pour aller rendre visite à votre mère à l'autre bout du pays, vous n'avez aucune inquiétude à avoir, mais si vous vous apprêtez à prendre un vol long-courrier, renseignez-vous auprès de votre médecin sur le niveau de radiations auquel vous allez être exposée.

« Dis, maman... »

En partant en voyage, n'oubliez pas d'emporter vos compléments alimentaires et quelques en-cas énergétiques.

Les séjours à l'étranger

Partir à l'étranger est toujours un moment palpitant, avec un parfum d'aventure. Mais les voyages à l'étranger exposent aussi à des maladies contre lesquelles votre système immunitaire (qui est affaibli pendant la grossesse) risque d'avoir du mal à lutter. En vous faisant immuniser, vous vous protégerez de la plus grande partie d'entre elles ; l'idéal serait d'ailleurs que les vaccins nécessaires soient faits plusieurs mois avant le début de votre grossesse. Mais si vous devez vous faire immuniser maintenant, demandez à votre médecin lesquels vous pouvez faire en cours de grossesse.

Les préconisations des autorités sanitaires sont les suivantes :

- Les femmes enceintes ne doivent pas recevoir de vaccin ROR (rougeole-oreillons-rubéole).
- Le vaccin DT-polio (diphtérie-poliomyélite) ne doit être administré aux femmes enceintes qu'en cas de risque d'exposition important.

- Faire effectuer ses vaccins au 2e ou 3e trimestre de grossesse permet d'écarter les craintes théoriques d'éventuelles anomalies induites pour le fœtus (lorsqu'on se fait vacciner au 1er trimestre de grossesse, on n'est pas toujours protégée de ce risque car la formation d'un grand nombre des organes du fœtus n'est pas achevée).

Les autorités sanitaires indiquent également qu'aucun risque formel pour le fœtus n'a été mis en évidence en cas de vaccins antiviraux ou anti-bactériologiques inactivés, comme les vaccins contre l'hépatite A, l'hépatite B, la rage, la typhoïde, les méningocoques, les pneumocoques, les toxoïdes tétanos-diphtérie, la poliomyélite, et l'encéphalite japonaise.

Un autre problème peut suffire à gâcher complètement un voyage à l'étranger : la diarrhée (aussi appelée dans ces cas-là « tourista » !). En effet, il y a des organismes dans la nourriture et l'eau de certains pays qui ne gênent absolument pas les populations locales car elles y sont habituées, mais qui peuvent vous rendre très malade. Pour réduire vos risques de tomber malade lors d'un séjour dans un pays où les conditions d'hygiène peuvent être minimalistes, ne buvez que de l'eau en bouteille, ne mettez pas de glaçons dans ce que vous buvez, et évitez les produits frais et crus.

Bien dormir

Au début de votre grossesse, vous n'aurez aucun problème de sommeil. Vous constaterez même sans doute que vous arrivez à vous endormir n'importe où et à n'importe quel moment. Mais à mesure que votre ventre grossit, dormir peut devenir un vrai casse-tête. Trouver une position assez confortable et dans laquelle ce gros ventre est bien calé demande parfois d'improbables manœuvres ! Si vous n'arrivez pas à vous installer confortablement, essayez ces quelques astuces :

- Dormez sur le côté – sur le côté gauche, pour être précis. Dans cette position, votre artère principale n'est pas écrasée sous le poids de votre utérus.
- Dormez sur le canapé ou par terre si vous avez mal au dos et que vous avez besoin de fermeté.
- Surélevez le haut de votre corps si vous êtes incommodée par des brûlures d'estomac.
- Dormez sur le côté avec un oreiller calé entre les genoux et un autre contre le dos.
- Offrez-vous un coussin de maternité pour avoir plus de maintien. Ce gros coussin en deux parties, moins épais au milieu (il ressemble à un papillon !), permet d'être maintenue des deux côtés en position allongée.

- Faites autant d'essais d'oreillers différents et de positions différentes que nécessaire. Avec un peu d'imagination et de persévérance, vous devriez arriver à trouver une position qui vous permette de dormir paisiblement (du moins jusqu'à ce que vous soyez réveillée par votre vessie qui réclame d'être vidée !).

Ah, ce qu'on est bien quand on est dans son bain !

Il n'y a parfois rien de meilleur pour soulager les tensions et les douleurs qu'un bon bain chaud. Il n'y a aucune raison médicale à ce que vous ne puissiez pas prendre de bains pendant votre grossesse à condition de prendre les quelques précautions suivantes :

- Placez un tapis antidérapant au fond de la baignoire afin d'éviter les chutes (gardez à l'esprit que votre centre de gravité est déplacé en fin de grossesse).
- Ne prenez pas de bain trop chaud. La température ne doit pas excéder 39 °C (vous trouverez plus de détails sur les risques de prendre un bain trop chaud plus loin dans ce chapitre).
- Ne restez pas plus de 10 à 15 minutes dans votre bain, sans quoi vous risquez de vous déshydrater.
- Ne prenez pas de bain si votre poche des eaux s'est rompue.

Une température trop élevée est néfaste pour le développement du système nerveux de votre bébé, en particulier en début de grossesse. C'est pourquoi il est plus prudent d'éviter les saunas, les jacuzzis, et les hammams. Si vous adorez l'eau très chaude, achetez-vous un thermomètre de bain et surveillez la température de votre bain : si elle est supérieure à 39 °C, c'est que l'eau est trop chaude pour votre bébé.

S'habiller pour deux

S'habiller lorsqu'on est enceinte relève du challenge de haut niveau ! Vous pouvez changer de taille du jour au lendemain ; il n'est donc pas évident de trouver des vêtements qui vous vont bien aujourd'hui et qui feront encore l'affaire la semaine prochaine. Vos besoins en ce domaine dépendent bien entendu de votre mode de vie. Si vous travaillez, vous allez avoir besoin de vous constituer une garde-robe qui vous permettra de couvrir votre ventre tout en gardant un look professionnel. Si vous passez plus de temps chez vous qu'en public, vous pourrez sans doute tenir assez longtemps avec quelques T-shirts et pulls amples et des *leggings*.

Lorsque vient le moment où des achats s'imposent si vous ne voulez pas vous retrouver le ventre à l'air, vous pouvez être tentée d'entrer dans le magasin spécialisé le plus proche de chez vous. Malheureusement, les vêtements de grossesse que vous y trouverez sont très chers. Or, vous allez devoir vous constituer une nouvelle garde-robe entière, mais que vous ne porterez que pendant 4 mois tout au plus. La note risque d'être salée... Plutôt que de devoir revendre votre maison pour pouvoir investir dans ce gouffre d'achats vestimentaires, optez pour les alternatives possibles qui vous permettront de tenir jusqu'au 5e mois sans vous ruiner :

- Empruntez les vêtements de votre homme ! Ses chemises, T-shirts, et même bas de survêtement ont de bonnes chances d'être pile à votre taille pendant les quatre ou cinq premiers mois.
- Revisitez votre propre penderie. Pendant les cinq premiers mois, vos robes à ceinture préférées vous iront peut-être très bien, si vous retirez la ceinture. Vous pouvez aussi faire de nouveaux assemblages en portant des chemises amples par-dessus vos vêtements ou en camouflant votre ventre avec des tuniques, des blouses, des robes chasubles ou à taille haute, des gilets longs, et des pulls non cintrés.
- Au début de votre grossesse, vous pouvez aussi vous acheter une jolie tenue en solde d'une taille ou deux au-dessus de la vôtre.

Lorsque viendra le moment d'aller faire un tour au rayon des vêtements de grossesse (généralement vers le 5e ou le 6e mois), vous constaterez qu'ils sont très différents de vos vêtements habituels – du moins, ils le devraient. Ils doivent être :

- Plus longs sur le devant. À mesure que votre ventre grossira, l'ourlet avant va remonter (c'est pour cette raison qu'une robe « normale » dans une grande taille ne peut pas faire l'affaire).
- Plus amples au niveau des épaules et de la poitrine. Croyez-moi : ce ne sera pas inutile.
- Sans doublure. La température de votre corps est plus élevée pendant la grossesse et une doublure peut rapidement vous mettre en nage et vous gêner.
- Superposables afin de pouvoir s'adapter aux fluctuations de votre température corporelle.
- Neutres et « coordonnables » les uns avec les autres afin de vous permettre de varier les assemblages sans dépenser une fortune.
- Dans des matières résistantes et faciles d'entretien. Les vêtements de grossesse sont portés et lavés environ quatre fois plus souvent que les autres !

Il est important pour l'estime de soi de se sentir belle pendant la grossesse. Soignez votre image, choisissez des vêtements jolis et qui vous vont bien. Il existe aujourd'hui des lignes de maternité qui permettent aux futures mamans même les plus volumineuses d'être élégantes en toute circonstance.

Le Club des allongées

Les activités les plus ordinaires de votre vie quotidienne peuvent être complètement chamboulées pendant la grossesse si votre médecin vous fait la recommandation tant redoutée de rester allongée. En fonction des circonstances de votre grossesse, cela peut vouloir dire beaucoup de choses différentes, mais, en gros, cela veut dire que vous devez rester au lit. Il est recommandé aux femmes enceintes de rester allongées lors de certaines complications de la grossesse, comme par exemple un travail prématuré, une pré éclampsie (hypertension induite par la grossesse), une rupture prématurée des membranes, un retard de croissance fœtale, ou des saignements inexpliqués. Le temps que vous devez passer au lit dépend de la gravité de vos symptômes et des ordres de votre médecin. Certaines doivent rester allongées 1 semaine, d'autres pendant toute leur grossesse. Certaines ont le droit de se lever de temps en temps quelques instants, pour prendre une douche ou pour préparer un repas. Pour d'autres, c'est le confinement total, avec bassin hygiénique obligatoire.

Si votre médecin vous recommande de rester allongée, demandez-lui d'être précis. Posez-lui les questions suivantes :

- « Ai-je le droit de me lever de temps en temps pour faire quelques pas, prendre une douche, et aller aux toilettes ? »
- « Ai-je le droit de m'asseoir dans le lit pour écrire, ou utiliser un ordinateur ? »
- « Ai-je le droit de faire des exercices de gym au lit ? »
- « Ai-je le droit de me lever pour m'occuper de mes autres enfants ? »

Lorsqu'on doit rester allongée, le temps paraît terriblement long. Pendant la grossesse, on est déjà émotionnellement à fleur de peau et l'immobilité peut être un désastre pour le moral. Elle peut aussi entraîner des tensions dans le couple. C'est un moment très difficile à passer. Le seul moyen de faire passer une grossesse allongée sans encombre est de ne pas perdre de vue l'objectif final et de tirer le meilleur parti possible de la situation :

- Restez en contact avec l'extérieur. Invitez des amis. Faites des soirées « pizza ». Écrivez des lettres et des e-mails. Il n'y a aucune raison que rester allongée vous transforme en ermite.

- Si vous allez être obligée de rater un événement important (le mariage de votre frère, par exemple), demandez à quelqu'un de le filmer, puis regardez le film entourée d'amis ou de votre famille.
- Pensez à vos besoins à l'avance. Demandez à votre compagnon de vous remplir un Thermos de jus de fruits, d'eau, et de vous apporter des réserves d'en-cas à portée de main.
- Si vous avez l'accord de votre médecin, inventez-vous une série d'exercices de gym à faire au lit. Vous pouvez remuer les orteils, faires des mouvements circulaires des chevilles, des bras, et de la tête, vous étirer les jambes, etc. Ce type d'exercice peut vous être très utile pour entretenir votre circulation et votre souplesse.
- Restez active. Trouvez-vous une nouvelle activité (ou reprenez-en une que vous aviez abandonnée), faites du tricot, de la broderie, du dessin, écrivez, jouez aux cartes. Occupez-vous.

Ces 9 mois de grossesse sont une période à part dans votre vie. Mais entre tous vos moments de rêverie et vos consultations médicales, ces 280 jours restent aussi comme tous les autres : vous allez faire l'amour, voyager, dormir, prendre des bains, et vous demander comment vous habiller. Certaines femmes devront faire preuve de beaucoup de patience si elles doivent rester allongées. Quelle que soit votre situation, n'oubliez pas que, pendant la grossesse, la vie continue de suivre son cours ; alors profitez-en et tirez le meilleur parti possible de chaque instant.

Ce qu'il faut retenir

- → Pendant une grossesse, le désir sexuel du couple n'est souvent plus le même. Certains veulent faire l'amour plus souvent, d'autres moins.
- → Faire l'amour n'est absolument pas dangereux pour le fœtus, mais il peut s'avérer nécessaire de trouver de nouvelles positions pour vous accommoder de la présence de votre gros ventre.
- → Les rapports sexuels sont déconseillés aux femmes ayant une grossesse à hauts risques.
- → Voyager enceinte nécessite un peu de préparation à l'avance, certaines précautions, et l'accord de votre médecin.
- → Attention aux bains trop chauds, aux saunas, hammams, et jacuzzis. ! La température de l'eau ne doit pas excéder 39 °C.
- → Les femmes obligées de rester allongées ont besoin de positiver, de s'occuper, de voir du monde, et de se sentir entourées.

Chapitre

23

Les grossesses à problèmes

Dans ce chapitre

- Les problèmes affectant le fœtus : la procidence du cordon, le retard de croissance intra-utérin, l'hématome rétroplacentaire, le placenta *praevia*, la rupture prématurée des membranes, et la naissance prématurée
- Les problèmes affectant la mère : la pré éclampsie et l'incompatibilité de Rhésus

La conception, le développement fœtal, et la naissance sont de véritables miracles. Il est stupéfiant d'imaginer que quelques cellules microscopiques puissent se multiplier et grandir jusqu'à former le cœur, l'estomac, les yeux, les oreilles, les bras, les jambes, les doigts, et les orteils de votre bébé. Dans la plupart des cas, ce processus complexe et délicat se déroule sans encombre. Mais il arrive aussi parfois que quelque chose se passe mal, qu'un fœtus meure dans le ventre de sa mère ou à la naissance, ou qu'une fausse couche survienne. Parfois, le placenta ne fonctionne pas comme il le devrait et la vie du fœtus est en danger, ou bien il ne grandit pas normalement, ou encore les membranes se rompent et l'enfant naît trop tôt. Ce chapitre traite de tous ces problèmes et d'autres encore, mais en le lisant, respectez au moins cette consigne : ne le lisez pas d'une traite, du début à la fin.

Une femme enceinte a déjà bien assez de préoccupations sans se laisser en plus obnubiler par tous les problèmes potentiels existants. Si votre grossesse est normale et qu'elle se déroule sans problème, ne lisez pas ce chapitre du tout. Si vous avez des symptômes qui vous inquiètent ou si votre médecin vous dit que vous avez un problème médical, alors n'utilisez ce chapitre que pour vous renseigner plus en détail. Les informations que vous y trouverez vous aideront à mieux comprendre les circonstances de votre grossesse et à clarifier ce que votre médecin vous a dit. N'utilisez pas ces informations pour vous faire peur, mais seulement en renfort des explications de votre médecin. Il vous connaît et ce qu'il vous a dit est propre à votre cas particulier : si les informations que vous trouverez dans ce livre sont contradictoires avec les besoins et les traitements qu'il a définis pour vous, c'est à votre médecin que vous devez faire confiance. N'utilisez ce chapitre que comme une référence complémentaire, afin de clarifier un terme médical ou de mieux comprendre certaines complications de la grossesse.

Ce chapitre étant destiné à être consulté de façon sélective, les différents problèmes de la grossesse apparaissent par ordre alphabétique – ce qui vous permettra de trouver plus facilement l'information que vous cherchez.

Hyperémèse gravidique

Dans la plupart des cas, les nausées matinales de la grossesse sont un désagrément plus qu'un danger. Mais parfois, lorsque les symptômes sont très marqués, il s'agit en fait d'une maladie qui n'a rien à voir avec les nausées matinales et qui s'appelle *hyperémèse gravidique* – ce qui signifie « vomissements excessifs ». Si elle n'est pas soignée, elle peut aboutir à une malnutrition, à une perte de poids, et à une déshydratation ; elle est donc très dangereuse pour le fœtus. Appelez immédiatement votre médecin si :

Voca-bébé

L'**hyperémèse gravidique** est une maladie caractérisée par des vomissements excessifs de la femme enceinte.

- Vous vomissez plus de 3 fois par jour.
- Vous ne gardez jamais un repas 24 heures dans votre estomac.
- Vos vomissements sont accompagnés de fièvre et de douleurs.

Parfois, du repos et des traitements anti-nauséeux et antiacides peuvent suffire à soigner une hyperémèse gravidique. Mais si les vomissements continuent et qu'aucune cause (autre que la grossesse) n'en est identifiée, il peut être nécessaire de recourir à l'alimentation par voie intraveineuse afin de rétablir l'équilibre nutritionnel et de permettre au tube digestif de se reposer.

Incompatibilité de Rhésus

Lors de votre première prise de sang de grossesse, une recherche de votre facteur Rhésus sanguin est effectuée. Il est soit positif (ce qui est le cas d'environ 85 % des populations blanches et d'une proportion légèrement plus élevée encore chez les autres ethnies), soit négatif. Il est très important de le déterminer, parce que, si votre Rhésus est négatif et que celui de votre compagnon est positif, il se peut que le fœtus ait un Rhésus positif comme son père. Lorsque c'est le cas, le sang du fœtus est différent de celui de la mère et il y a une *incompatibilité de Rhésus*. Il se peut alors que le sang de la mère réagisse comme s'il était allergique au sang du fœtus en fabriquant des anticorps contre le sang du fœtus. Cela s'appelle « une sensibilisation active ». Si les anticorps produits par la mère traversent le placenta et s'introduisent dans le sang du fœtus, ces anticorps passent alors à l'attaque et détruisent les globules rouges du fœtus, qui devient anémique. La maladie qui en résulte est grave et s'appelle « érythroblastose du nouveau-né ». Elle peut entraîner un état grave, voire la mort d'un fœtus ou d'un nouveau-né.

Heureusement, il est possible d'éviter une sensibilisation active au facteur Rhésus en empêchant la sensibilisation de la mère. Pour ce faire, on administre à la femme enceinte de Rhésus négatif de l'immunoglobuline Rh autour de la 28e semaine de grossesse – ce qui l'empêche de produire des anticorps. Si le bébé est de Rhésus positif, une 2e dose sera administrée à la mère peu de temps après l'accouchement. A chaque nouvelle grossesse et à chaque naissance d'un enfant de Rhésus positif, la mère recevra d'autres doses d'immunoglobuline Rh. Grâce à cette méthode de détection et de prévention, l'érythroblastose du nouveau-né, autrefois une maladie mortelle, est aujourd'hui complètement évitable.

> **Voca-bébé**
>
> On parle d'**incompatibilité de Rhésus** lorsque le Rhésus sanguin de la mère est négatif et que celui de son bébé est positif.

Naissance prématurée

> **Voca-bébé**
>
> Une **naissance prématurée** est une naissance qui a lieu entre la 20e et la 37e semaine de grossesse.

Certains bébés sont trop pressés de naître et arrivent trop tôt. On parle de *naissance prématurée* lorsqu'un enfant naît entre la 20e et la 37e semaine. En France, cela concerne environ 6 % des naissances. Les raisons de cette prématurité sont nombreuses. Parmi les mères les plus exposées à un accouchement prématuré, on trouve celles qui ont des antécédents de fausse couche, qui ont avorté deux fois ou plus, qui sont porteuses d'une maladie rénale, qui ont eu une grossesse avant 16 ans ou après 34 ans, ou qui sont atteintes d'une anomalie de l'utérus. Le risque de naissance prématurée est plus grand en présence de certains problèmes médicaux, comme l'hématome rétroplacentaire, le placenta *praevia*, une anomalie de la quantité de liquide amniotique, la pré éclampsie, la rupture prématurée des membranes, ou en cas de grossesse multiple. Un tabagisme important de la mère est également un facteur bien connu de naissance prématurée.

Mais, par ailleurs, un certain nombre de naissances prématurées n'ont pas de cause connue et surviennent de façon imprévisible.

En cas de symptômes de travail prématuré, il faut avertir immédiatement votre médecin. Voici les principaux d'entre eux :

- Douleurs abdominales semblables à des douleurs menstruelles, soit continuelles, soit intermittentes.
- Sensation de lourdeur ou de pression sur le rectum.
- Douleurs dans le bas du dos.
- Crampes (parfois accompagnées de diarrhée).
- Modification des pertes vaginales (elles peuvent devenir plus épaisses, plus liquides, ou teintées de sang).
- Écoulement de liquide amniotique du vagin (même de quelques gouttes).
- Contractions.

En cas de prise en charge médicale rapide, de nombreuses naissances prématurées peuvent être retardées. Chaque jour passé dans l'utérus augmente significativement les chances de survie et de bonne santé du bébé. Il a été montré que le simple fait de rester allongée peut parfois arrêter ou retarder un travail prématuré. Si les signes de travail ne s'arrêtent pas, il est possible d'administrer à la mère des médicaments appelés « agents tocolytiques », qui permettent de détendre l'utérus dans l'espoir d'arrêter les contractions. Mais si le bébé persiste à vouloir naître sans plus attendre, il deviendra un des 15 000 prématurés qui naissent chaque année en France. S'il naît après la 28e semaine, grâce à tous les nouveaux procédés, traitements, et équipements existants, ainsi qu'à toutes les recherches et au savoir scientifique grandissant en ce domaine, ses chances de survie seront de plus de 95 %.

Placenta : les complications possibles

Le placenta alimente votre bébé en oxygène et en nutriments. C'est aussi par lui que s'évacuent ses déchets. Tout problème affectant le placenta est potentiellement grave et nécessite des soins médicaux. Les deux problèmes du placenta les plus courants sont l'hématome rétroplacentaire et le placenta *praevia*.

Hématome rétroplacentaire (ou décollement du placenta)

Normalement, le placenta est solidement attaché à la paroi de l'utérus. Mais s'il se décolle avant la naissance du bébé, on est alors en présence d'un problème médical appelé *hématome rétroplacentaire*. Ce problème nécessite une prise en charge médicale rapide, car le bébé peut se retrouver rapidement privé d'oxygène et cela peut entraîner des hémorragies (saignements vaginaux abondants).

Un décollement du placenta est plus souvent observé chez les femmes d'âge mur ayant eu d'autres enfants, chez les femmes qui fument, qui sont sujettes à l'hypertension, ou qui ont eu un décollement du placenta lors d'une grossesse précédente. Il est aussi parfois dû à un cordon ombilical court ou à un choc accidentel.

Info grossesse

Autrefois, en cas de décollement du placenta, les vies de la mère comme de l'enfant étaient en grave danger. Aujourd'hui, si le problème est rapidement pris en charge médicalement, presque 100 % des mères et environ 90 % des bébés touchés par ce problème survivent.

Le symptôme le plus fréquent et le plus visible d'un hématome rétroplacentaire est l'apparition de saignements vaginaux. Lorsque le décollement est seulement partiel, ces saignements sont d'une abondance comparable à celle d'un flux menstruel léger à abondant et ils sont parfois accompagnés de quelques crampes abdominales. Quelques jours de repos allongé suffisent généralement à faire stopper ces saignements ; après quoi la mère peut reprendre ses activités normales. Elle doit ensuite faire l'objet d'une surveillance médicale assidue et doit surveiller attentivement l'apparition d'éventuels nouveaux saignements.

Si le décollement est un peu plus important, les saignements seront plus abondants, les douleurs abdominales plus fortes, et des contractions utérines peuvent survenir. Dans ces cas-là, rester allongée peut résoudre en partie le problème, mais bien souvent des transfusions sanguines sont également nécessaires et, si la vie de la mère ou de l'enfant est en danger, une césarienne peut être pratiquée en urgence.

Si le décollement est très important (plus de 50 % de la surface du placenta), les symptômes de l'hématome rétroplacentaire sont les mêmes, mais en plus marqués. La mère et l'enfant peuvent alors montrer des signes de perte sanguine, et on pratique généralement des transfusions en urgence et un accouchement immédiat.

Placenta *praevia*

Normalement, le placenta est implanté tout en haut de la paroi utérine. Mais en cas de *placenta praevia*, il est implanté sur la moitié inférieure de l'utérus, couvrant ainsi son ouverture et bloquant le passage par lequel le bébé doit sortir. Pendant les premiers mois de grossesse, un placenta *praevia* n'est pas très inquiétant car le placenta remonte généralement ensuite à mesure que l'utérus grandit. Mais s'il bloque toujours l'ouverture de l'utérus lorsque la mère entre en phase de travail, le placenta peut se déchirer avec l'ouverture du col de l'utérus – ce qui entraîne des saignements, et un risque d'hémorragie. Dans ce cas, un accouchement par voie basse est impossible et une césarienne est pratiquée en urgence.

Voca-bébé

Un **hématome rétroplacentaire** survient lorsque le placenta se décolle de la paroi utérine. Un **placenta praevia** est caractérisé par le fait que le placenta est implanté sur la moitié inférieure de la paroi de l'utérus et qu'il en recouvre l'ouverture, bloquant ainsi le passage par lequel le bébé doit sortir.

Les symptômes d'un placenta *praevia* ne sont généralement pas perceptibles avant le 3e trimestre. Lorsque le col de l'utérus commence à se dilater, la mère constate l'apparition de saignements vaginaux rouge vif, non accompagnés de douleurs. Il arrive que ces saignements s'arrêtent puis reprennent, et soient provoqués par un effort musculaire (éternuement, poussée pour aller à la selle, ou rapport sexuel, par exemple). D'autres fois, il n'y a aucun symptôme avant le début de la phase de travail. Le diagnostic se fait à l'échographie, lorsque celle-ci révèle une implantation basse du placenta.

En début de grossesse, il n'est pas nécessaire de traiter un placenta *praevia*, car il se peut que le placenta se déplace de lui-même. Mais après la 20e semaine, on conseille souvent à une femme atteinte de placenta *praevia* de limiter son activité ou de rester allongée (soit chez elle, soit à l'hôpital), si elle a des saignements. Le but est de faire durer la grossesse aussi longtemps que possible, mais si les saignements deviennent trop abondants, on pratiquera une césarienne afin d'éviter une forte hémorragie.

Pré éclampsie

Pré éclampsie est un terme médical qui désigne une hypertension causée par la grossesse (on parle également de « toxémie » ou d'« hypertension de grossesse »). Elle touche environ 7 % des femmes enceintes dans la 2e moitié de leur grossesse. Si elle n'est pas soignée, une pré éclampsie peut entraîner des dégâts irrémédiables sur le système nerveux et les vaisseaux sanguins de la mère, ainsi qu'un retard de croissance du fœtus (qui s'explique par l'apport réduit de sang au placenta). Dans des cas extrêmes non traités, la pré éclampsie peut évoluer en une maladie très grave appelée « éclampsie », qui se manifeste par des convulsions de la mère, et peut aboutir à un coma ou même à la mort. Heureusement, avec un suivi médical régulier adapté tout au long de la grossesse, les cas de pré éclampsie sont diagnostiqués tôt et la maladie peut être soignée et contrôlée sans complications majeures.

Les principaux symptômes de la pré éclampsie (qui sont surveillés à chaque consultation mensuelle) sont les suivants :

- Gonflements des mains et du visage.
- Prise de poids soudaine et excessive.
- Hypertension artérielle.
- Présence de protéines dans les urines.

À des stades avancés et aggravés de la maladie, ces symptômes peuvent s'accompagner d'une vision brouillée, de maux de tête, d'irritabilité, de confusion, de douleurs abdominales aiguës dues à des gaz, et d'un nombre anormal de plaquettes révélé à l'analyse sanguine.

« Dis, maman... »

Certains croient qu'une pré éclampsie peut être évitée en prenant un cachet d'aspirine chaque jour pendant la grossesse. Si quelqu'un vous suggère ce remède, soyez prudente. Il n'a jamais été prouvé que l'aspirine puisse réduire le risque de pré éclampsie ou la soigner ; en revanche, on sait qu'il peut être dangereux de prendre de l'aspirine pendant la grossesse. Ne prenez pas d'aspirine sans avoir d'abord demandé son avis à votre médecin.

Les modes de traitements de la pré éclampsie varient en fonction de la gravité des symptômes et du stade de la grossesse auquel elle apparaît. Dans les cas légers, on prescrit généralement de rester allongée, soit à domicile, soit à l'hôpital. La mère a pour instruction de surveiller attentivement les signes d'une éventuelle forme avancée de la maladie, et son bébé est examiné aussi régulièrement que nécessaire par des examens de réactivité fœtale et des échographies, afin d'observer ses mouvements. Dans les cas de pré éclampsie légère, la mère et son bébé, lorsqu'ils bénéficient de soins adaptés, sont généralement soignés avec grand succès.

Dans les cas graves de pré éclampsie, les traitements peuvent être plus agressifs. S'il est impossible de contrôler la pression artérielle de la mère ou qu'apparaissent des signes de détérioration chez la mère ou chez le fœtus, les traitements médicamenteux et la position allongée sont abandonnés et on procède à un accouchement immédiat. La plupart des médecins sont d'avis qu'il vaut mieux pour un bébé prématuré être dans une unité de soins intensifs en néonatalogie que dans un utérus affecté d'une pré éclampsie, où sa santé se détériore. L'accouchement peut se faire de façon provoquée par voie basse ou par césarienne.

Info grossesse

La pression artérielle des femmes atteintes de pré éclampsie qui ne souffraient pas d'hypertension avant leur grossesse redeviendra normale environ 1 semaine après l'accouchement.

Mais il existe une façon nettement préférable de prévenir l'apparition de la pré éclampsie : surveiller son alimentation. Une étude portant sur les habitudes alimentaires avant et pendant la grossesse de 109 femmes atteintes de pré éclampsie et de 259 femmes en bonne santé a révélé que celles qui consommaient moins de 5 portions de fruits et de légumes par jour jusqu'à 1 an avant leur accouchement avaient environ 2 fois plus de risques d'être atteintes de pré éclampsie. De plus, celles dont les niveaux de vitamine C dans le sang étaient les plus faibles avaient environ 4 fois plus de risques d'être touchées par la maladie que celles dont les niveaux étaient les plus élevés. Les chercheurs pensent donc que consommer des aliments riches en vitamine C ou prendre des compléments de vitamine C peut faire diminuer les risques de pré éclampsie. Vous n'avez rien à y perdre et tout à y gagner : la vitamine C est un antioxydant bien connu, elle ne peut vous faire que du bien alors épluchez-vous une orange et savourez-la !

Vous pouvez également vous protéger en allant rendre visite à votre dentiste. En raison des hormones qui modifient la réaction des gencives aux bactéries contenues dans la plaque dentaire, les femmes enceintes sont sujettes à des gonflements douloureux des tissus de la gencive – ce qui s'appelle « une gingivite ». Des études récentes tendent à montrer que les gingivites peuvent faire augmenter les risques de pré éclampsie. Alors brossez-vous soigneusement les dents et nettoyez-les régulièrement avec du fil dentaire tout au long de la grossesse. Et si vos gencives se mettent à enfler ou à saigner, prenez rendez-vous avec votre dentiste.

Procidence du cordon

Dans toute grossesse, la poche de liquide amniotique qui entoure le fœtus se rompt avant l'accouchement pour permettre au bébé de passer dans le canal utérin. Mais il arrive qu'au moment où cette poche se rompt, le flot de liquide amniotique entraîne avec lui le cordon ombilical (qui doit continuer d'apporter du sang et des nutriments au bébé pendant l'accouchement). Le cordon passe alors dans le col de l'utérus et peut même descendre jusque dans le vagin – on parle alors de *procidence du cordon*. Il s'agit d'une situation très dangereuse car, à mesure que le bébé appuie de plus en plus fort sur l'ouverture du col de l'utérus, il peut appuyer sur le cordon et bloquer ainsi sa propre circulation sanguine. Le bébé se retrouve ainsi privé d'oxygène.

Voca-bébé

Une **procidence du cordon** a lieu lorsque le cordon ombilical passe dans le col de l'utérus après que la poche des eaux a été rompue.

La procidence du cordon a plus de risques de survenir lors de naissances prématurées ou lorsque le bébé est en siège (se présente avec les pieds ou les fesses vers la sortie), car il y a dans ces cas-là plus de place pour que le cordon glisse dans le col de l'utérus puis dans le vagin. Une procidence du cordon est diagnostiquée après la rupture de la poche des eaux. Si le cordon est visible dans le vagin ou si vous sentez « quelque chose » dans votre vagin, il y a deux choses à faire immédiatement :

- Mettez-vous à quatre pattes pour limiter la pression exercée sur le col de l'utérus.
- Demandez à quelqu'un de vous transporter de toute urgence à l'hôpital ou appelez le SAMU (15).

Une fois à l'hôpital, votre bébé sera examiné afin de détecter d'éventuels signes de détresse. Le cordon pourra être réintroduit dans l'utérus et, si vous n'êtes pas encore en phase de travail, vous serez préparée à un accouchement par césarienne.

Retard de croissance intra-utérin

Un *retard de croissance intra-utérin* est une expression médicale qui signifie que le fœtus est plus petit qu'il devrait l'être compte tenu de son *âge gestationnel*. Il représente un danger important car les bébés de poids trop faible sont plus exposés à de nombreuses complications médicales à la naissance.

Voca-bébé

L'**âge gestationnel** est l'âge d'un fœtus dans le ventre de sa mère. On parle de **retard de croissance intra-utérin** lorsque le fœtus est beaucoup plus petit qu'il le devrait compte tenu de son âge gestationnel.

Si une femme bénéficie d'une surveillance médicale attentive et que la cause d'un retard de croissance intra-utérin est détectée et corrigée assez tôt, le bébé recommencera à se développer normalement. Les raisons les plus fréquentes de retard de croissance intra-utérin sont les suivantes :

- Alimentation pauvre et prise de poids inadaptée.
- Tabagisme.
- Abus d'alcool ou d'autres substances.
- Maladie chronique ou aiguë (par exemple, diabète, hypertension, anémie, ou maladie rénale).
- Grossesses très rapprochée.
- Grossesses multiples.
- Anomalies du fonctionnement du placenta.
- Nausées et vomissements très marqués qui se poursuivent après le 3e mois.
- Forme anormale de l'utérus ou du fœtus.

« Dis, maman... »

Si vous avez l'impression que votre ventre n'est pas très gros, cela ne veut pas forcément dire que votre bébé souffre de retard de croissance intra-utérin ou qu'il y a un problème. Il est impossible de dire de l'extérieur si votre bébé est trop petit ! Mais si votre médecin a l'impression que votre utérus ne grossit pas normalement, il peut le vérifier en pratiquant une échographie.

Lorsqu'un retard de croissance intra-utérin est diagnostiqué, il est possible d'augmenter de façon très significative les chances du fœtus de se développer normalement en adoptant immédiatement une alimentation optimale et en éliminant les autres causes à l'origine du problème. Mais si les mesures alimentaires et médicales et les changements de mode de vie ne suffisent pas à ce que le bébé se remette à grossir, il est parfois nécessaire de recourir à d'autres solutions. Il peut s'agir d'un repos allongé ou d'une hospitalisation pendant laquelle la mère peut être soumise à une alimentation riche en protéines, en calories, et en fer (qui peut également être administré par voie intraveineuse) et qui permet de soigner les problèmes médicaux en cause. Dans des cas extrêmes, un accouchement provoqué ou une césarienne peuvent s'avérer nécessaires si le bébé est proche du terme et qu'il ne grossit pas.

Rupture prématurée des membranes

On sait qu'au 9e mois, quand une femme perd les eaux, c'est qu'elle va bientôt accoucher. La rupture de la poche des eaux correspond au moment où les membranes qui entourent cette poche se fissurent et que le liquide amniotique commence à s'écouler. C'est une étape normale de la phase de travail, mais lorsque cela arrive trop tôt, on parle de *rupture prématurée des membranes*. Il s'agit d'un problème médical nécessitant des soins médicaux rapides.

> **Voca-bébé**
>
> Une **rupture prématurée des membranes** est un problème médical qui survient lorsque les membranes qui entourent la poche des eaux se fissurent avant le début de la phase de travail.

Une fois les membranes qui entourent la poche de liquide amniotique fissurées, le bébé n'est plus isolé de l'environnement extérieur, et il devient vulnérable aux infections. Un bébé arrivé à terme naît généralement dans les 24 à 48 heures après la rupture de la poche des eaux, et l'accouchement peut être provoqué si l'enfant n'est toujours pas né une fois ce délai passé. Mais si les membranes se rompent avant la 34e semaine, votre médecin devra mesurer les risques que représenterait une naissance prématurée en comparaison à ceux d'une infection du fœtus. Dans la plupart des cas, la mère est hospitalisée, doit rester allongée, et le bébé est placé sous surveillance médicale attentive. L'accouchement peut être provoqué en urgence soit lorsque les poumons du bébé sembleront assez développés, soit si des signes d'infection de l'enfant apparaissent.

Toutes les grossesses ne sont pas un long fleuve tranquille. Si votre grossesse s'avère problématique, assurez-vous de recevoir les meilleurs soins médicaux possibles et suivez les instructions de votre médecin. À mesure que la science progresse, de plus en plus de maladies qui autrefois étaient mortelles ou laissaient des séquelles durables deviennent contrôlables, voire inoffensives. Les espoirs sont plus grands chaque jour.

Ce qu'il faut retenir

→ Toutes les grossesses ne sont pas un long fleuve tranquille. Il arrive que la nature interrompe le cours des choses et que surviennent des problèmes touchant la mère ou le fœtus, ou compromettant la naissance d'un enfant en bonne santé.

→ Les problèmes liés au fœtus comme la procidence du cordon, le retard de croissance intra-utérin, l'hématome rétroplacentaire, et le placenta *praevia* peuvent être détectés et pris en main grâce à un suivi médical régulier de la grossesse.

→ La rupture prématurée des membranes et l'accouchement prématuré sont deux incidents graves qui nécessitent des soins immédiats.

→ La pré éclampsie et l'incompatibilité de Rhésus sont deux problèmes affectant la santé de la mère qui peuvent être facilement traités de façon efficace, mais qui peuvent mener à la mort de la mère comme de l'enfant en l'absence de traitement.

Chapitre 24

La perte d'une grossesse

Dans ce chapitre

- → La fausse couche
- → La grossesse extra-utérine
- → La grossesse môlaire
- → L'enfant mort-né
- → Faire face au deuil

Si la plupart des femmes en bonne santé peuvent espérer mener leur grossesse à terme et mettre au monde des enfants en pleine forme, même en cette époque de médecine ultramoderne, certaines grossesses échouent. Lorsque cela arrive, les parents déçus se demandent souvent ce qui s'est passé exactement et ce qu'ils auraient pu faire pour sauver leur bébé. Ce chapitre propose une explication médicale des causes les plus fréquentes de perte d'une grossesse et vous indique à quelle porte frapper si vous avez besoin de soutien pour faire face à cette douloureuse expérience.

La peur de la fausse couche

On parle de « fausse couche » lorsqu'un fœtus est expulsé du ventre de sa mère alors qu'il n'est pas encore capable de survivre en dehors de l'utérus (on parle également d'« avortement spontané »). Si vous avez déjà lu des piles de livres sur la grossesse, vous savez que, pendant les trois premiers mois de grossesse, les fausses couches sont assez fréquentes. Si vous n'avez encore rien lu sur le sujet, voici les faits : entre la moitié et le tiers de toutes les grossesses aboutissent à une fausse couche précoce et environ trois quarts de ces fausses couches se produisent avant la 10e semaine.

Mais ne vous affolez pas. Nous ne connaissons ces chiffres que parce que nous avons la possibilité de détecter une grossesse de plus en plus tôt. Il y a 50 ans, beaucoup de femmes concevaient puis perdaient un enfant sans même le savoir. Aujourd'hui, comme il est possible de détecter un fœtus dès la 2e semaine de grossesse (ou la 4e, si l'on compte à partir de la date du 1er jour des dernières règles), un avortement spontané très précoce devient un événement médical parfois bouleversant. C'est pour cette raison que certaines femmes choisissent de ne pas annoncer leur grossesse à leur entourage avant la 12e semaine, une fois la période de risque élevé de fausse couche passée.

Si vous craignez de faire une fausse couche, parlez-en à votre médecin. Il sait qu'il est normal de s'attacher énormément à un bébé dès les premières semaines de grossesse. Il est très naturel que l'idée d'une fausse couche puisse vous effrayer.

Quand appeler le médecin ?

Si vous constatez l'apparition d'un des signes suivants, appelez votre médecin. Vous êtes peut-être en train de faire une fausse couche si vous avez :

- Des crampes dans le bas du ventre. Des douleurs vives et fugaces dans les côtés du ventre sont probablement dues à un étirement des ligaments qui s'ajustent à la croissance de l'utérus. Mais si vous avez des douleurs continues pendant plus d'une journée, semblables à des douleurs menstruelles, réagissez et appelez votre médecin.
- Des saignements vaginaux. Ils ne sont pas obligatoirement un signe de fausse couche : beaucoup de femmes ont de légers saignements au cours des premiers mois. Mais s'ils sont aussi abondants que des règles ou si les saignements légers durent plus d'une journée, appelez votre médecin.
- Des caillots. Si vous avez des pertes épaisses d'une teinte grisâtre/rosée, appelez immédiatement votre médecin.

La fausse couche tardive

De nombreuses fausses couches tardives sont liées à un problème du placenta ou à la santé de la mère. Il se peut que le placenta se décolle de l'utérus, qu'il soit implanté de façon anormale, ou qu'il ne parvienne pas à produire les hormones nécessaires au maintien de la grossesse. Une fausse couche tardive peut également être due à la santé de la mère si celle-ci souffre d'une infection grave, d'une maladie chronique non contrôlée, de malnutrition grave, ou d'une béance du col utérin, c'est-à-dire que celui-ci s'ouvre prématurément (ce qui peut être le résultat d'une exposition au distilbène [voir chapitre 4], de multiples avortements, ou d'antécédents de chirurgie du col de l'utérus).

La possibilité d'une fausse couche tardive se manifeste généralement par l'apparition de pertes rosâtres durant plusieurs jours ou de pertes légères de teinte brune durant plusieurs semaines. Et une fausse couche s'annonce inévitable en cas de saignements abondants accompagnés de crampes.

Lors d'une grossesse normale, il est très rare de faire une fausse couche après la 12e semaine. À moins d'avoir été placée sous la surveillance d'un spécialiste en périnatalogie parce que votre grossesse a été classée à hauts risques, il n'y a donc aucune raison de vous laisser tenailler par la crainte de faire une fausse couche.

Les fausses couches à répétition

En tout début de grossesse, faire une fausse couche est assez fréquent, mais certaines femmes souffrent d'autant plus qu'elles font des fausses couches à répétition. On parle de *fausses couches récurrentes* à partir de trois fausses couches d'affilée, ce qui est très rare. Voici les faits : les risques de faire une fausse couche sont de 20 %. Ceux de faire deux fausses couches d'affilée sont de 4 %. Ce qui veut dire que, même si 1 femme sur 5 qui tombe enceinte fait une fausse couche, seulement 1 sur 25 en fait deux de suite – ce qui n'est pas encore extrêmement rare. Mais la probabilité de faire trois fausses couches de suite tombe à moins de 1 %. Lorsque c'est le cas, il est probable qu'il ne s'agisse pas d'une coïncidence, mais qu'un problème médical particulier soit à l'origine de ces fausses couches.

Voca-bébé

On parle de **fausses couches récurrentes** à partir de 3 fausses couches d'affilée.

Si vous n'arrivez pas à mener un fœtus à terme après plusieurs tentatives, votre médecin vous soumettra à des examens de diagnostic afin de déterminer s'il y a une raison physique à ces fausses couches. Après vous avoir interrogée en détail sur votre histoire médicale, il vous prescrira peut-être une radiographie, un échogramme, ou d'autres examens afin d'observer la taille, la forme, et la structure de votre utérus. Une anomalie de la forme de l'utérus peut être à l'origine de fausses couches à répétition, soit parce que le fœtus n'a pas la place de s'y développer normalement, soit parce que l'embryon s'implante sur du tissu sur lequel il ne peut pas se développer, comme un fibromyome.

Si vos fausses couches surviennent tard dans la grossesse, votre médecin examinera alors votre col de l'utérus (voir les illustrations du chapitre 1 pour vous rappeler où se situe le col de l'utérus). Lors d'un accouchement à terme, le col de l'utérus s'ouvre pour permettre au bébé de sortir, mais si ce col de l'utérus n'est pas assez solide ou qu'il est abîmé, il se peut qu'il n'arrive pas à soutenir le poids d'un bébé après la 20e semaine et qu'il s'ouvre trop tôt – ce qui aboutit à une fausse couche. Si c'est le cas, il existe une solution appelée « cerclage », qui consiste à fermer le col de l'utérus par quelques points de suture. Lors de votre prochaine grossesse, un cerclage peut vous éviter une nouvelle fausse couche.

Une analyse sanguine peut également donner une explication. Votre médecin peut vous prescrire une analyse chromosomique, à vous et à votre compagnon – ce qui vous permettra éventuellement de déterminer des raisons génétiques de vos fausses couches. Mais il peut également vous prescrire une recherche dans le sang d'antiphospholipides (également appelés « anticorps anticardiolipine »), des anticorps susceptibles d'entraîner la formation de caillots dans le sang, y compris dans le placenta, l'empêchant ainsi de fonctionner et de se développer normalement. Votre médecin peut enfin faire rechercher dans votre sang la trace de certaines maladies, comme un diabète ou un dérèglement de la thyroïde, qui sont parfois associées à des fausses couches récurrentes.

Il est également possible que votre médecin vous fasse passer une biopsie endométriale. Cet examen consiste à prélever un peu de tissu de l'endomètre (la muqueuse qui tapisse la paroi utérine) juste avant l'arrivée des règles. Il permet de déterminer si un déséquilibre hormonal vous empêche de mener une grossesse à terme parce que vous ne produisez pas assez de progestérone. D'autres examens hormonaux peuvent également être prescrits.

Dans la plupart des cas, lorsque la cause des fausses couches à répétition est identifiée et traitée, une grossesse normale devient ensuite possible. Mais dans certains cas, ces fausses couches ne semblent pas avoir de cause apparente. C'est une situation extrêmement frustrante. Entendre que tout a l'air normal n'est pas une bonne nouvelle quand on n'arrive pas à mener une grossesse à terme. Si une explication pouvait être trouvée, alors il y aurait aussi probablement des solutions. Malheureusement, si vous avez fait plus de trois fausses couches sans raison médicale particulière, vous serez alors considérée comme stérile. Ce diagnostic n'est pas une si mauvaise nouvelle que ça : il peut vous permettre de passer à l'action pour enfin réaliser votre rêve d'avoir un enfant. Les informations sur la stérilité contenues dans le chapitre 1 vous donneront quelques pistes de départ. Il vous faudra ensuite voir avec votre médecin quels sont les moyens qui vous restent pour devenir enfin maman.

La grossesse extra-utérine

Une fois un ovule fécondé, il descend dans la trompe de Fallope pour trouver un endroit douillet où s'implanter dans l'utérus et se développer. C'est là qu'il se transformera en fœtus, puis deviendra un bébé prêt à naître. Cependant, parfois, l'ovule s'implante à l'extérieur de l'utérus (souvent dans la trompe de Fallope). Le corps commence tout d'abord par réagir comme s'il s'agissait d'une grossesse normale. Il commence à produire des hormones et le test de grossesse est positif. Mais l'ovule ne peut pas se développer en dehors de l'utérus, et il est donc impossible de mener une grossesse à terme et de mettre au monde un enfant en bonne santé dans ce qui s'appelle une *grossesse extra-utérine* (que votre mère appelle peut-être « grossesse tubaire »).

> **Voca-bébé**
>
> Une **grossesse extra-utérine** est une grossesse lors de laquelle l'ovule fécondé s'implante en dehors de l'utérus.

Il est très important de détecter une grossesse extra-utérine avant que les cellules ne grossissent trop sans quoi elles risquent de déchirer la trompe de Fallope, qui ne serait alors plus à même de transporter un autre ovule fécondé vers l'utérus lors d'une grossesse suivante. Une grossesse extra-utérine non soignée peut également mettre en danger la vie de la mère.

Les symptômes d'une grossesse extra-utérine sont les suivants :

- Douleurs de crispation dans un des côtés du ventre.
- Douleurs abdominales qui s'accentuent lors d'un effort musculaire (poussée pour aller à la selle, éternuement).
- Saignements légers ou pertes de couleur brune.
- Douleurs à l'épaule d'un seul côté.

Si la trompe de Fallope se déchire, la femme souffrira d'hémorragies internes graves, de douleurs très aiguës et constantes, et présentera probablement des signes de traumatisme : pouls rapide et faible, peau moite, évanouissements.

Le traitement d'une grossesse extra-utérine a trois objectifs :

- Retirer l'embryon.
- Mettre la mère hors de danger.
- Préserver sa fertilité.

Si le diagnostic est fait suffisamment tôt (avant que la trompe de Fallope se déchire), les techniques médicales avancées dont on dispose aujourd'hui permettent généralement d'atteindre ces trois objectifs. Le diagnostic est en général effectué en mesurant les niveaux d'hormones HCG dans le sang de la mère (qui n'augmentent pas de façon normale si l'ovule est implanté à l'extérieur de l'utérus). On utilise aussi l'échographie pour localiser l'embryon dans l'utérus et les trompes de Fallope.

Le traitement consiste en un procédé appelé « laparoscopie ». On pratique une minuscule incision dans le nombril afin d'y introduire un laparoscope (une sonde miniature qui permet au médecin d'aller regarder à l'intérieur de votre corps), puis une seconde incision dans le bas du ventre afin d'accéder à la trompe avec des instruments chirurgicaux. Cette méthode est préférée à des interventions chirurgicales plus lourdes car elle est efficace et permet un séjour à l'hôpital beaucoup plus bref et un rétablissement beaucoup plus rapide. Dans certains cas, les cellules fécondées peuvent être détruites à l'aide d'un traitement médicamenteux. Une prise de sang destinée à mesurer les niveaux d'hormones est ensuite généralement prescrite afin de s'assurer que toutes les cellules ont été éliminées.

La grossesse môlaire

Le terme médical désignant ce qu'on appelle généralement une *grossesse môlaire* est « maladie trophoblastique » ou « môle hydatiforme » (je les cite afin que vous puissiez les reconnaître si votre médecin les employait). Ce problème médical a pour origine une anomalie génétique de l'ovule fécondé qui empêche le placenta de se former correctement ce qui entraîne une détérioration de l'ovule, qui ne parvient ainsi pas à se transformer en fœtus. C'est un problème assez rare (il touche environ 1 grossesse sur 2 000), mais qui semble plus répandu chez les femmes de plus de 45 ans.

> **Voca-bébé**
>
> Une **grossesse môlaire** est une anomalie qui empêche le placenta de se former correctement – ce qui entraîne une détérioration de l'ovule, qui n'atteint ainsi jamais l'état de fœtus.

Les premiers symptômes d'une grossesse môlaire sont des pertes vaginales brunâtres et des nausées matinales très marquées. Vers le début du 2e trimestre, l'utérus peut être plus gros qu'il le devrait et aucun battement de cœur du fœtus n'est détecté. Le diagnostic se fait par échographie, qui révèle un gros volume placentaire mais aucun tissu fœtal dans l'utérus. Pour traiter une grossesse môlaire, il faut retirer le placenta anormal de l'utérus à l'aide d'un procédé appelé « dilatation et curetage » (DC). Pratiqué à l'hôpital sous anesthésie, il consiste à dilater le col de l'utérus afin de vider soigneusement le contenu de l'utérus. Les consultations médicales qui suivent cette intervention sont très importantes car il arrive que du tissu de grossesse môlaire continue de se développer et qu'une nouvelle intervention ou un traitement médical soit nécessaire. Il est recommandé aux femmes d'attendre au moins 1 an après une grossesse môlaire avant de concevoir un autre enfant.

La mort fœtale tardive (ou enfant mort-né)

Il n'y a pas d'aboutissement à une grossesse plus difficile à comprendre et à accepter que la naissance d'un enfant mort-né. Après avoir porté cet enfant pendant 9 mois, être passés par toutes les phases de la grossesse et de l'accouchement, il n'y a pas de mots pour consoler les parents qui quittent la maternité les mains vides. Une mort fœtale tardive peut s'expliquer par un accident du cordon ombilical, une anomalie chromosomique, une infection du fœtus, un décollement du placenta non diagnostiqué, ou une maladie chronique de la mère comme le diabète. Lorsqu'une future maman est à l'hôpital, où le fœtus est placé sous surveillance étroite, il est très rare que son enfant naisse mort-né. C'est généralement lorsque les soins médicaux ne sont pas accessibles que cela se produit.

« Dis, maman... »

Si vous avez perdu une grossesse, vous aurez sans doute envie de faire de nouveaux essais. Après une grossesse môlaire, il est conseillé d'attendre une année entière avant de tomber de nouveau enceinte. Après une fausse couche, une grossesse extra-utérine, ou la naissance d'un enfant mort-né, il est préférable de laisser le corps se reposer pendant 2 mois ; après quoi vous pouvez sans danger faire de nouvelles tentatives si votre médecin est d'avis que vous êtes prête.

Si vous faites face à une mort fœtale tardive, vous aurez naturellement besoin de faire votre deuil de ce bébé. Ne laissez personne minimiser votre douleur avec des commentaires tels que : « Au moins, tu n'auras pas eu le temps de t'y attacher. » C'était votre bébé et il fait partie de vous à part entière. Les professionnels qui s'occupent du soutien des familles affectées par la naissance d'un enfant mort-né font généralement les recommandations suivantes pour faire face à la douleur :

- Prenez le temps de câliner votre bébé. N'hésitez pas à le déshabiller pour admirer ce beau bébé que vous avez fait. Comptez ses petits doigts, blottissez-le longuement contre vous.
- Donnez un nom à votre bébé. Vous vous souviendrez de cet enfant pendant tout le reste de votre vie. S'il a un nom, sa vie in utero vous semblera plus réelle.

- Demandez à garder une mèche de ses cheveux et l'empreinte de sa main ou de son pied.
- Ne vous abstenez pas de prendre des photos de votre bébé en vous disant que c'est une idée bizarre. Sans doute seront-elles trop difficiles à regarder dans un avenir proche, mais dans le futur vous serez contente de les avoir pour vous souvenir de lui.
- Organisez-lui une cérémonie funéraire, en présence de votre famille et de vos proches. Cela sera l'occasion pour vous de vous sentir entourée et de partager votre chagrin.

Côté papa

Si votre enfant est mort-né, vous serez vous aussi, bien sûr, extrêmement peiné et affecté. Cependant il ne serait pas inhabituel que le chagrin de votre compagne semble plus profond et plus durable que le vôtre. C'est parfaitement naturel puisque le fait de porter l'enfant dans son corps lui a donné plus d'occasions de créer des liens avec lui. Accordez-lui et accordez-vous à vous-même tout le temps nécessaire pour vous remettre de cet événement tragique et très personnel.

Faire face au deuil

Les femmes qui sont confrontées à la perte d'une grossesse apprennent bien vite que notre société ne comprend pas la douleur que cela représente. Des amis bien intentionnés peuvent dire : « Il avait sans doute une anomalie ; donc, c'est mieux comme ça » ou « Mais tu vas retomber enceinte ! » ; ou même « Beaucoup de femmes perdent leur bébé ; ce n'est pas si grave que ça ». Bien entendu, n'importe quelle femme ayant traversé la même épreuve sait que, si, c'est grave. Même si le fœtus était malformé et même si elle peut retomber enceinte, elle est plongée dans la peine immense que laisse un rêve envolé.

Si vous perdez une grossesse, vous passerez probablement par toutes les phases classiques du deuil qui suivent la perte d'un être aimé. Ces phases sont : (1) le déni et l'isolement, (2) la colère, (3) le marchandage, (4) la dépression, et (5) l'acceptation. Nous passons presque tous par ces cinq phases lorsque nous sommes confrontés à une perte, même si chacun vit son deuil à sa manière et qu'elles ne se succèdent pas dans un ordre précis. Il arrive même d'être dans deux de ces phases à la fois ou de faire des allers-retours de l'une à l'autre. Un deuil prend du temps ; alors soyez patiente avec vous-même.

Autorisez-vous à être en colère et triste pendant quelque temps si c'est ce dont vous avez besoin. Mais ne vous accablez pas de culpabilité. De nombreuses femmes dont la grossesse a échoué s'en veulent énormément et se font du mal en cherchant ce qu'elles auraient pu faire différemment pour sauver leur bébé : « Je n'aurais pas dû aller aussi souvent à la gym » ; « Je n'aurais pas dû boire ce verre de vin » ; « Si seulement je n'avais pas fait ce long trajet en voiture » ; « J'aurais dû arrêter de travailler » et ainsi de suite, à n'en plus finir. Dans presque tous les cas, la mort du bébé n'a rien à voir avec ce qu'a pu faire la femme enceinte. Alors arrêtez de vous en vouloir. Pleurez tant que vous en avez besoin, mais ne culpabilisez pas.

Côté papa

Ne soyez pas inquiet si la perte de votre bébé semble vous peiner moins que votre compagne. Sans doute avait-elle créé plus de liens avec l'enfant parce qu'elle le portait dans son corps et parce qu'elle ressentait les symptômes de la grossesse jour après jour ? Pour vous, cet enfant pouvait sembler moins « réel », exister surtout comme une promesse future. Mais votre compagne a tout de même besoin que vous compreniez la profondeur de son chagrin. Il serait, par exemple, très maladroit de lui dire : « Ce n'est pas grave, ma chérie : nous allons faire un autre enfant très vite. » Apportez-lui tout le soutien et le réconfort dont elle a besoin pour se sentir prête à parler de nouveau de l'avenir.

Une fois le choc initial passé, vous pouvez aller consulter votre médecin pour définir avec lui une stratégie afin d'éviter de perdre un autre enfant lors d'une grossesse future. Cela peut vous aider à vous sentir mieux. Si vous avez un plan, vous vous sentirez moins démunie. Vous pouvez également trouver de l'aide auprès d'associations de parents endeuillés. En voici quelques exemples :

– Naissance en deuil, parc de Gairaut 8B, 11 avenue Henry-Musso, 06100 NICE, Tél. : 06 74 62 38 51 www.naissanceendeuil.org .

– Petite Emilie, 5 rue Lhomme, 90200 Giromagny, Tél. : 06 75 52 20 44 www.petiteemilie.org.

–L'enfant sans nom, 25 rue Carnot, 71100 Chalon sur Saône, Tél. : 03 85 48 50 04 http://lenfantsansnom.free.fr.

Ces associations de loi 1901 sont là pour écouter, informer, et mettre en relation les parents confrontés à une mort périnatale. Elles proposent des rencontres individuelles et des groupes de parole, mais mettent également à disposition les informations nécessaires aux parents pour faire respecter leurs droits face aux administrations dans ce moment déjà très difficile.

Il est parfaitement naturel d'être profondément affectée par la mort de votre bébé. Mais il y a une frontière entre le chagrin normal et la dépression, que vous devez prendre garde à ne pas franchir. Au bout de 2 ou 3 semaines de deuil, si vous constatez que vous n'avez pas commencé à aller mieux, soyez attentive aux éventuels signes de dépression que vous pouvez ressentir. Ces signes sont les suivants : désintéressement des activités habituelles, modification des rythmes du sommeil, modification de l'appétit et/ou du poids, hausse de la consommation de drogues et d'alcool, tensions dans le couple, isolement social, pensées morbides ou suicidaires, et sentiments constants d'impuissance, de pessimisme, de culpabilité, d'amertume, ou de colère. Peut-être avez-vous besoin de l'aide d'un professionnel pour vous aider à surmonter ces sentiments ? Confiez-vous à votre médecin et demandez-lui de vous conseiller un psychologue ou un psychiatre qui a l'habitude de travailler auprès de femmes qui ont perdu un enfant.

La douleur de perdre un enfant avant ou pendant sa naissance est immense. Donnez-vous le temps nécessaire pour vous reconstruire et prenez soin de vous. Mangez bien, faites de l'exercice (avec l'accord de votre médecin), et prenez le temps de vous ressourcer lors de longues promenades, de séances de méditation, ou même de yoga. Accordez-vous le temps nécessaire pour soigner vos blessures, puis, lorsqu'elles seront cicatrisées, vous pourrez de nouveau avancer, en continuant de chérir au plus profond de vous le souvenir de votre enfant perdu.

Ce qu'il faut retenir

→ Malgré tous les efforts de la science médicale moderne, il arrive encore parfois qu'une grossesse n'aboutisse pas.

→ Les causes possibles de perte d'une grossesse sont la fausse couche, la grossesse extra-utérine, la grossesse môlaire, et la mort fœtale tardive.

→ La phase de deuil qui suit la perte d'une grossesse peut être longue et nécessite de se sentir entourée. Faites appel à votre famille, vos proches, et des associations de parents qui pourront vous apporter écoute et réconfort.

→ Demandez une aide professionnelle si vous avez des symptômes de dépression après cette perte.

QCM

1 – Quel changement intervient à la 20e semaine de grossesse ?

❑ **A** - la température du corps augmente de 1 degré
❑ **B** - le centre de gravité se déplace
❑ **C** - la pression artérielle augmente

2 – Quelle activité sportive est-il déconseillé de pratiquer lorsqu'on est enceinte ?

❑ **A** - la natation
❑ **B** - le ski
❑ **C** - l'équitation

3 – Quels muscles les exercices de Kegel font-ils travailler ?

❑ **A** - les muscles du vagin
❑ **B** - les abdominaux
❑ **C** - les muscles fessiers

4 – En France, quelle est la durée du congé de maternité ?

❑ **A** - 10 semaines
❑ **B** - 14 semaines
❑ **C** - 16 semaines

5 – Combien de fois le congé parental peut-il être renouvelé ?

❑ **A** - zéro
❑ **B** - une
❑ **C** - deux

6 – Dans quel cas ne faut-il jamais avoir de rapports sexuels pendant la grossesse ?

❑ **A** - si l'on attend des jumeaux
❑ **B** - si la poche des eaux est rompue
❑ **C** - si le bébé se présente par le siège

7 – Quelles sont les caractéristiques de l'hyperémèse gravidique ?

❑ **A** - des vomissements
❑ **B** - des crampes d'estomac
❑ **C** - des vertiges

8 – Que désigne le terme *pré éclampsie* ?

❑ **A** - une déshydratation
❑ **B** - une hypoglycémie
❑ **C** - une hypertension

9 – Quel signe peut être indicateur de fausse couche ?

❑ **A** - des saignements vaginaux
❑ **B** - des crampes dans le bas du dos
❑ **C** - des caillots

10– On parle de « fausses couches récurrentes » à partir de :

❑ **A** - deux fausses couches d'affilée
❑ **B** - trois fausses couches d'affilée
❑ **C** - quatre fausses couches d'affilée

11 – Quel est l'objectif du traitement d'une grossesse extra-utérine ?

❑ **A** - préserver la fertilité de la mère
❑ **B** - permettre le développement de l'embryon hors de l'utérus
❑ **C** - déplacer l'embryon des trompes de Fallope vers l'utérus

Réponses

1 : B - 2 : B et C - 3 : A - 4 : C - 5 : C - 6 : B - 7 : A - 8 : C 9 : A et C - 10 : B - 11 : A

Nombre de bonnes réponses ❑

Si vous avez au moins 10 bonnes réponses, passez au chapitre suivant, sinon… faites quelques révisions !

Partie 5
Le grand jour

Pendant les 9 mois qui viennent de s'écouler, tous vos rêves et tous vos préparatifs n'ont eu qu'un seul et unique objectif : le grand jour de l'accouchement. La naissance de votre bébé est l'événement ultime de la grossesse !

L'endroit où vous aurez décidé d'accoucher, ainsi que la méthode d'accouchement que vous aurez choisie auront un impact énorme sur ce que vous allez vivre, vous et votre bébé. Lisez attentivement ce chapitre avant d'arriver au jour J : il vous donnera un aperçu de ce qui existe.

Lorsque viendra le moment où votre bébé aura décidé de montrer le bout de son nez, il vous faudra être prête pour les trois grandes phases de l'accouchement. Mais il vous sera aussi sans doute très utile de connaître les pratiques qui ont cours dans les maternités, que ce soit les soins médicaux que vous pouvez recevoir pendant l'accouchement, ou ceux que votre bébé peut recevoir à sa naissance. Les explications détaillées de ce chapitre vous permettront de ne pas vous laisser prendre par surprise.

Lorsque votre bébé arrive, qu'il est blotti contre vous, dans vos bras, vous devenez alors parent. Cette joie indescriptible peut être teintée d'inquiétude et de doute sur ce que vous devez faire à partir de ce moment. Vous trouverez dans cette partie quelques pistes pour bien commencer votre vie de parents...

Chapitre

25

Se préparer à l'accouchement

Dans ce chapitre

- Choisir l'endroit le plus confortable pour accoucher
- Se préparer à une naissance en toute sécurité
- Accouchement naturel ou médicalisé : le pour et le contre
- La césarienne et l'accouchement par le siège

Tout comme vous l'avez fait au moment de votre grossesse, Vous devez prendre quelques décisions quant à la naissance de votre bébé. Vous devrez décider où vous voulez accoucher, quelle sorte d'accouchement vous désirez, quelles affaires vous allez préparer pour le grand jour, et ce qui vous attendra en cas d'urgence.

Où accoucher ?

Où voulez-vous mettre votre enfant au monde ? Plusieurs choix s'offrent à vous, dont chacun a ses avantages et ses inconvénients. Discutez de ces choix avec votre compagnon et avec votre médecin. Si vous n'êtes pas encore décidée, faites des comparaisons attentives, demandez à faire des visites pour savoir ce qui est proposé dans tel ou tel endroit, puis faites votre choix. Vous pouvez décider d'accoucher chez vous, dans une maternité privée, ou dans un hôpital public.

L'accouchement à domicile (AAD)

Certaines femmes tiennent plus que tout à mettre leur bébé au monde chez elles, entourées des leurs, dans leur environnement familier. Elles préfèrent se sentir plus autonomes et avoir le moins d'intervention médicale possible. Cela les laisse libres de se lever, de marcher, de se faire une tasse de thé, ou de passer des coups de téléphone à des amis pendant la phase de travail. Tout reste à leur portée – ce qui est rassurant pour bon nombre d'entre elles. Mais si vous envisagez d'accoucher chez vous, assurez-vous de bien comprendre tout ce que cela implique. Ce n'est possible que dans le cas de grossesses sans complications, lorsque les risques que quelque chose se passe mal sont minimes. Un accouchement à domicile est généralement assisté par une sage-femme libérale ; cependant toutes n'acceptent pas cette responsabilité car elles ne disposent dans ces cas-là pas du matériel médical d'urgence nécessaire en cas de complication inattendue pendant la naissance du bébé. Si vous décidez d'accoucher à domicile, vous aurez un accouchement non médicalisé, c'est-à-dire, entre autres, sans péridurale. Lorsqu'une femme décide d'accoucher à domicile, une inscription en maternité est tout de même recommandée afin de pouvoir y être transportée si nécessaire et de s'assurer un maximum de sérénité.

Les salles d'accouchement en maternité

Dans la plupart des maternités, qu'elles soient publiques ou privées, il est assez fréquent que les différentes phases de l'accouchement se déroulent dans plusieurs pièces distinctes :

- La salle de pré travail : c'est une petite salle équipée d'un lit – parfois tout simplement une chambre d'hôpital utilisée à cet effet – où vous pouvez vous reposer en attendant que les contractions se rapprochent.
- La salle d'accouchement : lorsque votre col de l'utérus s'est suffisamment ouvert et que les contractions se rapprochent, on vous fait entrer dans la salle d'accouchement. Elle ressemble aux salles d'opération qu'on voit dans les sériées télévisées : une petite pièce avec un lit au centre et au mur les clignotements des appareils médicaux. C'est là que vous allez donner naissance à votre bébé. Après avoir accouché, vous y resterez quelque temps, le temps pour le personnel médical de s'assurer que tout va bien pour vous et votre bébé.
- La chambre de maternité : après les soins *post-partum*, vous êtes conduite dans une chambre qui sera sans doute celle où vous séjournerez pendant les quelques jours suivants.

Voca-bébé

Le **post-partum** est le moment qui suit l'accouchement.

De nombreuses structures tentent aujourd'hui d'éviter ce type de procédé pour offrir un lieu plus détendu aux futurs parents pour accueillir leur enfant. En voici la description :

La salle de naissance

Certaines maternités ou maisons de naissance indépendantes ont des salles de naissance. Elles offrent l'avantage de rester dans la même pièce pendant toutes les phases de l'accouchement, plutôt que de passer d'une pièce à l'autre, comme il est décrit dans le paragraphe précédent. Les salles de naissance sont généralement aménagées de façon plus conviviale que les salles d'accouchement classiques. Elles sont bien souvent équipées d'une baignoire ou d'une douche et offrent la possibilité au papa de s'allonger auprès de sa compagne pendant la phase de travail. Afin de préserver une ambiance rassurante, elles ne contiennent pas autant de matériel médical qu'une salle d'accouchement. C'est pourquoi les salles de naissance ne sont proposées que pour des accouchements ne présentant pas de complications ni de risques particuliers. Si vous souhaitez accoucher dans une salle de naissance, renseignez-vous pour savoir quelles sont les maternités qui en disposent autour de chez vous.

« Dis, maman... »

Dans la plupart des maternités, les salles de naissance sont rares et fonctionnent sur le principe de « premiers arrivés, premiers servis ». Si c'est le cas, ne vous fixez pas sur une salle de naissance en particulier, parce que vous ne pouvez pas prédire le moment de la naissance de votre bébé et la réserver. Renseignez-vous à l'avance sur la disponibilité des salles de naissance dans votre maternité.

Dans de nombreux pays, il existe également des « maisons de naissance », c'est-à-dire des structures indépendantes entièrement gérées par des sages-femmes. En France, les projets de maisons de naissance sont de plus en plus nombreux mais aucun n'a encore vu le jour, en particulier du fait que le ministère de la Santé a imposé comme obligation à ces établissements d'être reliés à une maternité partenaire, contrairement à ce qui se passe dans les pays où les maisons de naissance sont déjà répandues (États-Unis, Canada, Allemagne, Suisse, Autriche, Belgique, Suède, Grande-Bretagne).

Un nombre grandissant de parents et d'associations militent pour l'ouverture de maisons de naissance en France. Pour en savoir plus ou entrer en contact avec ces associations, vous pouvez consulter le site : www.accoucherautrement.free.fr.

Les méthodes de préparation à l'accouchement

Il n'y a pas que le choix de l'endroit où vous allez accoucher qui conditionne la naissance de votre enfant : vous allez aussi, ce jour-là, mettre en pratique ce que vous aurez appris lors de vos cours de préparation à l'accouchement ! Voici un petit tour d'horizon des techniques que chacune des principales préparations à l'accouchement met à disposition des mamans le jour J...

La préparation classique à l'accouchement

Elle est aussi appelée « psychoprophylaxie obstétricale » et est censée remplacer l'ancien terme « accouchement sans douleur ».

Autrefois, on ne se souciait ni de la souffrance des futures mamans, ni du ressenti du bébé lorsqu'il quittait le ventre de sa mère. « Accoucher dans la douleur » était même vu comme une bonne chose et pris comme un fait accompli. Mais au début du XIXe siècle, le chirurgien français Velpeau commence à insister sur l'importance du psychisme dans les douleurs liées à l'accouchement. Depuis, les hommes n'ont cessé de chercher des moyens de vaincre ces douleurs par des méthodes naturelles. Dick Read, un obstétricien anglais du début du XXe siècle, mit en avant l'anxiété et la tension neuromusculaire des femmes enceintes comme source d'une douleur exacerbée lors de l'accouchement. Il décide alors d'éduquer ces femmes par une préparation physique et psychique : il pose là les principes de la méthode classique de préparation à l'accouchement. Par ailleurs, vers 1951, Fernand Lamaze, un obstétricien français, développe une nouvelle approche de l'obstétrique moderne, en insistant sur l'implication paternelle et le soutien à la mère, mais aussi sur des techniques de relaxation et de respiration. Aujourd'hui, dans bon nombre de pays, la préparation classique à l'accouchement porte son nom, appelée « méthode Lamaze ».

La méthode de préparation classique à l'accouchement vous apprendra à mieux percevoir votre corps, à être à l'écoute de vos sensations, à vous détendre et à respirer amplement. Les petits exercices que vous aurez faits pendant les séances de préparation vous auront aussi permis de connaître les postures qui soulagent des inévitables douleurs des contractions et qui favorisent la naissance du bébé, mais aussi de basculer votre bassin vers l'avant et de pousser efficacement en bloquant votre respiration. La sage-femme vous aura appris à situer et à contrôler votre périnée, ou encore à soulager une contraction en gonflant l'abdomen et en expirant longuement.

Huit séances de 1 heure animées par une sage-femme, et le plus souvent effectuées en groupe à la maternité, sont intégralement remboursées par la Sécurité sociale. Renseignez-vous auprès de l'établissement que vous avez choisi pour y participer.

Le chant prénatal

Née dans les années 1970, cette technique, également appelée « psychophonie », permet à la maman de prendre conscience de la communication entre son propre corps et son enfant avant l'accouchement. La vocation du chant prénatal n'est pas d'apprendre à chanter, mais de se faire du bien ! Il vient généralement en complément de la préparation classique proposée dans les maternités.

En voici le principe : sur le plan physique, le chant amène naturellement à un meilleur contrôle du souffle. Avec bébé qui grandit de jour en jour dans votre ventre, la respiration abdominale devient de plus en plus difficile. Or, en chantant, on fait davantage appel à une respiration de type costal – une respiration large, ouverte vers les côtes. Pour bien chanter, il faut en effet que le corps soit bien positionné, souple ; les abdominaux sont sollicités, tout comme le bassin. Le chant contribue aussi à un meilleur soutien du périnée.

En travaillant votre voix, vous aurez appris à respirer correctement, à améliorer certaines positions de votre corps, et à assouplir votre bassin. Au moment de l'accouchement, le chant est utile pour que vous puissiez trouver votre souffle pendant les contractions, en utilisant des sons graves qui abaissent le seuil de la douleur. Les vocalises permettent le repérage, le travail, et la détente des muscles sollicités pendant l'accouchement : muscles du diaphragme, de la ceinture abdominale, et le périnée. Les séances de chant prénatal doivent aussi vous avoir donné des clés pour vous aider à maîtriser votre souffle. Les sons émis pendant le travail sont mieux contrôlés. Lors des contractions, l'émission de sons graves permet un relâchement au niveau du bassin et du périnée qui facilite la dilatation du col de l'utérus et permet une endurance supérieure à la douleur.

Si vous vous inscrivez à la maternité avec une sage-femme, les séances sont remboursées, mais en dehors ce n'est pas toujours le cas. Une séance coûte entre 8 et 11 Ð.

Pour connaître les lieux où vous pouvez accéder à une préparation à l'accouchement par le chant prénatal, vous pouvez contacter l'Association française de chant prénatal : www.chantprenatal.fr, Tél. : 01 55 48 07 32.

La sophrologie

Créée en 1960 par le docteur Caycedo, la sophrologie permet la prise de conscience et la connaissance de soi. Elle est particulièrement adaptée à l'amélioration des conditions de l'accouchement. Cette technique a pour objectif de permettre à la femme de maîtriser son accouchement et non plus de le subir, de vivre pleinement l'événement en accompagnant son bébé, même avec une assistance médicale (déclenchement, péridurale, etc.).

La préparation, commencée généralement pendant le 3e trimestre de la grossesse, s'effectue soit en groupe, soit individuellement sous la direction d'une sage-femme. La future maman apprend à visualiser certaines parties de son corps et à agir sur elles. La sage-femme fait également ressentir et visualiser le vécu du bébé durant les contractions et au moment de l'expulsion. Lors de vos séances de sophrologie, vous aurez été familiarisée aux différentes étapes de l'accouchement – ce qui doit vous aider à ne pas vous laisser déborder par les sensations de l'instant. Le père est associé, dans la mesure du possible, à la préparation. Il apprend à masser sa femme, à l'aider à se relaxer…

La maîtrise de la respiration ainsi acquise permet de contrôler la douleur des contractions utérines, en relaxant le corps, de récupérer entre deux contractions, puis de pousser utilement au moment de la naissance.

Pour en savoir plus et entrer en contact avec les sages-femmes qui proposent des séances de sophrologie près de chez vous, vous pouvez contacter la Société française de sophrologie : 24 quai de la Loire, 75019 Paris, Tél. : 01 40 56 94 95 www.sophrologie-francaise.com .

L'haptonomie

Très en vogue ces derniers temps, l'haptonomie se définit comme la « science de l'affectivité ». Elle est utilisée durant l'accouchement pour décontracter les muscles de la maman et pour guider le bébé – ce qui a pour effet de diminuer les douleurs. La présence du papa y est indispensable puisqu'il s'agit d'établir une relation à trois par le toucher. Le papa apprend également des gestes destinés à soulager la mère des douleurs de l'accouchement. On ne parle plus d'« expulsion » mais d'« accompagnement » du bébé pendant sa naissance. Attention : pour exercer la méthode haptonomique pendant votre accouchement, vous devez vous être inscrite dans une maternité qui en accepte les principes !

Il n'y a pas d'« haptonomes », mais divers professionnels de la santé qui ont ajouté cette formation à leurs compétences.

Un des objectifs de l'haptonomie est de maîtriser la douleur durant l'accouchement. Pendant les rencontres prénatales, la femme s'habitue à ne pas fixer son attention sur une zone douloureuse (qui est provoquée délibérément pendant les « pratiques » – en pinçant la cuisse, par exemple). Elle apprend plutôt à se « prolonger » dans les mains et le regard de son conjoint, par exemple. Ainsi, selon la théorie, la douleur cesse d'occuper tout l'espace et la femme a l'impression de la « laisser couler » au lieu de lutter contre elle – ce qui peut être fort utile au moment de l'accouchement.

Les praticiens qui enseignent l'haptonomie peuvent être contactés par le biais du Centre d'information et de recherche en haptonomie : CIRDH Paris-Île-de-France, BP 10022, 75921 Paris Cedex 19, Tél. : 01 42 01 68 20 www.haptonomie.org .

L'accouchement dans l'eau

Les préparations à l'accouchement en piscine se sont beaucoup développées ces dernières années. L'aspect naturel et détendu fait de l'accouchement dans l'eau une méthode fort appréciée des futures mamans, bien souvent de celles qui ont vécu un premier accouchement qu'elles ont ressenti comme « trop médicalisé ». Cette pratique vise à réduire la souffrance des femmes et à faciliter le passage du bébé du milieu liquide, où il s'est développé, au milieu aérien. Accoucher dans l'eau est réalisable pour la majorité des femmes (les seules contre-indications sont les suivantes : femmes porteuses du VIH ou d'une hépatite, mais aussi certains cas de présentation par le siège et de grossesse gémellaire).

Dans l'eau, la femme enceinte n'est plus gênée par ses rondeurs. Elle peut alors en toute légèreté exécuter les exercices qui lui sont proposés. La préparation en piscine commence au 5e mois, dans une eau chaude (32 à 34 °C), sous la direction d'une sage-femme : la femme muscle ses bras, ses jambes, son dos. Elle travaille l'ouverture du bassin, le souffle, apprend à se relaxer. C'est une préparation autant physique que psychologique. Le papa peut parfois également y participer – ce qui lui permet, grâce à ce moment de détente partagé, de mieux s'associer à la grossesse.

Un certain nombre de maternités ont équipé leurs salles de travail de baignoires et de jacuzzis. Dès que les contractions utérines deviennent douloureuses, vous vous plongez dans un bain d'eau à température corporelle. L'eau favorise naturellement la détente musculaire. La dilatation du col est alors plus facile ; vous respirez plus profondément – ce qui est favorable au bien-être du bébé. Dans la majorité des cas, vous sortirez de l'eau au moment de l'expulsion, mais dans certaines maternités, la naissance se fait complètement dans l'eau.

Pour accoucher dans l'eau, contactez dès le début de la grossesse une sage-femme libérale qui pratique les accouchements dans l'eau à domicile, ou une maternité qui possède une salle de préparation avec une baignoire de dilatation.

Pour connaître la liste de ces sages-femmes, vous pouvez contacter l'Association nationale des sages-femmes libérales : www.ansl.org.

Les différents types d'accouchements

Parfois, il est possible de choisir la façon dont votre bébé viendra au monde ; d'autres fois, pour des raisons médicales ou dans des situations d'urgence, on ne choisit pas. Pendant ces 9 mois d'attente, apprenez à connaître les différents types d'accouchements afin de pouvoir faire un choix éclairé si vous étiez amenée à prendre une décision. Les trois différents types d'accouchements sont : (1) l'accouchement naturel, (2) l'accouchement médicalisé, et (3) la césarienne.

L'accouchement naturel

On appelle *accouchement naturel* tout accouchement effectué sans prise en charge médicale de la douleur. Que votre enfant naisse de façon naturelle après une préparation à l'accouchement attentive ou à l'arrière de votre voiture sur le chemin de l'hôpital sans que vous ayez pu bénéficier d'antalgiques ou d'assistance médicale, il s'agit d'un accouchement naturel.

> **Voca-bébé**
>
> Un **accouchement naturel** est le fait de mettre son enfant au monde sans aucune prise en charge médicale de la douleur.

Aujourd'hui, il existe de nombreuses méthodes et préparations à un accouchement naturel, qui ont pour objectif de vous aider à accoucher sans douleur ni médicaments. Si vous souhaitez vivre cette expérience, prenez bien le temps de vous y préparer, longtemps avant votre date de terme. Avec une bonne préparation, un accouchement naturel peut être un moment très enrichissant, source de grande satisfaction personnelle. Sans préparation, en revanche, il peut être vécu de façon très douloureuse et traumatisante.

L'accouchement médicalisé

Toutes les femmes ne sont pas tentées par un accouchement naturel. Elles préfèrent recourir à des médicaments afin d'atténuer ou d'éliminer complètement les douleurs de l'accouchement. Le choix d'un accouchement médicalisé n'est ni une bonne ni une mauvaise décision : c'est simplement une possibilité offerte aux femmes aujourd'hui.

> **Côté papa**
>
> Renseignez-vous au maximum sur les possibilités de prise en charge médicale de la douleur pendant l'accouchement. Vous vous sentirez ainsi plus impliqué et mieux informé lorsque votre compagne entrera en phase de travail et demandera à être soulagée.

Si vous souhaitez avoir un accouchement médicalisé (ou même si vous prévoyez d'avoir un accouchement naturel, mais que vous voulez savoir ce qui est possible), comparez les différents types de prises en charge de la douleur existants, puis parlez-en avec votre médecin. Grâce à son expérience et à sa pratique, il peut vous aider à comprendre les différentes possibilités envisageables. La plupart des médecins proposent plusieurs alternatives, en fonction de vos besoins spécifiques. Il choisira probablement la plus adaptée à votre cas parmi les analgésiques, les tranquillisants, et les anesthésiants possibles. Il se peut également qu'une anesthésie générale soit nécessaire si les choses devaient se compliquer.

Les analgésiques

Vous les connaissez bien car vous les utilisez au quotidien : l'aspirine et le Doliprane, par exemple, sont des *analgésiques*. Pendant l'accouchement, on utilise généralement des analgésiques plus forts comme le Demerol. Il est administré par voie intraveineuse, à l'aide d'une perfusion. Le médicament arrive ainsi en goutte à goutte dans votre sang par le biais de la perfusion que l'on vous aura posée (en général, sur le bras), une fois la phase de travail bien avancée. Le médicament arrive d'une poche en plastique reliée à l'aiguille par un petit tube.

L'effet que peuvent avoir les analgésiques sur un nouveau-né dépend du dosage utilisé et du temps qui s'écoule entre le moment où ils sont administrés et la naissance. Certains bébés arrivent tout endormis et incapables de téte ; il arrive aussi que d'autres aient du mal à respirer et aient besoin d'oxygène. Mais ces effets secondaires ne sont pas dangereux et s'estompent rapidement.

Les anesthésiants

Les *anesthésiants* sont les médicaments qui entraînent une perte des sensations. Ils agissent en coupant la voie des nerfs qui transmettent les sensations de douleur au cerveau. Les messages de douleur sont ainsi « bloqués » (c'est pourquoi on parle d'« anesthésie par blocage nerveux »). Pendant l'accouchement, votre médecin peut choisir un anesthésiant qui engourdira toute la partie inférieure de votre corps à partir de la poitrine ou juste une zone plus restreinte autour du vagin.

Voca-bébé

Les **analgésiques** sont des médicaments qui soulagent la douleur. Les **anesthésiants** sont des médicaments qui entraînent une perte des sensations.

Le procédé d'anesthésie le plus fréquemment utilisé est celui de la péridurale, mais il existe aussi l'anesthésie du nerf pudendal, la rachianesthésie, et l'anesthésie caudale.

- **La péridurale :** une anesthésie péridurale n'agit que sur les nerfs sensitifs et engourdit la partie inférieure de votre corps, en dessous de la taille, mais vous laisse le contrôle de vos mouvements musculaires. Elle peut être posée lorsque le col de l'utérus n'est pas encore complètement ouvert et permet une anesthésie d'excellente qualité pendant toute la phase de travail active et l'expulsion, et lors de l'utilisation de forceps ou d'une césarienne. Elle consiste à insérer une longue et fine aiguille entre deux vertèbres du bas du dos, puis à placer un petit tube en plastique à cet endroit, juste devant la moelle épinière. Ce petit tube reste ensuite en place et permet d'injecter et de doser le produit anesthésiant pendant toute la durée de l'accouchement. Lorsqu'une péridurale vient d'être posée, il peut s'écouler jusqu'à 30 minutes avant de ressentir les premiers effets de soulagement. La péridurale est de très loin la méthode d'anesthésie la plus fréquemment utilisée pour l'accouchement.

- **L'anesthésie du nerf pudendal :** elle s'effectue en insérant une aiguille dans la zone vaginale. L'engourdissement est localisé et les sensations de douleurs sont donc atténuées dans cette zone, mais elle n'atténue pas la douleur des contractions utérines. L'anesthésie du nerf pudendal est souvent associée à des tranquillisants pour mieux soulager la douleur.

Voca-bébé

Le **forceps** est un instrument d'obstétrique en forme de pince, qui sert à saisir doucement la tête du bébé pour l'aider à descendre dans le canal utérin.

- **La rachianesthésie :** elle peut être administrée à la fin de la phase de travail, juste avant l'expulsion. Une rachianesthésie totale affecte les nerfs sensitifs et moteurs et engourdit immédiatement la partie inférieure du corps, mais elle entraîne également la perte du contrôle des mouvements des jambes et de l'utilisation des abdominaux. Elle est généralement utilisée en cas de césarienne, mais également lors d'utilisation de *forceps*. La rachianesthésie pouvant empêcher la tête du bébé d'avancer normalement dans le canal utérin, elle n'est généralement pas utilisée avant le moment où le col de l'utérus est complètement ouvert et la tête du bébé bien engagée dans le bassin. Elle s'effectue en insérant une longue et fine aiguille entre deux vertèbres du bas du dos.
- **L'anesthésie caudale :** elle était autrefois très utilisée pour soulager les douleurs de l'accouchement. Aujourd'hui, elle est beaucoup moins pratiquée que la péridurale pour de nombreuses raisons. Tout d'abord, elle couvre une zone plus restreinte que la péridurale. Elle nécessite l'utilisation de plus fortes doses d'anesthésiant et elle est plus difficile à réaliser correctement pour le médecin. De plus, les muscles du bassin et les abdominaux sont beaucoup plus relâchés – ce qui peut ralentir la seconde phase du travail. Comme la rachianesthésie, l'anesthésie caudale consiste à insérer une longue et fine aiguille entre deux vertèbres du bas du dos.

L'anesthésie générale

Certaines femmes souhaiteraient accoucher sous anesthésie générale, que tout se passe sans elles, et se réveiller pour apprendre qu'elles sont devenues maman ! Si c'est votre cas, peut-être votre vœu aurait-il été exaucé il y a quelques années ? Cependant, aujourd'hui, l'anesthésie générale (qui rend inconsciente) n'est utilisée en obstétrique que dans des cas rares et bien précis, parce que :

- Elle traverse rapidement le placenta et entre dans la circulation du fœtus, qui risquerait de naître un peu assommé.
- Sous anesthésie générale, les femmes ne peuvent pas participer à la naissance de leur bébé – ce qui oblige à recourir aux forceps pour un accouchement par voie basse.
- Vous seriez privée d'un des moments les plus joyeux de la vie : voir votre enfant qui vient de naître.
- Si vous étiez inconsciente, cela vous priverait également de cet instant privilégié pour créer le lien mère / enfant.
- Il y a un risque que vous vomissiez sous anesthésie générale – ce qui peut bloquer les voies respiratoires et entraîner des complications et même la mort.

Vous êtes convaincue ? À moins qu'une anesthésie générale soit absolument nécessaire, vous resterez consciente pendant votre accouchement. On considère qu'elle est « absolument nécessaire » lorsque les anesthésies locales ne sont pas envisageables, comme par exemple dans les cas suivants :

- Lorsque la mère a subi dans le passé une opération du bas du dos ou qu'elle a des antécédents de hernie discale.
- Lorsque la mère souffre de troubles de la coagulation ou a un nombre de plaquettes trop faible dans le sang.

L'anesthésie générale est également envisagée lorsque :

- Le fœtus est en détresse extrême et qu'il doit naître de toute urgence. Dans de telles circonstances, il serait trop long d'attendre qu'une anesthésie locale fasse effet.
- L'accouchement par voie basse d'un bébé se présentant en siège nécessite des manipulations extrêmes de la tête et du corps du bébé.
- Une césarienne en urgence est nécessaire et il n'y a pas le temps de faire une anesthésie locale.

Côté papa

Si votre compagne accouche sous anesthésie générale, vous n'aurez probablement pas le droit d'entrer en salle d'opération. Essayez de vous renseigner à l'avance pour savoir ce qui se passerait dans ces cas-là.

Il est important que vous parliez avec votre médecin ou sage-femme des possibilités de prise en charge de la douleur afin que vous ayez une idée de ce qui va se passer lorsque vous arriverez en salle d'accouchement. Ensuite, faites confiance à votre médecin :

il saura prendre la bonne décision en fonction de vos besoins immédiats au moment de l'accouchement.

L'accouchement par césarienne

Une césarienne est un accouchement qui se fait par incision du ventre et de l'utérus de la mère. Il s'agit d'une intervention chirurgicale lourde, qui comporte ses risques de complications propres. Mais lorsqu'une césarienne est nécessaire, c'est qu'elle est la solution la moins risquée pour le bébé. De nombreux bébés qui sont nés sans problème par césarienne n'auraient sans doute pas survécu à un accouchement par voie basse.

Les raisons possibles d'envisager une césarienne sont nombreuses et la décision finale appartient au médecin. Même si certaines femmes demandent une césarienne dans l'espoir d'échapper aux douleurs d'un accouchement par voie basse, on ne peut pas en disposer par choix. Les césariennes sont pratiquées de façon avisée pour des raisons médicales bien précises, comme par exemple :

- Un travail qui n'avance pas. Si une femme est en travail mais que son col de l'utérus cesse de s'ouvrir et que le bébé arrête de descendre dans le canal utérin, le médecin peut décider qu'une césarienne est nécessaire afin d'éviter une détresse fœtale.
- Un bébé très gros. Lorsqu'un bébé pèse plus de 5 kilos, un accouchement par voie basse risque d'entraîner des blessures pour la mère et pour le bébé.
- Un bébé qui se présente par le siège. S'il arrive les pieds ou les fesses en avant, il se peut que la césarienne soit le moyen de naître le plus sûr pour un bébé.
- Un bébé prématuré. Les bébés nés avant la 35e semaine ont plus de probabilités d'arriver par césarienne car ils se présentent plus souvent en siège et montrent plus souvent des signes de détresse fœtale pendant le travail.
- Une césarienne lors d'une grossesse précédente. Dans la majorité des cas, une femme qui a déjà eu une césarienne auparavant aura de nouveau une césarienne. Cependant, un médecin peut recommander d'essayer l'accouchement par voie basse, mais il ne doit le faire qu'avec extrême prudence. On appelle cela une VBAC (voie basse après césarienne). Il s'agit d'un choix personnel que toute femme ayant déjà eu une césarienne peut faire. Mais lorsqu'un médecin propose d'accoucher par voie basse après une césarienne, c'est en connaissance de tous les risques que cela représente pour le bébé et pour la maman. Il y a un danger de déchirement de l'utérus – ce qui peut entraîner un manque d'apport sanguin au bébé, une privation d'oxygène, et même la mort. Si l'utérus ne peut être réparé, la femme devrait alors subir une hystérectomie (opération qui consiste à retirer l'utérus). Cela est très rare, mais cela arrive. Ces der-

> **Côté papa**
>
> Si votre compagne accouche par césarienne, elle aura besoin d'être beaucoup soutenue. Rassurez-la, dites-lui qu'elle a bien travaillé et que cette césarienne ne lui enlève rien de son statut de super-maman. Assurez-vous qu'elle aura de l'aide en rentrant à la maison.

nières années, les femmes ayant eu à faire ce choix ont majoritairement décidé d'avoir une nouvelle césarienne.

La césarienne est toujours utilisée en dernier recours. Elle est évitée si possible car elle peut entraîner des complications pour la mère comme pour le bébé. Il s'agit d'une intervention chirurgicale lourde – ce qui signifie qu'elle implique la perte de fortes quantités de sang et un risque anesthésique majeur. Elle nécessite également un séjour plus long et plus coûteux en maternité, induit un plus grand besoin de transfusion sanguine et un rétablissement plus long. Mais si votre médecin sait à l'avance que vous allez avoir besoin d'une césarienne, sachez qu'elle représente pour votre enfant une chance : celle de naître avec le moins de risques possible – alors qu'il serait en danger si cette possibilité n'existait pas. Si vous vous apprêtez à accoucher par voie basse, ce sera probablement le cas, mais vous devez aussi savoir ce qu'est une césarienne afin de pouvoir comprendre ce qui se passe si vous deviez accoucher par césarienne en urgence.

L'accouchement par le siège

Tout au long de la grossesse, votre bébé s'est déplacé dans votre ventre en faisant des pirouettes comme un petit acrobate. Mais entre la 32e et la 36e semaine, la plupart des bébés se mettent en position de naissance (la tête en bas) et y restent jusqu'à l'accouchement. Dans cette position, c'es la tête qui franchit la porte de sortie la première. Tous les bébés se mettent dans cette position, sauf 3 à 4 % d'entre eux qui se présentent par les fesses ; on dit alors qu'ils se présentent *en siège*.

> **Voca-bébé**
>
> On dit qu'un bébé se présente **en siège** lorsqu'il a les fesses vers le bas et la tête en haut.

Une présentation par le siège fait augmenter le risque de complications pendant l'accouchement. Parfois, les fesses du bébé ne poussent pas assez fort sur le col de l'utérus pour déclencher le travail ; et même lorsque c'est le cas, le fait que la tête (qui est la plus grosse partie du corps) passe la dernière peut poser des problèmes. Si, lors de l'échographie du 3e trimestre, votre bébé n'est pas encore en position de naissance, votre médecin revérifiera sa position au 9 mois. Il peut le faire en palpant votre ventre – ce qui lui permet de sentir la colonne vertébrale, les fesses, et la tête. Il peut également localiser les battements de cœur et savoir si le cœur est bas ou haut dans l'utérus. S'il y a le moindre doute, une échographie permettra d'avoir une image exacte de la position du bébé.

Un bébé en siège est un suspense de tous les instants. Il peut se retourner au dernier moment avant la naissance, mais il peut aussi très bien rester comme il est. En attendant, vous et votre médecin pouvez toujours essayer de l'influencer... Après la 37e semaine, le médecin peut essayer de le faire changer de position manuellement, en se guidant à l'échographie (on appelle cela « un retournement de fœtus »). En poussant doucement mais fermement sur sa tête et ses hanches, il essaiera de retourner le bébé. S'il y arrive, vous aurez alors toutes vos chances d'accoucher normalement, par voie basse, mais il faut savoir que certains bébés sont un peu obstinés et se remettent en siège tout de suite après.

Par ailleurs, même si rien n'a jamais été scientifiquement prouvé, certaines mamans disent que, grâce à certains « trucs », elles sont arrivées à mettre leur bébé en position de naissance. Vous pouvez ainsi essayer de mettre régulièrement une lampe de poche allumée contre le bas de votre ventre pour attirer le bébé vers la lumière ou de placer à ce même endroit un écouteur qui joue de la musique douce. D'autres ont essayé cet exercice : allongez-vous par terre sur le dos avec les genoux fléchis et les pieds bien à plat sur le sol ; mettez plusieurs coussins sous vos fesses afin de les surélever de 20 à 30 centimètres ; restez dans cette position pendant 10 à 15 minutes trois fois par jour. Je ne vous promets rien, mais tant de futures mamans m'ont assuré que cela avait marché, que ça vaut le coup d'essayer.

Si votre bébé ne s'est pas retourné lorsque arrive votre date de terme, votre médecin devra alors prendre une décision. En fonction de son expérience et de ses convictions personnelles, il tentera de vous faire accoucher par voie basse, alors que d'autres programmeront une césarienne automatiquement. C'est pourquoi il est important que vous parliez avec lui et que vous ayez confiance en sa décision avant d'arriver en salle d'accouchement.

Ce qu'il faut retenir

→ Vous pouvez choisir d'accoucher à domicile, dans une maternité privée ou dans une maternité publique.

→ Pour vous préparer à l'accouchement, vous avez le choix entre plusieurs méthodes qui vous aideront à mieux contrôler les douleurs de l'accouchement. En France, les méthodes les plus répandues sont la préparation classique à l'accouchement, le chant prénatal, la sophrologie, l'haptonomie, et la préparation à l'accouchement en piscine.

→ Il y a trois types d'accouchements : l'accouchement naturel, l'accouchement médicalisé, et l'accouchement par césarienne.

→ Certains accouchements sont compliqués si le bébé se présente en siège, c'est-à-dire que ce sont ses fesses et non pas sa tête qui s'apprêtent à franchir les premières la « porte de sortie ».

Chapitre 26

Les différentes phases de l'accouchement

Dans ce chapitre

- → Répétition générale avant le grand jour : pré travail, faux travail, et vrai travail
- → Les trois phases de l'accouchement : la dilatation, l'expulsion, et la délivrance
- → Le recours aux instruments : les forceps et la ventouse
- → Pourquoi il faut parfois provoquer l'accouchement

Vous avez 9 mois pour organiser, rêver, imaginer, et préparer la naissance de votre enfant. Puis, un jour (ou une nuit), le travail se déclenche et vous voilà en route pour ce grand événement, que vous soyez prête ou pas. Le moment où vous allez accoucher ne peut être ni reporté, ni annulé ; il arrive rarement lorsque ça vous arrange ou lorsque vous êtes prête. Il arrive, tout simplement.

Vous avez plus de chances d'accoucher sereinement si vous comprenez ce qui vous arrive, à vous et à votre bébé, pendant les différentes phases de l'accouchement. Alors profitez du calme que vous avez maintenant pour prendre le temps de lire attentivement ce chapitre qui vous donnera une idée de la façon dont les choses vont se passer lorsque votre bébé vous dira : « C'est le moment. »

Récapitulatif des différents types de travail

Au chapitre 15 vous ont été présentés les trois différents types de travail : pré travail, faux travail, et vrai travail. Tous trois contribuent à faire s'effacer (se raccourcir) puis se dilater (s'ouvrir) le col de l'utérus. Arrive un moment où il est assez large – environ 10 centimètres – pour laisser passer le bébé. Le tableau suivant donne un récapitulatif de ces trois différents types de travail.

Le pré travail

Le pré travail sert à préparer le corps à l'accouchement. Voici ce qui le caractérise :

- La descente : la tête du bébé descend dans le bassin.
- Une augmentation des pertes vaginales et/ou l'apparition de pertes muqueuses de teinte brune ou teintées de sang.
- Une augmentation du nombre et de l'intensité des fausses contractions (aussi appelées « contractions de Braxton Hicks » – voir description détaillée au chapitre 13).
- Un instinct ménager qui vous pousse à entreprendre de nettoyer vos placards et à réorganiser votre cuisine.

Le faux travail

Vous êtes en faux travail si votre réponse aux quatre questions suivantes est oui :

- Vos contractions sont-elles d'intensité constante ? (Et non de plus en plus fortes ?)
- Vos contractions surviennent-elles à intervalles irréguliers ? (Par exemple, avec 2 minutes, puis 7 minutes, puis 4 minutes d'écart entre chaque.)
- Avez-vous plus mal dans le bas du ventre que dans le bas du dos ?
- Vos contractions s'arrêtent-elles lorsque vous vous déplacez ou que vous changez de position ?

Si vous avez répondu oui, c'est que vous n'êtes pas encore en vrai travail.

Le vrai travail

Vous saurez que vous êtes entrée en phase de vrai travail si votre réponse à l'une de ces questions est « oui » :

- Vos contractions surviennent-elles à intervalles réguliers, en se rapprochant et en s'intensifiant ? (Vous pouvez partir pour la maternité lorsque vos contractions durent environ 1 minute et sont espacées de 5 minutes chacune pendant au moins 1 heure.)

- Avez-vous des douleurs dans le bas du dos ? (Qui peuvent s'accompagner de sensations de crampes semblables à des douleurs menstruelles.)
- Avez-vous perdu les eaux ? (Ce qui n'arrive pas forcément avant le moment où on arrive en maternité.)
- Lorsque vous commencerez à avoir des contractions de vrai travail, vous les reconnaîtrez facilement : il vous sera impossible de parler ou de marcher pendant l'une d'elles ! Le moment sera alors venu de prendre votre sac et de partir pour la maternité.

Les différentes phases de l'accouchement

Comment se passe un accouchement ? Posez la question à 50 femmes : vous obtiendrez 50 réponses différentes ! C'est une expérience unique, merveilleuse, terrifiante, extraordinaire, facile, difficile, rapide, inoubliable, qui aboutira, d'une manière ou d'une autre, à la naissance de votre bébé. Même si personne ne peut prévoir la façon exacte dont se déroulera votre accouchement, ses différentes phases sont les mêmes pour toutes les femmes. Savoir où vous en êtes du processus devrait vous donner l'impression de mieux maîtriser les événements et donc d'être moins anxieuse.

Première phase : la dilatation

La phase de dilatation s'étend de la première contraction de vrai travail jusqu'au moment où votre bébé commencera à apparaître. Elle peut donc durer très longtemps, parfois jusqu'à 3 jours ! C'est pourquoi il est important que vous sachiez où vous en êtes, afin de ne pas vous précipiter à la maternité pour ensuite passer des heures à attendre ou vous faire renvoyer chez vous parce qu'il est encore trop tôt.

Au tout début de la dilatation, vous ne vous rendrez peut-être même pas compte que vous êtes entrée en travail. Peut-être ressentirez-vous des crampes dans le ventre, rappelant les douleurs des règles, ou une impression de lourdeur et de constipation, ou bien encore une douleur qui commence dans le dos et qui progresse vers le ventre ? Ces sensations de gêne vont se transformer progressivement en vives douleurs qui se feront de plus en plus régulières et intenses.

Pendant cette phase précoce, vous constaterez peut-être (mais peut-être pas !) les deux signes suivants, qui signifient que le travail avance :

- Vous perdrez peut-être le bouchon muqueux (teinté de sang) qui fermait jusque-là votre col de l'utérus. Il sortira de votre vagin et vous le trouverez peut-être dans vos sous-vêtements ou en allant aux toilettes.

- Peut-être allez-vous « perdre les eaux » ? Il s'agit du moment où les membranes de la poche amniotique commencent à se fissurer. Lorsque cela arrive, du liquide amniotique s'écoule de votre vagin et vous vous retrouvez assez vite avec les vêtements mouillés. Si vous perdez les eaux alors que vous ne ressentez pas encore de contractions, c'est qu'elles vont probablement apparaître dans les 24 à 48 heures. Il est alors très important que la zone vaginale soit très propre, parce qu'à partir de ce moment, le bébé n'est plus protégé des microbes. Ne prenez pas de bain, n'ayez pas de rapport sexuel, et n'utilisez pas de tampon pour stopper l'écoulement.

Côté papa

Votre rôle pendant le début de la phase de dilatation est de rester calme et de rassurer votre compagne. Vous pouvez avoir recours à quelques exercices de relaxation et aux massages. Vous pouvez même faire une partie de jeu de société, aller faire une courte promenade ensemble : faites tout ce qui peut vous permettre de rester calme et de distraire votre compagne. Encouragez-la à se reposer et à économiser ses forces pour les moments qui arrivent. Si vous ne pouvez pas rester à ses côtés (après tout, cette phase peut durer plusieurs jours), restez en permanence en contact avec elle et soyez disponible pour la rejoindre lorsqu'elle vous dira : « Il faut y aller ! »

Cette phase initiale du travail peut durer des heures (et même des jours) ; alors ne gaspillez pas vos forces en commençant à vous agiter. À ce stade, il n'est par exemple pas nécessaire de faire des exercices de respiration, et ne vous avisez pas non plus d'apporter quelques dernières retouches à la chambre du bébé. Le mieux que vous ayez à faire est de vous reposer. Des moments d'efforts physiques intenses se profilent pour vous à l'horizon : reposez-vous.

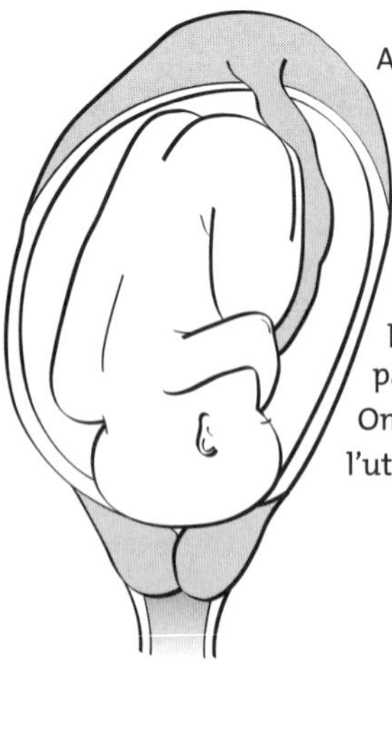

Au début de la phase de dilatation, le col de l'utérus, encore épais, commence à s'assouplir et à s'étirer pour se préparer à laisser passer la tête du bébé. On dit que le col de l'utérus « s'efface ».

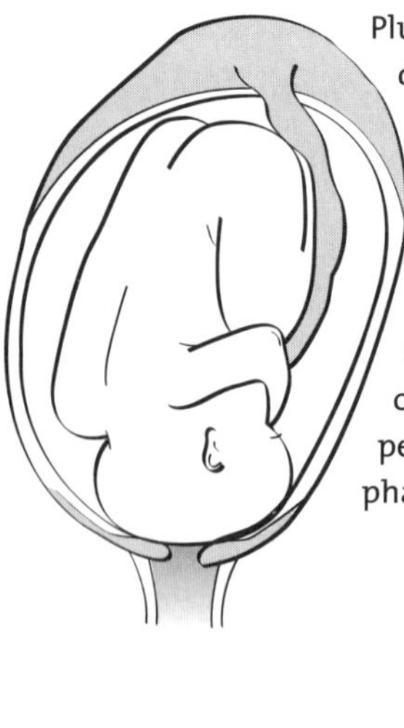

Plus tard dans la phase de dilatation, le col de l'utérus commence à s'ouvrir (il s'est ouvert au rythme de 1 à 1,5 cm par heure environ). Lorsqu'il est ouvert à 10 cm, alors peut commencer la phase d'expulsion.

Si la phase de dilatation se prolonge, vous finirez forcément par avoir faim, mais prenez garde à ce que vous mangez. Pendant l'accouchement, votre estomac et vos intestins fonctionnent au ralenti ; il vaudrait donc mieux ne pas les surcharger. Mangez des choses faciles à digérer et qui vous apporteront de l'énergie, comme par exemple des biscottes, des tartines de confiture ou de miel, des céréales, ou de la soupe. Mais surtout buvez beaucoup d'eau et de jus de fruits pour éviter de vous déshydrater.

Le col commence généralement à s'ouvrir lorsque les contractions sont espacées de 5 minutes pendant 1 heure de suite. Votre médecin vous demandera de lui dire à quel moment elles atteignent une certaine fréquence et une certaine intensité. Il vous dira aussi que vous n'avez pas beaucoup à craindre d'accoucher accidentellement sur le tapis du salon ! Malgré toute l'anxiété, la plupart des jeunes mamans réussissent à arriver à la maternité ni trop tôt, ni trop tard. Si vous restez à l'écoute de votre corps, vous entendrez ses messages lorsqu'il vous dira : « Il faut y aller ! »

Lorsque le col de l'utérus commence à s'ouvrir, le travail se fait plus intense. Les contractions deviennent si fortes qu'elles vous empêchent de parler ou de marcher. À partir de ce moment, vous ne devez plus manger (lorsqu'un anesthésiant est administré alors que l'estomac est plein, cela peut entraîner de fortes nausées qui compliqueraient un accouchement). Mais vous pouvez boire de l'eau ou du sirop et sucer des bonbons.

C'est maintenant le moment d'utiliser les exercices de respiration et de relaxation que vous avez appris en cours de préparation à l'accouchement. Ils vous aideront à vous détendre et à mieux supporter la douleur. Mais ne vous attendez pas à ce qu'ils fassent disparaître la douleur complètement c'est très rare que ce soit le cas. Si vous vous attendez à ne pas avoir mal du tout, vous allez sans doute être déçue. Votre col de l'utérus doit s'ouvrir de 10 centimètres, et votre bébé doit traverser le canal utérin : vous ne pouvez pas ne rien sentir !

Info grossesse

Un premier accouchement est généralement plus long qu'un deuxième ou un troisième, car le bébé doit se frayer un passage qui n'a jamais encore été emprunté et les tissus de la mère sont plus tendus et plus résistants.

Le moment est donc venu de partir à la maternité. À votre arrivée, vous serez accueillie par une sage-femme, qui vous surveillera pendant toute la durée de votre accouchement. Elle vous dira où vous en êtes et répondra à vos questions. Elle prendra également quelques mesures afin que vous accouchiez en toute sécurité :

- Votre température, votre tension, et votre pouls seront régulièrement mesurés pendant l'accouchement.

- La sage-femme vous posera un monitoring. Le monitoring est une machine qui sert à mesurer le rythme cardiaque de votre bébé, ainsi que la fréquence et la durée des contractions. Il s'agit le plus souvent d'un monitoring externe, qui est placé sur votre ventre sous la forme d'une ceinture munie de capteurs, ou bien, lorsque c'est nécessaire, d'un monitoring interne, qui consiste à placer une électrode sur le crâne de votre bébé.

- Afin de savoir où vous en êtes et d'évaluer le temps qu'il reste avant l'expulsion, la sage-femme ou le médecin mesurera l'ouverture de votre col par un toucher vaginal.

- Vous direz à ce moment à la sage-femme si vous voulez une péridurale ou pas. Tant de choses dépendent de la façon dont le travail avancera qu'il est très difficile de savoir à l'avance si une femme aura besoin ou pas d'une péridurale. Quoi qu'elle ait pu écrire dans son projet de naissance, une femme doit toujours pouvoir changer d'avis en cours d'accouchement.

À une époque ancienne, il n'était pas rare de faire un lavement à une femme en cours d'accouchement (afin de vider l'intestin et de laisser plus de place au canal utérin pour s'élargir) et de lui raser le pubis (afin d'éloigner les bactéries de la zone vaginale). Aujourd'hui, la plupart des médecins et des sages-femmes ont abandonné ces pratiques, et des études récentes ont montré qu'elles étaient inutiles. Cependant, certains les ont conservées. Au moment de définir votre projet de naissance (voir chapitre 14), demandez à votre médecin si le lavement ou le rasage du pubis sont pratiqués dans votre maternité. Si c'est le cas, en arrivant à la maternité, informez la sage-femme de ce que vous aurez décidé avec votre médecin.

Pendant l'accouchement, vous serez allongée sur une table d'accouchement (qui ressemble à un lit médicalisé), mais cela ne veut pas dire que la meilleure position est de rester allongée sur le dos. Si vous n'êtes pas attachée par un monitoring ou par une perfusion, demandez aux sages-femmes si vous pouvez vous lever pour faire quelques pas. Essayez différentes positions pendant vos contractions, jusqu'à ce que vous trouviez celle dans laquelle vous vous sentez le plus à l'aise. Voici les différentes positions possibles pendant l'accouchement :

- À quatre pattes. Cette position est particulièrement appréciable lorsqu'on a mal au dos.

- Debout, libre de vous déplacer. Cela peut aider à faire avancer le travail. Lorsque vous êtes debout, la gravité vous donne un coup de pouce puisque le bébé est ainsi attiré vers le bas et donc dans le canal utérin.

Côté papa

Quel que soit le temps que vous avez passé à répéter et à anticiper l'accouchement, il y aura toujours une part d'imprévu ! Peut-être votre compagne, si calme et posée habituellement, se mettra-t-elle à crier et à être parfaitement désagréable ? Peut-être vous demandera-t-elle de sortir ? Peut-être se mettra-t-elle à pleurer et oubliera-t-elle tout ce qu'elle a appris ? Quoi qu'il arrive, soutenez-la. Laissez-la mener les choses et donnez-lui tout ce dont elle pourra avoir besoin. Ne vous montrez pas critique ou exigeant : contentez-vous de faire de votre mieux pour être encourageant.

- À genoux sur la table d'accouchement, appuyée à votre compagnon. S'il s'assoit sur le bord du lit et que vous vous placez derrière lui, accroupie, vous pouvez également profiter de la gravité sans quitter la table d'accouchement.
- Assise dans un fauteuil à bascule.
- Assise ou debout sous une douche, si vous en avez la possibilité.
- Assise ou allongée sur un gros ballon (parfois appelé « ballon d'accouchement »). Cette solution n'est cependant pas possible si on vous a posé une péridurale en début de travail pour atténuer vos douleurs.

La meilleure position pour accoucher est celle dans laquelle vous vous sentirez le plus à l'aise. Essayez-les toutes, alternez de l'une à l'autre. Le fait de bouger (si vous le pouvez) contribue à faire avancer le travail.

La seconde phase de dilatation, pendant laquelle le col de l'utérus s'ouvre (d'environ 1 à 1,5 cm par heure), peut durer entre 4 et 6 heures ou un peu moins si ce n'est pas votre premier accouchement.

Lorsque votre col sera presque complètement ouvert, vous aurez des contractions d'environ 60 à 90 secondes. Vous ressentirez aussi de plus en plus fort l'envie de pousser pour faire sortir votre bébé. Cette sensation de pesanteur est un peu la même que lorsqu'on va aux toilettes et que l'on est très constipé. Les muscles vaginaux se contractent afin de pousser le bébé dans le canal utérin. Lorsque vous la ressentirez, au début, il se peut que la sage-femme vous dise que ce n'est pas encore le moment de pousser. Cela veut dire que votre col n'est pas encore assez ouvert pour que le bébé puisse sortir. (Il sera peut-être dur de résister à cette envie mais les sages-femmes savent ce qu'elles font !)

Deuxième phase : l'expulsion

Lorsque votre col sera complètement ouvert (à 10 centimètres) et que vous ressentirez l'envie de pousser, c'est que sera venu le moment de l'expulsion. Si vous accouchez à l'hôpital, c'est peut-être à ce moment-là que votre médecin entrera dans la salle d'accouchement. Après vous avoir rapidement examinée et avoir demandé à la sage-femme comment s'est passé le travail jusque-là, vous serez sans doute soulagée de l'entendre vous dire : « Poussez ! » à la contraction suivante. Cette phase de poussée peut durer de quelques minutes à plusieurs heures. Il se peut que vous commenciez à vous sentir fatiguée et à avoir hâte d'en finir, mais une fois arrivée là, vous n'êtes plus très loin du but.

C'est aussi à ce moment que le médecin peut effectuer une épisiotomie. Il s'agit d'une incision chirurgicale faite du vagin vers le rectum afin d'élargir l'ouverture. Une épisiotomie sert à prévenir les déchirures qui pourraient abîmer les muscles pelviens. S'il dispose d'assez de temps pour vous faire une anesthésie locale, il le fera. Mais si vous avez eu une péridurale, vous n'en aurez pas besoin.

« Dis, maman... »

Au moment de l'accouchement, il peut arriver d'avoir des nausées, de se mettre à trembler et à transpirer. Des exercices de relaxation et une respiration approfondie peuvent vous aider à traverser ce moment délicat.

Un grand débat existe sur la nécessité ou pas de pratiquer l'épisiotomie. Ce qui est sûr, c'est qu'elle est inutile si la tête du bébé a assez de place pour passer. Mais la décision de faire une épisiotomie ne peut être prise qu'au tout dernier moment par le médecin. Je dirais qu'environ 90 % des femmes qui accouchent pour la première fois ont une épisiotomie. Pour les bébés suivants, il y a plus de place il est donc moins probable qu'une épisiotomie soit nécessaire.

Les instruments médicaux d'aide à l'expulsion

Si le bébé est trop long à avancer dans le canal utérin, il se peut que le médecin décide de recourir à des instruments pour l'aider à descendre plus vite. À ce moment, une femme qui accoucherait chez elle avec une sage-femme serait sans doute conduite à la maternité afin d'accoucher avec un médecin. Un accouchement trop long peut mettre la vie d'un bébé en danger ; c'est pourquoi, dans certains cas, les forceps et la ventouse peuvent lui sauver la vie. Un forceps est un instrument en forme de pince dont les deux côtés ressemblent à de larges cuillères (on l'appelle d'ailleurs aussi « cuillères ») et se placent dans le vagin, de chaque côté de la tête du bébé. Une ventouse est une cupule en caoutchouc que l'on place sur la tête du bébé pour le tirer par aspiration. Ces instruments sont utilisés dans environ 10 % des accouchements par voie basse (et plus particulièrement les accouchements médicalisés, lorsque la mère peut être trop engourdie pour pousser efficacement).

L'accouchement provoqué

Même s'il est toujours préférable de laisser la nature suivre son cours, il arrive qu'il faille provoquer un accouchement. Cela signifie que des contractions sont provoquées artificiellement à l'aide d'une hormone appelée « ocytocine ». L'ocytocine est produite naturellement par la glande pituitaire pendant la grossesse. Lorsque le col de l'utérus commence à s'effacer et à s'ouvrir, l'utérus réagit à l'ocytocine en se contractant. En administrant de l'ocytocine comme médicament, on peut contribuer à faire avancer le processus naturel de l'accouchement.

Les raisons qui peuvent faire décider une sage-femme ou un médecin à provoquer votre accouchement (ce qui ne peut se faire que dans un cadre hospitalier) sont nombreuses. En voici quelques-unes des plus courantes :

- Une grossesse dont le terme est dépassé de plusieurs jours.
- Un fœtus atteint d'une maladie hémolytique grave (induite par une incompatibilité de Rhésus).
- Un travail trop lent ou qui stagne.
- Un examen de réactivité fœtale qui révèle que le placenta ne fonctionne plus correctement.
- Une maladie qui met en danger la santé de la mère (comme le diabète, la pré éclampsie, ou une maladie rénale grave) tant que le bébé n'est pas né.
- Un antécédent d'accouchement extrêmement rapide.

Il y a deux façons de provoquer un accouchement. Si le col de l'utérus n'a pas commencé à s'effacer et qu'il est fermé, vous serez admise à la maternité la veille, afin que l'on vous applique sur le col de l'utérus un gel contenant de la prostaglandine.

Dès que le col de l'utérus se sera assoupli et effacé, on vous administrera de l'ocytocine par perfusion – ce qui fera apparaître des contractions. L'ocytocine arrive par une aiguille placée dans votre bras ou sur le dos de votre main. Sur le petit tuyau qui relie cette aiguille à la poche de la perfusion, il y a un petit dispositif qui permet de doser la quantité de produit injectée.

Un accouchement provoqué commence généralement doucement, avec des doses d'ocytocine très faibles. Puis on augmente progressivement la dose jusqu'à ce que les contractions s'intensifient et se rapprochent, comme lors d'un travail normal. Si le travail n'a pas commencé au bout de 6 à 8 heures, on arrête généralement d'injecter de l'ocytocine et on prévoit soit de recommencer l'opération un peu plus tard, soit de recourir à une césarienne.

Que votre accouchement soit naturel, médicalisé, provoqué, ou qu'il se fasse à l'aide d'instruments, un moment arrivera où la tête de votre bébé apparaîtra, en commençant par le sommet du crâne. Le médecin (et vous aussi, si on place un miroir en face de vous) peut alors voir la petite tête en train de se frayer un passage pour avancer dans le vagin. À la contraction suivante, que vous accompagnerez d'une poussée, la tête sortira peut-être entièrement. À ce moment, il se peut que le médecin vous dise d'arrêter de pousser. Il vous sera peut-être très difficile de résister à l'envie de le faire, mais certains médecins préfèrent ce moment pour nettoyer immédiatement le nez et la bouche du bébé afin de les vider du liquide amniotique et du mucus qui les encombrent. Cela ne prend que 1 minute et la poussée suivante est généralement celle qui fait sortir les épaules, puis le reste du corps du bébé. Votre enfant est né ! Quelques instants plus tard, le cordon ombilical sera clampé et coupé.

Info grossesse

L'ocytocine est une hormone qui est également produite chez la femme enceinte en réaction à une stimulation des seins. Pour provoquer l'accouchement naturellement, il arrive qu'un médecin conseille de se masser les seins, puis de guetter ensuite des signes de contractions utérines.

Troisième phase : la délivrance

Comment ça ? Ce n'est pas fini ? Après la naissance de votre bébé, les contractions continuent à intervalles d'environ 1 minute, afin d'expulser le placenta. Elles servent à décoller le placenta de la paroi utérine et à le faire descendre dans le vagin pour que vous puissiez l'expulser. Le médecin peut vous aider en malaxant votre ventre pour appuyer sur l'utérus et en tirant doucement sur le cordon ombilical.

Une fois le placenta expulsé, votre médecin ou sage-femme recoud votre épisiotomie, si vous en avez eu une, et les éventuelles petites déchirures.

Votre accouchement est alors terminé. Ce moment que vous avez attendu pendant si longtemps prend fin et vous êtes désormais officiellement maman. Une sage-femme ou une aide-soignante vous fait alors une toilette du bas du corps ; on vous propose d'enfiler un vêtement propre et on vous aide à mettre une serviette hygiénique qui absorbera le sang que vous allez continuer à perdre. On peut aussi vous donner une poche de glace à placer sur votre entrejambe afin d'apaiser les tissus endoloris.

Pendant la délivrance, votre bébé sera probablement allongé sur votre ventre (ou en train de téter) pendant que vous et votre compagnon le découvrirez en ouvrant de grands yeux d'admiration devant ce petit miracle de la vie. Si vous envisagez d'allaiter votre enfant, vous pouvez commencer tout de suite. (Le premier lait maternel n'est pas très riche en calories, mais il contient des anticorps qui protègent le bébé des microbes.) Si vous parlez doucement à votre enfant, il se tournera peut-être vers vous pour voir le visage de celle dont il a entendu la voix pendant ces 9 derniers mois.

Ce qu'il faut retenir

- → Apprenez à reconnaître les différences entre pré travail, faux travail, et vrai travail.
- → La première phase de l'accouchement, la dilatation, peut durer de quelques heures à plusieurs jours. Ne vous précipitez pas à la maternité à la première contraction et ne vous fatiguez pas à faire des exercices de respiration inutiles à ce moment.
- → Lorsque vos contractions commencent à s'intensifier et à se rapprocher, c'est qu'il est temps de partir à la maternité.
- → La deuxième phase de l'accouchement, l'expulsion, peut être très rapide, mais elle peut aussi durer plusieurs heures. Vous ressentirez à un moment l'envie irrépressible de pousser pour faire sortir votre bébé, et c'est alors qu'il pourra naître.
- → Si la phase d'expulsion s'avérait difficile, votre médecin peut recourir au forceps et à la ventouse. Si le travail stagne, il peut être accéléré artificiellement.
- → À la dernière phase de l'accouchement, la délivrance, le placenta est expulsé à son tour. Quelques points de suture sont faits pour recoudre l'épisiotomie ou les éventuelles déchirures.

Chapitre

27

Se rétablir après l'accouchement

Dans ce chapitre

- → Votre corps post-partum : seins volumineux, kilos en trop, inconfort vaginal et anal, et constipation
- → Faire connaissance avec votre nouveau-né, le choix des nuits en nurserie, et comment gérer les visites
- → Votre relation à votre compagnon pendant le post-partum
- → Comment vaincre le baby-blues

Ça y est : vous l'avez fait ! Vous avez fait grandir votre bébé pendant les mois de grossesse, enduré les douleurs de l'accouchement, et vous voilà avec un nouveau-né dans les bras. C'est toute une nouvelle aventure qui commence pour vous. Mais avant d'embrasser votre nouvelle vie, prenez le temps d'envisager la façon dont cet événement exceptionnel va transformer votre rapport à votre corps, à votre bébé, à votre compagnon, et à vous-même.

Vous et votre corps transformé

Vous n'êtes plus enceinte, mais votre corps n'est plus le même qu'avant. Vous avez changé, et il va vous falloir du temps pour retrouver votre ligne initiale. Par exemple, vos seins sont toujours gonflés (que vous ayez l'intention d'allaiter ou pas) et vous avez sans doute toujours quelques bourrelets superflus, car votre corps a fait des réserves de graisse au cas où votre bébé viendrait à manquer de nourriture. Vous n'avez plus un ventre de femme enceinte, mais il n'est pas plat pour autant. Soyez patiente, laissez le temps nécessaire à votre corps pour se rétablir, et prenez soin de vous en vous chouchoutant pendant la période postnatale.

Les seins

Vos seins ne sont plus du tout les mêmes qu'avant votre grossesse. Ils sont beaucoup plus gros. Si vous souhaitez allaiter, ils le resteront pendant toute la durée de votre allaitement. 3 jours environ après l'accouchement, ils se gonfleront de lait et deviendront durs, lourds – et peut-être vous gêneront-ils ? Il est très important à ce moment que vous ayez un soutien-gorge bien confortable, qui vous assure le maintien dont vous avez besoin. L'inconfort de vos seins trop gonflés diminuera à chaque tétée, lorsque votre bébé les videra en partie du lait qu'ils contiennent. Si vous ne souhaitez pas allaiter, votre médecin vous donnera peut-être, le lendemain ou le surlendemain de votre accouchement, un médicament à base de bromocriptine, qui permet d'éviter la première montée de lait. Cependant, il n'est pas indispensable ; et si votre bébé ne tète pas, la production de lait s'arrêtera d'elle-même au bout de 14 jours environ, pendant lesquels vos seins pourront être douloureux. On appelle cette période « la période de tarissement » du lait.

N'essayez pas de vous soulager en faisant sortir le lait à la main : cela envoie à votre corps un signal qui lui demande de continuer à en produire et il deviendrait impossible que vos seins se tarissent. L'inconfort que vous ressentez est temporaire, mais vous pouvez l'atténuer en appliquant des compresses froides, en portant un soutien-gorge qui vous maintient fermement 24 heures sur 24, et en prenant des antalgiques à base d'ibuprofène. Essayez également de ne pas trop faire entrer vos seins en contact avec de l'eau chaude lorsque vous prenez un bain ou une douche, ce qui stimulerait la production de lait.

Le ventre

Vous n'avez plus votre ventre de femme enceinte – du moins, il a bien dégonflé. Ne soyez pas déçue si vous n'arrivez pas à fermer vos jeans dès le lendemain de votre accouchement. Votre utérus a grossi pendant 9 mois ; il lui faudra bien 6 semaines pour revenir à sa taille normale. Il est fréquent de garder un ventre post-grossesse quelque temps, surtout après la naissance d'un deuxième ou troisième enfant. Les abdominaux perdent un peu de leur élasticité à chaque grossesse.

Les kilos en trop

Si votre poids après l'accouchement est un peu plus élevé qu'avant votre grossesse, ne vous inquiétez pas. Vos seins à eux seuls sont responsables d'une bonne partie de ces kilos en trop, et votre utérus peut peser encore jusqu'à 1 kilo contre 60grammes habituellement. Vous avez également quelques réserves de graisse qui s'élimineront d'elles-mêmes maintenant que votre bébé n'en a plus besoin. Surveillez votre alimentation et donnez-vous 6 semaines pour retrouver votre silhouette. (Si vous allaitez, votre corps gardera plus longtemps ses réserves de graisse, mais ne vous affolez pas. Elles disparaîtront avec la fin de l'allaitement. Vous finirez bien par vous débarrasser de ces 2 ou 3 kilos !)

> **« Dis, maman... »**
>
> Si quelqu'un vous demande : «C'est pour quand ? » alors que votre enfant est déjà né, contentez-vous de sourire et de répondre : « Très bientôt. » Les gens qui doivent vraiment savoir savent déjà que vous avez eu votre bébé, et eux comprendront que c'est juste votre silhouette post-partum.

Mais si votre poids après l'accouchement est beaucoup plus élevé qu'avant votre grossesse, c'est différent : vous avez pris des kilos qui n'ont rien à voir avec la grossesse. Vous avez tout simplement mangé plus que nécessaire et vous voilà avec du travail ! La pyramide de l'équilibre alimentaire présentée au chapitre 16 n'est pas valable uniquement pour les femmes enceintes. Vous pouvez aussi l'utiliser maintenant pour choisir des aliments sains et mieux les répartir (dans les proportions nécessaires) – ce qui vous aidera à perdre du poids tout en restant dynamique et en bonne santé. Demandez également conseil à votre médecin sur les activités sportives que vous pouvez commencer. Dès que vous en serez physiquement capable, un peu d'exercice physique vous aidera non seulement à perdre vos kilos superflus, mais aussi à retrouver plus rapidement votre forme en apportant plus d'oxygène et de glucose à vos cellules en plein rétablissement.

Les douleurs d'après-accouchement

Vous qui pensiez que les contractions cessaient après l'arrivée du bébé ! Votre utérus va continuer à se contracter pour revenir à sa taille habituelle et pour finir d'évacuer les résidus de tissu qu'il contient. Peut-être remarquerez-vous à peine ces contractions ou peut-être au contraire seront-elles très douloureuses (en particulier s'il s'agit de votre deuxième ou troisième enfant ou si vous allaitez) ? C'est pendant les tous premiers jours qui suivent l'accouchement que ces douleurs seront les plus marquées. Si elles vous incommodent trop, demandez à votre médecin si vous pouvez utiliser un antalgique.

Les saignements

Si vous considériez qu'un des grands avantages de la grossesse était de ne pas avoir vos règles pendant 9 mois, sachez que vous allez maintenant devoir rattraper le temps perdu. Après l'accouchement, vous aurez des pertes de sang rouge vif, comme des règles très abondantes. Et comme une bonne nouvelle n'arrive jamais seule, en plus, vous allez devoir utiliser des serviettes hygiéniques et non des tampons. Ce flux abondant va durer environ 3 jours. Il s'amenuisera ensuite et prendra une teinte brune / rosée, puis finira par devenir blanc ou jaune avant de disparaître complètement. En tout, ces saignements peuvent durer entre 2 semaines et 1 mois.

> **« Dis, maman... »**
>
> Même si vous n'avez pas vos règles tous les mois pendant l'allaitement, cela ne veut pas dire que vous ne pouvez pas retomber enceinte ! Voyez avec votre médecin quelle est la méthode de contraception qui vous conviendrait le mieux pendant votre allaitement.

Ensuite, vos véritables règles ne reviendront peut-être pas avant 7 à 9 semaines après l'accouchement, mais il serait complètement normal qu'elles mettent 3 ou 4 mois à revenir. En fait, il n'y a aucune « normalité » sur cette question. Les premières règles après un accouchement sont imprévisibles : elles peuvent être très légères ou très abondantes, ou s'interrompre quelque temps avant de reprendre normalement. Mais au bout de 1 mois ou 2, votre système devrait se réguler. Si vous allaitez, il se peut que vous n'ayez pas vos règles pendant tout le temps de l'allaitement (lorsque votre bébé commencera à faire ses nuits et donc à téter moins souvent, votre cycle menstruel se rétablira peut-être alors que vous allaitez toujours).

L'inconfort vaginal et anal

Pendant 8 jours environ après l'accouchement, vous risquez d'avoir du mal à rester assise pour deux raisons : (1) vous avez eu une épisiotomie ou des déchirures du périnée ayant nécessité des points de suture, ou (2) vous avez des hémorroïdes. Dans les deux cas, cela peut être très douloureux.

> **Voca-bébé**
>
> Le terme « **post-partum** » désigne la période qui suit un accouchement.

L'épisiotomie est l'incision chirurgicale qui est faite du vagin vers le rectum afin d'élargir le passage du bébé au moment de la naissance. Si votre médecin a utilisé cette technique, il vous a ensuite recousue et comme toute plaie suturée, l'épisiotomie peut être douloureuse dans un premier temps, puis se mettre à gratter.

Même si vous n'aviez pas eu d'hémorroïdes avant votre accouchement, cela ne vous empêche pas d'en avoir maintenant. Les efforts de poussée que vous avez faits peuvent les faire ressortir et elles viennent alors s'ajouter à vos désagréments post-partum.

Pour soulager la gêne induite par une épisiotomie ou des hémorroïdes, vous pouvez essayer l'un des remèdes suivants :

- Utiliser des antalgiques (demandez conseil à votre médecin).
- Appliquer une poche de glace.
- Faire des bains de siège chauds.
- Appliquer des compresses glacées d'hamamélis.

Vous pouvez également investir environ 30 Ð dans un coussin-bouée. De forme circulaire, avec un creux en son centre, il permet de s'asseoir sans appuyer sur les endroits qui vous font souffrir.

Guerres intestin(al)es

Les efforts de poussée que vous avez faits pour expulser votre bébé sont de bons entraînements pour la prochaine fois que vous irez à la selle ! Pendant l'accouchement, les intestins fonctionnent au ralenti ; et si vous avez utilisé des antalgiques, ils risquent d'être d'autant plus paresseux. Si vous avez eu une césarienne, votre transit mettra encore plus de temps à se rétablir. Tout cela fait que vous risquez d'avoir des selles volumineuses et très dures, difficiles à évacuer. Attendez-vous à ce que ce soit le cas dès que vous aurez recommencé à manger et à boire après votre accouchement. Privilégiez les aliments riches en fibres (comme les fruits et les céréales complètes) et buvez beaucoup d'eau. Demandez aussi à votre médecin si vous pouvez utiliser un laxatif naturel. Et quand vous ressentez l'envie d'aller à la selle, ne poussez pas trop fort, car cela peut faire empirer les hémorroïdes. Si vous n'êtes pas allée à la selle au bout de 3 ou 4 jours, demandez à votre médecin si vous pouvez faire un lavement afin de débloquer votre transit. Il est possible de le réaliser vous-même avec le matériel adapté vendu en pharmacie. N'ayez pas peur : vous avez mis un enfant au monde ; maintenant vous pouvez tout faire !

Après une césarienne

Les femmes qui ont eu une césarienne ont une démarche caractéristique : elles posent les pieds bien à plat sur le sol, font de tout petits pas, et traînent les pieds. C'est parce que marcher après une césarienne est douloureux ! Si vous avez eu une césarienne, vous constaterez rapidement après l'accouchement que l'on ne se remet pas d'une intervention chirurgicale au ventre en 1 ou 2 jours. Rien que le fait de remarcher normalement peut prendre 2 à 3 semaines. Vos abdominaux ont subi un gros traumatisme, et vous pouvez avoir mal en marchant pendant quelque temps (sans parler de tousser ou d'éternuer). En plus des changements corporels normaux après un accouchement, vous aurez à vous remettre d'une intervention chirurgicale. Il serait donc très raisonnable de vous faire aider au maximum en rentrant à la maison. Votre bébé va vous demander toute votre énergie et votre corps va avoir besoin de temps pour se rétablir. Alors faites-vous aider, laissez la vaisselle s'accumuler, et ne vous préoccupez pas de faire le ménage.

La consultation post-natale

Environ 6 semaines après l'accouchement, vous consulterez à nouveau votre médecin. Cette consultation est très importante. Votre médecin vérifiera que votre utérus a retrouvé sa taille et sa position normales, que les fils de vos éventuels points de suture se sont bien résorbés, et que votre col de l'utérus s'est bien remis. Il s'assurera aussi que vos glandes lactifères fonctionnent et que vous ne souffrez pas d'engorgement (il s'agit d'un problème douloureux qui apparaît lorsque les seins ne se vident pas bien de leur lait à chaque tétée – voir chapitre 28 pour plus d'informations). Ce sera aussi le moment de parler de votre poids, de votre moral, et d'envisager un moyen de contraception. La consultation post-natale est l'occasion de parler avec quelqu'un qui sait ce que vous vivez et qui est là pour vous aider à vous remettre sur pied.

En attendant cette consultation, n'hésitez pas à consulter votre médecin si vous constatez l'apparition d'un des symptômes suivants :

- Une fièvre supérieure à 38 °C.
- Des saignements excessivement abondants (nécessitant de changer de serviette hygiénique toutes les heures).
- Des douleurs ou des brûlures lorsque vous urinez.
- Des douleurs persistantes de la zone anale ou vaginale.
- Les seins chauds et douloureux.
- Des nausées et des vomissements.
- Un retour des saignements rouge vif alors qu'ils étaient devenus bruns.
- Des douleurs vives dans le bas du ventre.

N'attendez pas votre consultation postnatale pour appeler votre médecin si vous avez l'un de ces symptômes : appelez-le tout de suite.

Vous et votre bébé

Vous avez maintenant un enfant, que vous allez apprendre à connaître, à soigner, et à aimer. Et même si ce petit être humain complètement démuni dépend uniquement de vous, que vous êtes tout pour lui, vous pouvez compter sur son indulgence. Il ne vous en voudra pas si vous ne savez pas très bien vous y prendre au début. Il ne le dira à personne si vous mettez sa couche à l'envers. Vous allez avoir beaucoup de temps et beaucoup d'occasions pour apprendre à bien faire : soyez patiente avec vous-même.

Créer le lien parents / enfant

Certains disent que l'attachement d'une mère à son enfant doit être immédiat après la naissance pour que celui-ci puisse grandir dans un climat de sécurité affective suffisant. C'est faux. Il y a des jeunes parents qui ressentent instantanément un sentiment d'amour inconditionnel pour leur nouveau-né, mais il y en a aussi beaucoup pour qui cela prend du temps. Après tout, la plupart des nouveau-nés ne ressemblent pas aux bébés roses et paisibles que l'on voit sur les cartes postales. Et ils ne font pas grand-chose d'autre que faire pipi et caca, pleurer, manger, et dormir. Si vous ne tombez pas immédiatement follement amoureux de ce petit être, ne culpabilisez pas. La création du lien parents / enfant est un processus long et compliqué qui se fait de lui-même avec le temps, à mesure que vous apprendrez à vous connaître mutuellement.

Côté papa

Vous voulez une bonne occasion de vous montrer héroïque et de passer du temps avec votre bébé ? Proposez de prendre en charge certains biberons de nuit. (Si votre compagne allaite, utilisez un biberon de lait maternel qu'elle aura tiré dans la journée.) Ces moments assis tous les deux dans le silence de la nuit, rien que vous et votre bébé, sont une occasion unique de vous sentir ne faire qu'un avec lui.

Que la première rencontre avec votre bébé ait lieu dans la salle d'accouchement immédiatement après sa naissance ou 24 heures plus tard après une césarienne particulièrement difficile, vos chances de créer un lien d'amour et d'affection solide et durable sont les mêmes. Il se renforce chaque fois que vous lui changez sa couche, que vous lui donnez un bain, que vous le nourrissez, que vous lui chantez une berceuse, et que vous le câlinez. Il faut du temps pour apprendre à connaître n'importe quelle personne : ne vous croyez pas obligée de faire plus vite pour construire cette relation-là, qui est si importante.

Si vous n'avez toujours pas l'impression de vous intéresser plus à votre bébé au bout de quelques semaines ou si vos ressentez de la colère ou du ressentiment, ne craignez pas d'en parler à votre pédiatre. Ces sentiments ne sont pas complètement inhabituels chez une jeune maman, et votre pédiatre peut vous aider à faire face avant qu'ils échappent à votre contrôle.

Le choix des nuits en nurserie

La plupart du temps, à la maternité, votre bébé dormira avec vous, dans votre chambre. Cela veut dire qu'il est avec vous nuit et jour. Vous avez ainsi de nombreux moments privilégiés pour faire connaissance et vous pouvez prendre tout de suite le rythme des tétées nocturnes. Cependant, vous risquez d'être fatiguée et c'est pour cette raison que, dans de nombreux établissements, on vous proposera peut-être de confier votre bébé pour la nuit à une sage-femme, chargée de veiller sur la nurserie, où votre bébé pourra dormir dans la même pièce que d'autres bébés. De nombreuses jeunes mamans profitent de cette solution pour faire quelques nuits complètes et récupérer un peu avant de rentrer chez elles. Ne culpabilisez pas si vous préférez dormir plutôt que de pouponner pendant ces premières nuits. Personne ne jugera votre capacité à être une bonne mère sur ce choix-là.

Les visites

Chaque maternité impose des horaires de visites. Dans la plupart, les papas n'ont pas à en tenir compte et disposent d'un droit de passage illimité ; mais pour les autres personnes, les visites sont limitées à quelques heures de la journée. C'est une bonne chose car vous avez besoin de vous reposer. Votre corps vient de traverser une épreuve physique majeure et il doit récupérer. Cependant des amis et membres de votre famille, pourtant bien intentionnés, prendront sur votre temps de repos et vous forceront à consacrer votre peu d'énergie à faire la conversation, à les distraire, et à rester éveillée. Même si vous vous sentez en pleine forme, essayez de dissuader trop de gens de venir vous rendre visite, sinon vous vous retrouverez bientôt à vous traîner de fatigue, en suppliant intérieurement de retrouver un peu de calme et de solitude.

Lorsque vous rentrerez chez vous, vous aurez encore besoin de vous reposer. Essayez de limiter les mondanités à quelques visites brèves. N'hésitez pas à déclarer : « Merci beaucoup d'être venus, mais le bébé et moi avons tous les deux besoin de nous reposer maintenant. » Vous êtes dans une période où tout le monde devrait facilement comprendre que vous soyez un peu moins sociable que d'habitude.

Les visites les plus appréciables sont celles des gens qui viennent vous aider. Si vous avez un proche ou une amie qui peut venir rendre visite au bébé pendant que vous faites une sieste, vous pouvez l'inviter souvent ! Si quelqu'un autour de vous est prêt à venir vous donner un coup de main pour les lessives ou la vaisselle, dites-lui que votre porte lui est grande ouverte. N'hésitez pas à demander de l'aide lorsqu'on vous rend visite.

Côté papa

Lorsque des amis ou des proches viennent vous féliciter chez vous, c'est à vous de jouer le rôle de maître de maison. Votre compagne a besoin de se reposer et elle n'est pas là pour faire le café ou servir des rafraîchissements. D'ailleurs, le mieux serait encore que vous l'envoyiez se coucher au bout d'un petit moment, qu'elle profite du fait que vous vous chargez de vos invités pour faire une petite sieste.

La recherche d'un pédiatre

Pendant l'accouchement, c'est une sage-femme ou un gynécologue qui s'est occupé(e) de vous, mais votre bébé, lui, a été examiné à la naissance par un pédiatre. Vous allez maintenant devoir en rechercher un à qui vous confierez le suivi médical de votre petite merveille. Pour trouver un bon pédiatre, vous procéderez sans doute de la même manière que lorsque vous avez recherché un gynécologue pour votre suivi de grossesse. Voici les pistes qui s'offrent à vous :

Pourquoi ne pas garder le pédiatre de la maternité ? Vous le connaissez déjà et l'avez vu à l'œuvre – et peut-être avez-vous déjà toute confiance en lui ? Cependant, cette solution ne peut être la bonne que si vous n'habitez pas trop loin de la maternité ou du cabinet où il exerce, car vous allez être amenée à le voir souvent et parfois en urgence : mieux vaut ne pas avoir des kilomètres à parcourir pour le voir.

Pédiatre ou généraliste ?

Les deux peuvent assurer le suivi médical d'un enfant. Les compétences du *généraliste* s'étendent à l'ensemble de la famille ; il est donc possible de lui demander une consultation pour plusieurs personnes en même temps. Il est fréquent qu'un généraliste devienne le « médecin de famille » et que s'instaure avec lui un rapport de confiance très précieux. Le *pédiatre*, de son côté, a l'avantage d'être spécialisé dans le suivi médical des enfants.

Voca-bébé

Un **pédiatre** est un médecin spécialisé dans le suivi des enfants. Un **généraliste** est un médecin ayant suivi une formation qui recouvre plusieurs domaines médicaux et qui peut assurer les soins de santé primaires de tous les membres de la famille.

Demandez conseil à une amie qui a des enfants. Là encore, si le pédiatre n'est pas trop loin de chez vous, la solution peut être idéale. Discutez avec les parents de jeunes enfants de votre entourage. Ils pourront vous décrire leur relation avec des pédiatres qui ont déjà «f ait leurs preuves ». Renseignez-vous autour de vous. Vous pouvez aussi demander conseil auprès des crèches de votre quartier. Les personnes qui y travaillent connaissent souvent bien les pédiatres et leur réputation.

Faire confiance au hasard

La dernière solution consiste à choisir un pédiatre au hasard dans l'annuaire. À vous de voir au cours des premières consultations si le courant passe bien et libre à vous d'en changer si vous n'êtes pas totalement satisfaite.

Vous et votre compagnon

Vous et votre compagnon n'êtes plus juste un couple vous êtes maintenant un trio (ou plus !). L'arrivée d'un nouveau membre dans votre famille va transformer votre relation à tout jamais et, avec un peu de réflexion et d'attention, ce sera un changement pour le meilleur.

Le retour des câlins

Sur la liste intitulée « Les choses que je voudrais faire dès que j'aurai accouché », les mots *faire l'amour* sont en toute, toute dernière position. Votre corps est en pleine convalescence ; donc, cette activité ne va sans doute pas remonter tout de suite vers le haut de la liste.

Il est recommandé d'attendre que la consultation postnatale soit passée (environ 6 semaines après l'accouchement) avant d'avoir de nouveau un rapport vaginal. (Cependant les caresses et l'orgasme ne posent aucun problème, si votre humeur s'y prête.) C'est en effet le temps qu'il faut à une épisiotomie pour cicatriser. Mais ce temps est aussi nécessaire pour que les muscles vaginaux retrouvent leur élasticité, pour que les saignements s'arrêtent, et pour que la douleur des contractions postnatales s'apaise. Si votre médecin n'aborde pas le sujet, ne quittez pas votre consultation postnatale sans demander si votre corps est physiquement prêt à reprendre les rapports sexuels.

Mais même lorsque votre corps sera prêt, vous n'en aurez pas forcément envie. Ne vous inquiétez pas, vous êtes loin d'être la seule : la plupart des femmes ne se sentent pas très sexy pendant plusieurs mois après l'accouchement. Il y a de nombreuses raisons à cela :

- Dès que le placenta est expulsé, les niveaux d'hormones baissent et le désir chute.
- La muqueuse vaginale s'amincit – ce qui entraîne plus de sécheresse et une plus grande vulnérabilité aux irritations et aux infections.

- Même une fois les points de suture d'une épisiotomie résorbés, la cicatrice peut rester douloureuse pendant plusieurs mois.
- La fatigue que représente le fait de s'occuper du bébé nuit et jour fait que vous avez du mal à trouver de la motivation pour quelque activité physique que ce soit.
- L'allaitement fait diminuer les niveaux habituels d'hormones œstrogènes, qui sont responsables de la lubrification – ce qui peut rendre les rapports sexuels douloureux.

Personne ne peut vous dire quand vous serez prête à reprendre les rapports sexuels. Vous êtes la seule à savoir ce que vous ressentez. Laissez-vous du temps et prenez soin de vous confier à votre compagnon. Il n'a aucun moyen de savoir ce qui se passe dans votre corps et dans votre tête si vous ne le lui dites pas.

Côté papa

Il va peut-être vous falloir énormément de patience avant que votre compagne redevienne votre amante. Laissez les choses se faire, soyez romantique (mais pas trop insistant). Si vous procédez par toutes petites étapes pour retrouver votre intimité, vous reprendrez probablement plus vite les rapports sexuels que si vous essayez de forcer. Le corps de votre femme a été mis à rude épreuve : aidez-la à retrouver sa forme et son désir. À l'inverse, si vous n'avez pas vous-même très envie de faire l'amour pour le moment, ne vous inquiétez pas. Il est fréquent que ce soit le cas pour les jeunes papas, et cela va vous laisser le temps, à vous et à elle, de vous retrouver petit à petit.

Si vous êtes remise physiquement, mais que vous avez peur d'avoir mal en faisant l'amour, allez-y doucement et prenez les choses en main. Utilisez un lubrifiant (comme K-Y Gel ou Sensilube, par exemple) en attendant que votre système de lubrification à vous soit de nouveau satisfaisant. Demandez à votre médecin s'il pourrait vous prescrire une crème aux œstrogènes afin de rendre vos tissus vaginaux moins sensibles et douloureux. Si vous utilisez des préservatifs, choisissez-les lubrifiés. Variez les positions : en vous plaçant au-dessus de lui, vous pourrez mieux contrôler la pénétration et cela appuiera moins sur les zones sensibles. Trouvez le temps dans la journée de faire quelques réserves d'énergie que vous pourrez utiliser au lit le soir : faites une sieste plutôt que de passer l'aspirateur, cuisinez avec des légumes surgelés plutôt que frais, ou prenez une baby-sitter afin de vous plonger dans un bain relaxant.

Croyez-le ou pas, mais dans peu de temps vous et votre compagnon serez de nouveau en pleine forme et amoureux comme jamais. Soyez patiente avec vous-même et n'essayez pas de brûler les étapes de votre rétablissement.

Le bébé, le papa, et vous

Les mères savent ce qui est mieux pour leur bébé. Cela vous semble naturel : vous savez quand il a besoin de jouer, de dormir, et de manger ; vous sentez quand il y a trop de bruit pour lui, quand il est bercé trop énergiquement. Vous avez hérité d'un sixième sens inné pour vous occuper de vos enfants. Mais ce « sixième sens » a souvent créé des tensions entre les jeunes mamans et leur compagnon. Le nouveau papa qui est à vos côtés a peut-être déjà l'impression d'être la cinquième roue du carrosse. Tout le monde est en admiration devant vous et devant le bébé. Tout le monde demande comment vous allez et comment va le bébé. La vie tourne maintenant autour de vous et du bébé ; et chaque fois qu'il essaie de vous rejoindre, votre instinct protecteur vous pousse peut-être à le rejeter.

Réfléchissez bien : avez-vous dit quelque chose au cours de ces derniers jours qui ressemble à « Parle moins fort : tu vas réveiller le bébé », « Tiens-lui la tête quand tu la prends dans tes bras », « Sois moins brusque avec lui », ou « Ce n'est pas comme ça qu'il faut faire » ? Si votre réponse est oui, peut-être va-t-il falloir que vous fassiez quelques efforts pour ne pas trop exclure le papa ?

Les talents de parent de votre compagnon sont peut-être différents des vôtres, mais cela ne veut pas nécessairement dire qu'ils ne sont pas valables. Si vous voulez qu'il soit un père impliqué, attentif, laissez-le apprendre à devenir parent. Retenez votre respiration et laissez-le tranquille chaque fois que vous êtes tentée de vous approcher pour lui reprendre le bébé des mains. Veillez à ce que lui et le bébé passent un moment seuls l'un avec l'autre chaque jour (et pas seulement quand il dort). S'il se met lui-même de côté, encouragez-le à s'impliquer davantage. Demandez-lui de le nourrir ou de l'emmener en promenade. Complimentez-le sur ses initiatives. Et reconnaissez volontiers vos propres incertitudes.

Les jeunes pères et les jeunes mères rencontrent tous deux des impressions de doute, de colère, de confusion, d'incertitude, de culpabilité, et d'anxiété. Si c'est votre premier bébé, vous êtes en train d'apprendre les bases ensemble. Si vous faites un effort pour partager le bébé avec le papa, vous pourrez compter l'un sur l'autre pour rattraper vos erreurs et pour vous améliorer. Cette dynamique s'avérera très bénéfique au fil des années, lorsque vous élèverez ensemble votre enfant.

Une responsabilité partagée

Pour ce qui est des câlins et des sourires du bébé, il est facile de se partager la tâche. Mais pour ce qui est des couches, des biberons et des soins, c'est autre chose. Il n'est pas rare qu'une jeune maman ressente une certaine injustice devant la répartition des tâches. Pendant que vous êtes à la maison à vous occuper d'un cycle perpétuel de pleurs, de biberons, de changements de couches, et de lessives, l'autre parent de votre bébé quitte la maison chaque matin pour aller librement parcourir le monde, où il aura des conversations adultes et des contacts « importants », pour lesquels il recevra une récompense financière à la fin du mois. Il se peut donc qu'un frisson de colère vous parcoure au moment où il rentre à la maison en vous lançant joyeusement : « Tu as passé une bonne journée ? »

Avant d'en arriver là, parlez-lui des responsabilités familiales : il a beaucoup à faire dans la journée, mais vous aussi. Alors comment allez-vous vous partager la responsabilité du bébé lorsque vous serez tous les deux à la maison ? Il n'y a qu'un moyen de s'entendre : parler, parler, parler. Prenez le temps chaque jour de parler de ce que vous ressentez l'un et l'autre. Expliquez-lui ce dont vous avez besoin et élaborez un plan qui vous satisfait tous les deux. Cette habitude de communiquer ouvertement vous servira si vous prévoyez de retourner travailler, vous aussi. Si vous ne parlez pas maintenant afin de vous organiser pour vous partager équitablement la tâche, vous vous retrouverez dans quelques mois à rentrer chez vous le soir après une dure journée de travail pour trouver un bébé affamé, une pile de lessive sur la machine à laver, des sacs de courses dans la voiture, et un mari tranquillement installé devant la télé. Parlez maintenant, voyez ensemble la façon dont vous pouvez vous partager la responsabilité de s'occuper de cet enfant qui est autant à l'un qu'à l'autre.

« Dis, maman... »

Si vous n'expliquez pas à votre compagnon que vous avez besoin de faire autre chose de temps en temps, que vous êtes très fatiguée à la fin de la journée, et que s'occuper d'un enfant représente beaucoup de travail, comment peut-il le savoir ? Dites-le-lui !

Vous

Vous avez attendu ce moment très longtemps. Vous avez imaginé le bonheur de tenir votre enfant dans vos bras et de caresser sa petite joue duveteuse du bout de vos doigts. Vous vous disiez que ça allait être les plus beaux moments de votre vie. Alors pourquoi pleurez-vous ? Pourquoi cela vous met-il si en colère d'entendre votre bébé pleurer ? Pourquoi envoyez-vous paître ceux qui essaient de vous aider ? Tout cela peut suffire à vous donner l'impression que vous êtes en train de devenir folle. Mais ce n'est pas le cas.

On sait que la grande majorité des jeunes mamans traversent une période appelée « baby-blues ». Pendant 1 semaine ou 2 après la naissance de votre enfant, vous pouvez vous attendre à être à fleur de peau et à connaître des hauts et des bas que vous serez la seule à comprendre. La plupart des spécialistes s'accordent à penser que le baby-blues s'explique par les soudains changements hormonaux qui suivent l'accouchement. (Les niveaux d'œstrogènes et de progestérone sont divisés par pas moins de 10 !) Par ailleurs, il est assez compréhensible qu'une femme n'ait pas un moral au top alors qu'elle cumule kilos en trop, constipation, hémorroïdes, mal au ventre, points de suture des zones délicates, seins douloureux, saignements des organes reproductifs, et épuisement. Il suffit de lui confier en plus un petit être humain fragile et dépendant d'elle 24 heures sur 24 et vous obtiendrez quelqu'un de grognon et d'irascible en permanence. Ne vous inquiétez pas trop si vous avez le baby-blues. C'est un sentiment naturel, très répandu, et dans la très grande majorité des cas ce n'est que passager.

Chez environ 1 femme sur 10, cependant, le baby-blues se transforme en dépression post-partum. Il s'agit d'une vraie maladie, qu'il ne faut pas ignorer ou minimiser. Elle dure bien plus longtemps qu'un baby-blues (entre 1 mois et 1 an). Les problèmes émotionnels qu'elle entraîne sont bien plus marqués et empirent avec le temps, plutôt que de s'améliorer. Les femmes qui souffrent de dépression post-partum font état de symptômes de dépression classique, comme par exemple un sentiment d'impuissance et de mélancolie, une perte d'amour-propre, du chagrin ou de la tristesse, de l'anxiété, une irritabilité, des idées suicidaires, et un désintéressement des relations avec autrui. Il n'est pas rare qu'elle entraîne également une perte d'appétit, d'énergie, de mémoire, et de libido. Ces jeunes mamans-là ne sont pas de mauvaises mères : elles souffrent simplement des effets du changement des niveaux d'hormones et d'une accumulation de stress. Si votre baby blues empire plutôt que de s'estomper, parlez et demandez de l'aide dès que vous avez le soupçon que vous souffrez d'une dépression post-partum. N'ayez pas la moindre hésitation à en parler à votre médecin : il sait exactement de quoi il s'agit et il peut vous aider à vous sortir de cette mauvaise passe.

Il y a certaines choses que vous pouvez faire pour éviter la dépression post-partum. La plupart consistent simplement à vous occuper plus de vous-même. Parcourez cette liste tous les jours afin de vous assurer que vous avez votre dose quotidienne de moments bien à vous :

- Faire une sieste.
- Prendre un bain relaxant.
- Demander de l'aide.
- Manger des aliments sains.
- Boire beaucoup.
- Prendre de l'air frais.
- Ignorer les tâches ménagères superflues.

- Parler à un/une ami(e).
- Ne pas vous imposer un niveau de « perfection » trop élevé.
- Passer du temps à donner de l'amour à votre bébé.

Pour sortir plus vite de cette période difficile, vous pouvez également contacter un groupe de parole. Il y a beaucoup de jeunes mamans qui ont vécu la même chose que vous et qui souhaiteraient pouvoir vous parler. Vous pouvez, pour commencer, contacter l'association Maman Blues (www.maman-blues.org) ou la Société Marcé francophone (www.marce-francophone.asso.fr). Ces associations ont pour but d'informer, d'écouter, de défendre, et de rassembler les jeunes parents en difficulté psychologique. Vous pouvez également trouver un soutien téléphonique spécialisé en composant le n° Vert Allô parents / bébé : 0 800 00 34 56.

L'accouchement est une expérience merveilleuse et naturelle, mais qui nécessite un peu de temps pour se rétablir. Accordez-vous à vous et à votre enfant suffisamment de moments de tranquillité, sans pression ni hâte, pour vous remettre de l'expérience de la naissance et pour apprendre à vous connaître. Prenez chaque jour comme il vient, et trouvez le temps de profiter de ce magnifique petit être qui vous regarde avec une innocence et une confiance totales.

Ce qu'il faut retenir

→ Vous n'allez pas immédiatement retrouver votre silhouette d'avant-grossesse. Il vous faudra au moins 6 semaines pour perdre les kilos que vous aurez gardés, pour que les douleurs de zones anale et vaginale s'estompent, et pour que disparaissent les problèmes de constipation.

→ Il faut du temps pour apprendre à connaître votre bébé. La création du lien parent / enfant est un processus long et complexe, et il ne faut pas bousculer les choses.

→ Mieux vaut limiter le nombre de visites que vous allez recevoir à la maternité. Vous avez désespérément besoin de repos.

→ Communiquez ouvertement du bébé à la maison.

→ Il est naturel de se sentir un peu perdue ou d'humeur irritable après la naissance d'un enfant. Mais si votre moral empire avec le temps plutôt que de s'améliorer, c'est peut-être que vous souffrez de dépression post-partum et vous avez alors besoin d'une aide professionnelle.

→ Prenez un peu de temps chaque jour pour vous occuper de vous-même.

QCM

1 – Quelle préparation à l'accouchement se définit comme la « science de l'affectivité » ?

❑ **A** - la sophrologie
❑ **B** - le chant prénatal
❑ **C** - l'haptonomie

2 – Dans quel cas l'accouchement dans l'eau est-il contre-indiqué ?

❑ **A** - si la future mère est porteuse du VIH
❑ **B** - si la future mère est asthmatique
❑ **C** - si le poids de naissance estimé du bébé est supérieur à 3,5 kilos

3 – Quel est le procédé d'anesthésie le plus fréquemment utilisé lors de l'accouchement ?

❑ **A** - la péridurale
❑ **B** - l'anesthésie du nerf pudendal
❑ **C** - l'anesthésie caudale

4 – Quel est le pourcentage de bébés qui se présentent par le siège ?

❑ **A** - 4 %
❑ **B** - 11 %
❑ **C** - 21 %

5 – Que mesure le monitoring ?

❑ **A** - le rythme cardiaque de la mère
❑ **B** - le rythme cardiaque du bébé
❑ **C** - la fréquence et la durée des contractions

6 – Comment appelle-t-on l'incision chirurgicale du vagin jusqu'au rectum, que le médecin peut pratiquer pour élargir l'ouverture ?

❑ **A** - une vagotomie
❑ **B** - une laparotomie
❑ **C** - une épisiotomie

7 – Lors de quelle phase de l'accouchement le placenta est-il expulsé ?

❑ **A** - la délivrance
❑ **B** - la dilatation
❑ **C** - l'expulsion

8 – Quel temps faut-il environ à l'utérus pour retrouver sa taille normale après l'accouchement ?

❑ **A** - 3 jours
❑ **B** - 2 semaines
❑ **C** - 6 semaines

9 – Combien de temps après l'accouchement la consultation postnatale a-t-elle lieu ?

❑ **A** - 10 jours
❑ **B** - 3 semaines
❑ **C** - 6 semaines

10 – Comment appelle-t-on la période de hauts et de bas émotionnels qui suit souvent l'accouchement ?

❑ **A** - le baby-blues
❑ **B** - le spleen de la jeune maman
❑ **C** - la déprime hormonale

Réponses

1 : C - 2 : A - 3 : A - 4 : A -
5 : B et C - 6 : C -
7 : A - 8 : C - 9 : C - 10 : A

Nombre de bonnes réponses ❑

Si vous avez au moins 8 bonnes réponses, passez au chapitre suivant, sinon… faites quelques révisions !

Annexe

A

Glossaire

Accouchement naturel : fait de mettre son enfant au monde sans aucune prise en charge médicale de la douleur.

Âge gestationnel : âge d'un fœtus dans le ventre de sa mère.

Amniocentèse : examen de maturité fœtale qui consiste à ponctionner du liquide amniotique dans la poche qui entoure le fœtus, afin d'y rechercher certaines anomalies.

Analgésiques : médicaments qui soulagent la douleur.

Anémie : maladie du sang caractérisée par un nombre anormalement bas de globules rouges, qui sont les cellules destinées à transporter l'oxygène de vos poumons vers l'ensemble de votre organisme.

Anesthésiants : médicaments qui entraînent une perte des sensations.

Antioxydants : substances naturellement présentes dans le corps ainsi que dans certains aliments et qui combattent les radicaux libres, responsables du vieillissement des cellules et qui peuvent causer de nombreuses maladies et affections si on ne s'en protège pas.

Apgar : le test d'Apgar est un examen du nouveau-né réalisé à 1 minute, puis à 5 minutes après sa naissance. Il sert à déterminer si le bébé s'adapte bien au monde extérieur en fonction de son apparence, de son pouls, de ses réactions faciales, de son activité, et de sa respiration.

Béance du col utérin : on parle de « béance du col de l'utérus » lorsque celui-ci se dilate ou s'ouvre de façon prématurée sans qu'il y ait vraiment de signes avant-coureurs.

Biopsie du trophoblaste : voir *Prélèvement des villosités choriales.*

Blastocyste : nom donné à l'embryon au moment où il s'implante dans l'utérus.

Césarienne : procédé qui consiste à faire naître un enfant en incisant la paroi abdominale et l'utérus de la mère.

Col de l'utérus : l'entrée de l'utérus, qui s'ouvre pendant l'accouchement pour laisser le fœtus descendre dans le canal utérin afin d'arriver au monde.

Colostrum : forme première du lait maternel. Plus riche en protéines et moins riche en gras et en lactose que le lait maternel (qui ne commence à être produit que 3 ou 4 jours après la naissance), le colostrum contient des anticorps qui peuvent être importants pour protéger le bébé contre certaines maladies.

Conception : moment où l'ovule est fécondé par un spermatozoïde.

Congé de maternité : période d'interruption d'activité professionnelle d'une femme lors de l'arrivée de son enfant. Sa durée habituelle en France est de 16 semaines (6 semaines avant et 10 semaines après la naissance).

Conseiller en génétique : médecin ayant fait des études spécialisées sur la façon dont les caractéristiques sont transmises de parents à enfant. Les conseillers en génétique sont consultés par les couples dont le risque de mettre au monde un enfant atteint d'anomalies congénitales est plus élevé que la moyenne.

Constipation : lorsque aller à la selle devient difficile, voire douloureux parce que les selles sont dures et difficiles à évacuer, on souffre alors de constipation.

Contractions : spasmes puissants, douloureux et réguliers du muscle de l'utérus destinés à vous aider à pousser le bébé dans le canal utérin.

Contractions de Braxton Hicks (aussi appelées « fausses contractions ») : contractions d'entraînement qui préparent les muscles de l'utérus à expulser un bébé.

Cordocentèse (aussi appelée « prélèvement de sang de cordon ») : procédé permettant aux médecins de prélever du sang du fœtus afin de l'analyser.

Cordon ombilical : cordon en forme de tuyau qui relie le bébé en développement au placenta. Il alimente le bébé en nutriments et en sang oxygéné via le placenta, et évacue les déchets de son organisme.

Cystite : infection urinaire bactérienne courante, entraînant des douleurs à la miction, une présence de sang dans les urines, et parfois de la fièvre.

Descente : la descente du bébé (on dit aussi qu'il s'« engage ») se produit lorsque la partie du corps du bébé située vers le bas (généralement la tête) commence à avancer dans le bassin en prévision de sa naissance.

Diabète gestationnel : maladie caractérisée par une glycémie élevée et qui apparaît en cours de grossesse chez certaines femmes. Elle est différente des autres formes de diabète, car elle disparaît généralement après la naissance du bébé.

Dilater (se) : lorsque votre col de l'utérus s'est ouvert (ou dilaté) de 10 centimètres, votre bébé est prêt à être expulsé par le vagin pour sortir de votre ventre.

Discrimination : on parle de « discrimination » au travail lorsqu'un(e) employé(e) est traité(e) de façon différente des autres employés du fait d'un préjudice.

Don de sang de cordon : procédé qui consiste à faire don à la naissance du sang contenu dans le cordon ombilical, riche en cellules souches, afin qu'il soit conservé dans un but thérapeutique.

Doppler : appareil portable qui permet d'écouter le cœur d'un fœtus en utilisant les vibrations ultrasoniques.

Échographie : technique d'imagerie médicale utilisant les ondes à haute fréquence, qui permet de faire apparaître l'image d'un fœtus sur un écran d'ordinateur.

Effacer (s') : on dit que le col de l'utérus « s'efface » au moment où il commence à s'affiner (avant l'accouchement).

Embryon : terme médical utilisé pour désigner un bébé en développement avant la 12e semaine de grossesse.

Engorgement : problème douloureux qui survient chez les mères allaitantes lorsque les seins ne sont pas vidés à chaque tétée et qu'ils sont trop pleins.

Enzymes : protéines produites par le corps qui actionnent toutes les cellules vivantes de l'organisme. Ils sont les catalyseurs de toutes les fonctions corporelles.

Épisiotomie : incision chirurgicale pratiquée du vagin vers le rectum lors de l'accouchement afin d'élargir l'ouverture pour le passage du bébé.

Examen de réactivité fœtale : examen médical destiné à évaluer le rythme cardiaque d'un fœtus, mais aussi à observer et à enregistrer ses mouvements.

Examen glycémique : test auquel sont soumises les femmes enceintes entre la 24e et la 28e semaine de grossesse afin de détecter un éventuel diabète gestationnel.

Fausse couche (avortement spontané) : expulsion d'un fœtus avant que celui-ci ne puisse survivre en dehors de l'utérus (généralement avant la 24e semaine de grossesse).

Faux travail : contractions qui vous font penser que le vrai travail a commencé alors que ce n'est pas le cas. C'est une fausse alerte d'accouchement.

Fœtus : enfant qui n'est pas encore né. C'est le terme utilisé pour le désigner à partir de 12 semaines de grossesse environ.

Fontanelle : espace entre les os du crâne d'un bébé. Elle se repère facilement au toucher, qui permet de sentir un creux sous la peau au sommet du crâne.

Forceps : instrument d'obstétrique en forme de pince, qui sert à saisir doucement la tête du bébé pour l'aider à descendre dans le canal utérin.

Grossesse extra-utérine : grossesse lors de laquelle l'ovule fécondé s'implante en dehors de l'utérus (généralement dans la trompe de Fallope).

Grossesse môlaire : anomalie qui empêche le placenta de se former correctement – ce qui entraîne une détérioration de l'ovule, qui n'atteint ainsi jamais l'état de fœtus.

Guthrie (test de) : examen consistant à prélever du sang au talon du nouveau-né, destiné à dépister certaines maladies dont le traitement précoce peut éviter la mort, des retards mentaux, ou des handicaps physiques.

Hématome rétroplacentaire : problème médical qui survient lorsque le placenta se décolle de la paroi utérine (on parle également de « décollement du placenta »).

Hémorroïdes : gonflement des veines du même nom, situées à l'entrée du rectum, pouvant entraîner des saignements et des douleurs à l'évacuation des selles, en particulier après l'accouchement.

Hormones : substances chimiques naturelles sécrétées par l'organisme afin de contrôler tous les aspects de la sexualité. Les hormones sexuelles de la femme les œstrogènes et la progestérone sont produites par cycle mensuel, de ses premières règles à sa ménopause, et ce sont elles qui déclenchent les règles. Lors de la grossesse, les niveaux d'œstrogènes et de progestérone augmentent.

Hyperémèse gravidique : maladie caractérisée par des vomissements excessifs de la femme enceinte.

Hypertension : terme qui désigne une pression artérielle trop élevée.

Incompatibilité de Rhésus : on parle d'« incompatibilité de Rhésus » lorsque le Rhésus sanguin de la mère est négatif et que celui de son bébé est positif.

Kegel : les exercices de Kegel sont des exercices destinés à tonifier et à renforcer les muscles vaginaux en préparation à l'accouchement.

Mort-né : un enfant est mort-né lorsque son décès survient après la 24e semaine de grossesse.

Mort subite du nourrisson : mort soudaine et inexpliquée d'un bébé. La mort subite du nourrisson survient généralement la nuit, lorsqu'un bébé arrête de respirer dans son sommeil et meurt.

Narcotique : drogue qui altère la perception, induit un état proche du sommeil, et peut entraîner l'accoutumance. Un narcotique récréatif est un narcotique qui n'est pas prescrit pour des raisons médicales et qui est consommé « pour le plaisir ».

Œdème : gonflement dû à une accumulation de liquide dans les tissus.

Ovule vaginal : médicament en forme de suppositoire épais et compact à insérer dans le vagin, où il se dissout, puis est absorbé dans les tissus.

Périnatalogie (spécialiste en) : médecin spécialisé dans les complications des grossesses à risques et de l'accouchement.

Placenta : organe qui se forme dans l'utérus lors de la grossesse. Le placenta alimente le fœtus en sang et en nutriments, et évacue les déchets de son organisme.

Placenta *praevia* : problème médical caractérisé par le fait que le placenta est implanté sur la moitié inférieure de la paroi de l'utérus, recouvrant ainsi en partie ou en totalité l'ouverture de l'utérus (le col de l'utérus).

Post-partum : le post-partum est le moment qui suit l'accouchement.

Pré éclampsie : aussi appelée « toxémie », cette maladie grave est caractérisée par une pression artérielle élevée, de l'œdème, et la présence de protéines dans les urines.

Prélèvement de sang de cordon : voir *cordocentèse*

Prélèvement des villosités choriales (aussi appelée « biopsie du trophoblaste ») : examen de diagnostic qui peut être pratiqué dès la 9e semaine de grossesse pour identifier certaines anomalies congénitales ou en écarter une présomption.

Prénatal(e) : terme qui désigne la période située entre la conception et l'accouchement, donc celle pendant laquelle vous êtes enceinte.

Pression artérielle : pression nécessaire du sang dans vos artères afin que vos organes soient suffisamment alimentés en sang.

Pré travail : moment précédant le début du vrai travail, pendant lequel le corps se prépare à l'accouchement.

Procidence du cordon : cas d'urgence obstétrique relativement rare, qui a lieu lorsque le cordon ombilical passe dans le col de l'utérus et descend dans le vagin avant le bébé.

Généralement observée en cas de rupture précoce de la poche des eaux, une procidence du cordon peut être très dangereuse si le bébé appuie sur le cordon ombilical et le comprime ce qui le prive d'oxygène et peut entraîner sa mort.

Prostaglandine : médicament destiné à assouplir le col de l'utérus pour l'aider à se dilater.

Provoquer (un accouchement) : fait de déclencher artificiellement un accouchement par administration d'ocytocine.

Récurrent(e) : on parle de « fausses couches récurrentes » (ou « à répétition ») à partir de 3 fausses-couches d'affilée.

Retard de croissance intra-utérin : anomalie du fœtus, qui signifie qu'il est trop petit pour son âge gestationnel.

Siège : on dit qu'un bébé se présente « en siège » lorsqu'il a les fesses vers le bas et la tête en haut.

Stérilité : incapacité à concevoir un enfant après 1 an d'essais sans contraception ou incapacité à mener une grossesse à son terme pour donner naissance à un enfant vivant.

Streptocoque B : bactérie présente dans la zone vaginale ou anale chez 10 à 35 % des adultes. Elle est inoffensive et passe inaperçue, sauf lorsqu'elle est transmise d'une mère à son fœtus pendant l'accouchement. Les femmes porteuses d'un streptocoque B peuvent nécessiter un traitement aux antibiotiques afin d'empêcher que leur bébé soit infecté ce qui peut mettre sa vie en danger.

Tératogène : terme désignant tout ce qui, dans l'environnement, peut causer des anomalies congénitales chez un bébé en développement. Il recouvre un grand nombre de drogues, produits chimiques, et radiations.

Toxique : désigne tout produit dangereux, mortel, ou qui peut entraîner l'empoisonnement.

Toxoplasmose : infection parasitaire transmise par les fèces des chats et la viande crue, pouvant entraîner des cas d'enfants mort-nés ou de fausses couches, ainsi que des malformations du nouveau-né.

Travail : première phase de l'accouchement, caractérisée par des contractions utérines régulières, pendant laquelle le corps se prépare à la naissance du bébé.

Trimestre : votre grossesse peut être divisée en trois trimestres. Le premier trimestre correspond aux mois n°s 1, 2 et 3, le deuxième aux mois n°s 4, 5, et 6, et le dernier aux mois n°s 7, 8 et 9.

Triple test : dépistage sanguin effectué entre la 15e et la 20e semaine de grossesse afin d'évaluer la probabilité d'anomalies congénitales.

Trisomie 21 : anomalie chromosomique. Les enfants qui en sont atteints naissent avec un chromosome en trop, c'est-à-dire qu'ils en ont 21 et non 20. Ces bébés ont une physionomie caractéristique (on les appelle aussi « enfants mongoliens » du fait de leurs yeux bridés) et peuvent avoir plusieurs anomalies conjuguées, le plus généralement des anomalies cardiaques et des retards mentaux de degrés variables.

Ventouse : instrument d'obstétrique se présentant sous la forme d'une cupule en caoutchouc que l'on place sur la tête du bébé pour le tirer par aspiration.

Zygote : ovule fécondé, après la conception.

Annexe

B

Adresses et références

Agence de la biomédecine (assistance médicale à la procréation, don de sang de cordon)
1, avenue du Stade-de-France
93212 Saint-Denis-la-Plaine cedex
Tél. : 01 55 93 65 50
www.procreationmedicale.fr

Association française des diabétiques
88, rue de la Roquette
75544 Paris Cedex 11
Tél. : 01 40 09 24 25
www.afd.asso.fr

Association des doulas de France
6, square Baden-Powell
35000 Rennes
Tél. : 02 90 09 57 82
www.doulas.info

Association nationale des sages-femmes libérales
www.ansl.org

Association S.O.S. Grossesse
71, avenue du Lieutenant-Jacques-Desplats
81100 Castres
Tél. : 05 63 35 80 70
www.sosgrossesse.org

Association française de chant prénatal
Tél. : 01 55 48 07 32
www.chantprenatal.fr

Société française de sophrologie
24, quai de la Loire
75019 Paris
Tél : 01 40 56 94 95
www.sophrologie-francaise.com

Centre d'information et de recherche en haptonomie (CIRDH)
BP 10022,
75921 Paris Cedex 19
Tél. : 01 42 01 68 20
www.haptonomie.org

Collège national des gynécologues et obstétriciens français
184, rue du Faubourg-Saint-Antoine
75012 Paris
Tél. : 01 43 43 01 00
www.cngof.org

Conseil national de l'ordre des médecins
180, boulevard Haussmann
75008 Paris
Tel. : 01.53 89 32 00
www.conseil-national.medecin.fr

Association Laurette Fugain
99-103, rue de Sèvres
75006 Paris
Tél. : 01 45 08 59 01
www.laurettefugain.org

Association Maia
15, rue Gleyses
31200 Toulouse
Tél. : 06 70 39 07 58
www.maia-asso.org

Fédération nationale Jumeaux et Plus
28, place Saint-Georges
75009 Paris
Tél. : 01 44 53 06 03 / 01 44 53 06 23
www.jumeaux-et-plus.asso.fr

Fondation PremUp
4, avenue de l'Observatoire
75006 Paris
Tél. : 06 70 20 78 76
www.premup.org

Ministère du Travail, des Relations sociales et de la Solidarité
127, rue de Grenelle
75007 Paris 07 SP
www.travail-solidarite.gouv.fr

Naissance en deuil
Parc de Gairaut
8B-11, avenue Henry-Musso
06100 Nice
Tél. : 06 74 62 38 51
www.naissanceendeuil.org

Petite Emilie
5, rue Lhomme
90200 Giromagny
Tél. : 06 75 52 20 44
www.petiteemilie.org

L'Enfant sans nom
25, rue Carnot
71100 Chalon-sur-Saône
Tél. : 03 85 48 50 04
http://lenfantsansnom.free.fr

Société Marcé francophone
121, rue de la Béchade
33076 Bordeaux Cedex
Tél. : 05 56 56 17 82
www.marce-francophone.asso.fr

Société de médecine de la reproduction
35, rue Turenne
33000 Bordeaux
Tél. : 05 56 48 50 79
www.s-m-r.org

Sites internet :

www.topdesmaternites.com
www.centres-antipoison.net
www.sante.gouv.fr
www.caf.fr
www.accoucherautrement.free.fr
www.maman-blues.org

Allô Parents / Bébé (numéro Vert) :
0 800 00 34 56

Drogues Info Service (numéro Vert) :
0 800 23 13 13
(avec un portable : 01 70 23 13 13 au prix d'une communication ordinaire)

Ressources en ligne

Il existe aujourd'hui de très nombreux sites Internet adressés aux futurs et jeunes parents, sur lesquels ils peuvent tout trouver, que ce soit des conseils médicaux, des articles de puériculture, ou des forums de discussions destinés à partager des informations et à poser leurs questions. Ils sont destinés à leur apporter le soutien, les informations et le réconfort dont ils peuvent avoir besoin. En voici quelques exemples :

www.bebe.notrefamille.com
www.infobebes.com
www.bebepassion.com
www.tiboo.com
www.materneo.com
www.magicmaman.com

Pour les papas :
www.jeunepapa.com

Index

DIPLÔME

SECTION « PERDRE DU POIDS »

La Marabout Académie

décerne à ....

lle diplôme de fin de lecture, au titre de sa persévérance et de sa réelle volonté à mieux connaître les principes et les mécanismes de la grossesse et de l'accouchement et à les mettre à profit pour aborder les rivages de sa nouvelle existence sous les meilleurs auspices.

Fait à Paris, le ....

Le doyen de la Marabout Académie

Imprimé en Italie par Europrinting S.p.A.
ISBN : 978-2-501-06150-6
Dépôt légal : avril 2009
Édition 01
40 5120 7